现代骨与关节

疾病处置实践

XIANDAI GU YU GUANJIE JIBING CHUZHI SHIJIAN

主编 马文谱 等

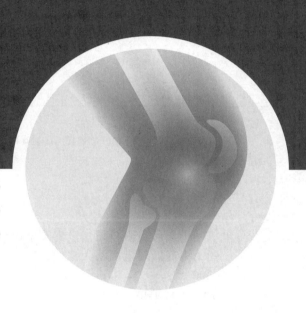

中国出版集团有限公司

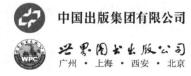
世界图书出版公司
广州·上海·西安·北京

图书在版编目（CIP）数据

现代骨与关节疾病处置实践 / 马文谱等主编. — 广
州：世界图书出版广东有限公司，2023.8
ISBN 978-7-5232-0829-8

Ⅰ. ①现… Ⅱ. ①马… Ⅲ. ①骨疾病—诊疗②关节疾
病—诊疗 Ⅳ. ①R68

中国国家版本馆CIP数据核字(2023)第183029号

书　　名	现代骨与关节疾病处置实践	
	XIANDAI GU YU GUANJIE JIBING CHUZHI SHIJIAN	
主　　编	马文谱　等	
责任编辑	钟加萍	
责任技编	刘上锦	
装帧设计	品雅传媒	
出版发行	世界图书出版有限公司　世界图书出版广东有限公司	
地　　址	广州市海珠区新港西路大江冲25号	
邮　　编	510300	
电　　话	（020）84460408	
网　　址	http://www.gdst.com.cn/	
邮　　箱	wpc_gdst@163.com	
经　　销	新华书店	
印　　刷	深圳市福圣印刷有限公司	
开　　本	889 mm × 1 194 mm　1/16	
印　　张	14.25	
字　　数	403千字	
版　　次	2023年8月第1版　2023年8月第1次印刷	
国际书号	ISBN 978-7-5232-0829-8	
定　　价	138.00元	

编 委 会

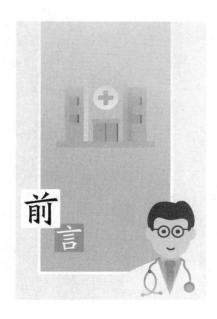

　　骨科学是研究运动系统伤病的科学。它内容丰富，涉及面非常广，近年来发展迅速，成果辉煌。为了总结我国近年来在骨科专业取得的丰富临床经验和科研成果，反映现代骨科学理论的最新进展，我们组织了一批富有经验的骨科专家，根据各自特长，编写了这部实用价值较高的骨科学著作。

　　本书先介绍了骨科基础知识，然后重点阐述了各类骨科常见病、多发病的发病机制、临床特点、诊断依据、鉴别诊断及治疗手段。此外，依据临床实践经验对诊疗过程中可能出现的问题加以强调。本书图文并茂，简明扼要，科学实用，可供骨科医生与相关学科临床医务人员参考使用。

　　本书在编写过程中参阅了许多相关专业的书籍，但仍可能存在不妥与错误之处，望广大读者批评指正，以便再版时修订。

编　者

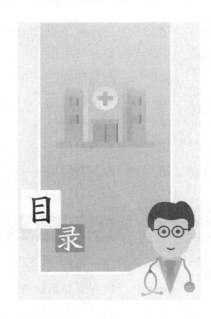

目录

第一章　骨的构造

第二章　骨科常用手术器械及使用方法

第三章　脱位

第九章　骨肿瘤

第十章　人工髋关节置换术

第十一章　人工膝关节置换术

骨的构造

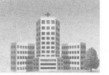

　　骨是骨骼系统的主要器官，由骨组织、骨髓和骨膜构成。骨骼构成了人体的支架，并赋予人体基本形态，起着保护、支持和运动的作用。在运动中，骨起着杠杆作用，关节是运动的枢纽，骨骼肌则是运动的动力器官。骨骼作为钙、磷、镁等无机矿物质的贮存库和缓冲库，在骨代谢调节激素的作用下，维持矿物质的内环境稳定。骨髓既是主要的造血系统和机体免疫系统的组成部分，也是成骨性谱系细胞和破骨性谱系细胞的来源。在活体，骨能不断地进行新陈代谢，并有修复和改建的能力。

第一节　骨组织细胞

　　骨组织是一种特殊的结缔组织，是骨的结构主体，由数种细胞和大量钙化的细胞间质组成。钙化的细胞间质称为骨基质。骨组织的特点是细胞间质有大量骨盐沉积，即细胞间质矿化，使骨组织成为人体最坚硬的组织之一。

　　在活跃生长的骨中，有4种类型的骨组织细胞：骨祖细胞、成骨细胞、骨细胞和破骨细胞。其中骨细胞最多，位于骨组织内部，其余3种均分布在骨质边缘。

一、骨祖细胞

　　骨祖细胞又称骨原细胞，是骨组织的干细胞，位于骨膜内。胞体小，呈不规则梭形，突起很细小。核椭圆形或细长形，染色质颗粒细而分散，故核染色浅。胞质少，呈嗜酸性或弱嗜碱性，含细胞器很少，仅有少量核糖体和线粒体。骨祖细胞着色浅淡，不易鉴别。骨祖细胞具有多分化潜能，可分化为成骨细胞、破骨细胞、成软骨细胞或成纤维细胞，分化取向取决于所处部位和所受刺激性质。骨祖细胞存在于骨外膜及骨内膜贴近骨质处，当骨组织生长或重建时，它能分裂并分化成为骨细胞。骨祖细胞有两种类型：决定性骨祖细胞（DOPC）和诱导性骨祖细胞（IOPC）。DOPC位于或靠近骨的游离面上，如骨内膜和骨外膜内层、生长骨骺板的钙化软骨小梁上和骨髓基质内。在骨的生长期和骨内部改建或骨折修复以及其他形式损伤修复时，DOPC很活跃，细胞分裂并分化为成骨细胞，具有蛋白质分泌细胞特征的细胞逐渐增多。IOPC存在于骨骼系统以外，几乎普遍存在于结缔组织中。IOPC不能自发形成骨组织，但经适宜刺激，如骨形态发生蛋白（BMP）或泌尿道移行上皮细胞诱导物的作用，可形成骨组织。

二、成骨细胞

　　成骨细胞又称骨母细胞，是指能促进骨形成的细胞，主要来源于骨祖细胞。成骨细胞不但能分泌大量骨胶原和其他骨基质，还能分泌一些重要的细胞因子和酶类，如基质金属蛋白酶、碱性磷酸酶、骨钙素、护骨素等，从而启动骨的形成过程，同时也通过这些因子将破骨细胞耦联起来，控制破骨细胞的生成、成熟及活化。成骨细胞常见于生长期的骨组织中，大都聚集在新形成的骨质表面。

（一）成骨细胞的形态与结构

骨形成期间，成骨细胞被覆骨组织表面，生成基质时，被认为是活跃的。活跃的成骨细胞胞体呈圆形、锥形、立方形或矮柱状，通常单层排列。细胞侧面和底部出现突起，与相邻的成骨细胞及邻近的骨细胞以突起相连，连接处有缝隙。胞质强嗜碱性，与粗面内质网的核糖体有关。在粗面内质网上，镶嵌着圆形或细长形的线粒体，成骨细胞的线粒体具有清除胞质内钙离子的作用，同时也是能量的加工厂。某些线粒体含有一些小的矿化颗粒，沉积并附着在嵴外面，微探针分析表明这些颗粒有较高的钙、磷和镁的踪迹。骨的细胞常有大量的线粒体颗粒，可能是激素作用于细胞膜的结果。例如，甲状旁腺激素能引起进入细胞的钙增加，并随之有线粒体颗粒数目的增加。成骨细胞核大而圆，位于远离骨表面的细胞一端，核仁清晰。在核仁附近有一浅染区，高尔基复合体位于此区内。成骨细胞胞质呈碱性磷酸酶强阳性，可见许多糖原染色（PAS）阳性颗粒，一般认为它是骨基质的蛋白多糖前身。当新骨形成停止时，这些颗粒消失，胞质碱性磷酸酶反应减弱，成骨细胞转变为扁平状，被覆于骨组织表面，其超微结构类似成纤维细胞。

（二）成骨细胞的功能

在骨形成非常活跃处，如骨折、骨痂及肿瘤或感染引起的新骨中，成骨细胞可形成复层堆积在骨组织表面。成骨细胞有活跃的分泌功能，能合成和分泌骨基质中的多种有机成分，包括Ⅰ型胶原蛋白、蛋白多糖、骨钙蛋白、骨粘连蛋白、骨桥蛋白、骨唾液酸蛋白等。因此认为其在细胞内合成过程与成纤维细胞或软骨细胞相似。成骨细胞还分泌胰岛素样生长因子Ⅰ、胰岛素样生长因子Ⅱ、成纤维细胞生长因子、白细胞介素-1和前列腺素等，它们对骨生长均有重要作用。此外还分泌破骨细胞刺激因子、前胶原酶和胞质素原激活剂，它们有促进骨吸收的作用。

因此，成骨细胞的主要功能概括起来如下：①产生胶原纤维和无定形基质，即形成类骨质。②分泌骨钙蛋白、骨粘连蛋白和骨唾液酸蛋白等非胶原蛋白，促进骨组织的矿化。③分泌一些细胞因子，调节骨组织形成和吸收。成骨细胞不断产生新的细胞间质，并经过钙化形成骨质，成骨细胞逐渐被包埋在其中。此时，细胞内的合成活动停止，胞质减少，胞体变形，即成为骨细胞。总之，成骨细胞是参与骨生成、生长、吸收及代谢的关键细胞。

1. 成骨细胞分泌的酶类

（1）碱性磷酸酶（ALP）：成熟的成骨细胞能产生大量的ALP。由成骨细胞产生的ALP称为骨特异性碱性磷酸酶（BALP），以焦磷酸盐为底物，催化无机磷酸盐的水解，从而降低焦磷酸盐浓度，有利于骨的矿化。在血清中可以检测到四种不同的ALP同分异构体，这些异构体都能作为代谢性骨病的诊断标志，但各种异构体是否与不同类型的骨质疏松症（绝经后骨质疏松症、老年性骨质疏松症，以及半乳糖血症、乳糜泻、肾性骨营养不良等引起的继发性骨质疏松症）相关，尚有待于进一步研究。

（2）组织型谷氨酰胺转移酶（tTG）：谷氨酰胺转移酶是在组织和体液中广泛存在的一组多功能酶类，具有钙离子依赖性。虽然其并非由成骨细胞专一产生，但在骨的矿化中有非常重要的作用。成骨细胞主要分泌组织型谷氨酰胺转移酶，处于不同阶段或不同类型的成骨细胞，其胞质内的谷氨酰胺转移酶含量是不一样的。tTG能促进细胞的黏附、细胞播散、细胞外基质的修饰，同时也在细胞凋亡、损伤修复、骨矿化进程中起着重要作用。成骨细胞分泌的 tTG，以许多细胞外基质（ECM）为底物，促进各种基质的交联，其最主要的底物为纤连蛋白和骨桥素。tTG 的活化依赖钙离子，即在细胞外钙离子浓度升高的情况下，才能催化纤连蛋白与骨桥素的自身交联。由于钙离子和细胞外基质成分是参与骨矿化最主要的物质，在继发性骨质疏松症和乳糜泻患者的血液中，也可检测到以 tTG 为自身抗原的自身抗体，因而 tTG 在骨的矿化中肯定发挥着极其重要的作用。

（3）基质金属蛋白酶（MMP）：MMP 是一类锌离子依赖性的蛋白水解酶类，主要功能是降解细胞外基质，同时也参与成骨细胞功能与分化的信号转导。

2. 成骨细胞分泌的细胞外基质 成熟的成骨细胞分泌大量的细胞外基质，也称为类骨质，包括各种胶原和非胶原蛋白。

（1）骨胶原：成骨细胞分泌的细胞外基质中大部分为胶原。其中主要为 I 型胶原，占 ECM 的 90%以上；约 10% 为少量 III 型、V 型和 X 型胶原蛋白及多种非胶原蛋白。I 型胶原蛋白主要构成矿物质沉积和结晶的支架，羟磷灰石在支架的网状结构中沉积。III 型胶原和 V 型胶原能调控胶原纤维丝的直径，使胶原纤维丝不致过分粗大，而 X 型胶原纤维主要是作为 I 型胶原的结构模型。

（2）非胶原蛋白：成骨细胞分泌的各种非胶原成分如骨桥素、骨涎蛋白、纤连蛋白和骨钙素等在骨的矿化、骨细胞的分化中起重要的作用。

3. 成骨细胞的凋亡 成骨细胞经历增殖、分化、成熟、矿化等各个阶段后，被矿化骨基质包围或附着于骨基质表面，逐步趋向凋亡或变为骨细胞、骨衬细胞。成骨细胞的这一凋亡过程是维持骨的生理平衡所必需的。和其他细胞凋亡途径一样，成骨细胞的凋亡途径包括线粒体激活的凋亡途径和死亡受体激活的凋亡途径，最终导致成骨细胞核的碎裂、DNA 的有控降解、细胞皱缩、膜的气泡样变等。由于成骨细胞上存在肿瘤坏死因子受体，且在成骨细胞的功能发挥中起着重要作用，因此，推测成骨细胞主要可能通过死亡受体激活的凋亡途径而凋亡。细胞因子、细胞外基质和各种激素都能诱导或组织成骨细胞的凋亡。骨形态发生蛋白（BMP）被确定为四肢骨指间细胞凋亡的关键作用分子。此外，甲状旁腺激素、糖皮质激素、性激素等对成骨细胞的凋亡均有调节作用。

三、骨细胞

骨细胞是骨组织中的主要细胞，埋于骨基质内，细胞体位于的腔隙称骨陷窝，每个骨陷窝内仅有一个骨细胞胞体。骨细胞的胞体呈扁卵圆形，有许多细长的突起，这些细长的突起伸进骨陷窝周围的小管内，此小管即骨小管。

1. 骨细胞的形态 骨细胞的结构和功能与其成熟度有关。刚转变的骨细胞位于类骨质中，它们的形态结构与成骨细胞非常近似。胞体为扁椭圆形，位于比胞体大许多的圆形骨陷窝内。突起多而细，通常各自位于一个骨小管中，有的突起还有少许分支。核呈卵圆形，位于胞体的一端，核内有一个核仁，染色质贴附核膜分布。HE 染色时胞质嗜碱性，近核处有一浅染区。胞质呈碱性磷酸酶阳性，还有 PAS 阳性颗粒，一般认为这些颗粒是有机基质的前身物。较成熟的骨细胞位于矿化的骨质浅部，其胞体也呈双凸扁椭圆形，但体积小于年幼的骨细胞。核较大，呈椭圆形，居胞体中央，在 HE 染色时着色较深，仍可见有核仁。胞质相对较少，HE 染色呈弱嗜碱性，甲苯胺蓝着色甚浅。

电镜下其粗面内质网较少，高尔基复合体较小，少量线粒体分散存在，游离核糖体也较少。

成熟的骨细胞位于骨质深部，胞体比原来的成骨细胞缩小约 70%，核质比例增大，胞质易被甲苯胺蓝染色。电镜下可见一定量的粗面内质网和高尔基复合体，线粒体较多，此外尚可见溶酶体。线粒体中常有电子致密颗粒，与破骨细胞的线粒体颗粒相似，现已证实，这些颗粒是细胞内的无机物，主要是磷酸钙。成熟骨细胞最大的变化是形成较长突起，其直径 85 ~ 100nm，为骨小管直径的 1/4 ~ 1/2。相邻骨细胞的突起端对端地相互连接，或以其末端侧对侧地相互贴附，其间有缝隙连接。成熟的骨细胞位于骨陷窝和骨小管的网状通道内。骨细胞最大的特征是细胞突起在骨小管内伸展，与相邻的骨细胞连接，深部的骨细胞由此与邻近骨表面的骨细胞突起和骨小管相互连接和通连，构成庞大的网样结构。骨陷窝－骨小管－骨陷窝组成细胞外物质运输通道，是骨组织通向外界的唯一途径，深埋于骨基质内的骨细胞正是通过该通道运输营养物质和代谢产物。而骨细胞－缝隙连接－骨细胞形成细胞间信息传递系统，是骨细胞间直接通信的结构基础。据测算，成熟骨细胞的胞体及其突起的总表面积占成熟骨基质总表面积的 90% 以上，这对骨组织液与血液之间经细胞介导的无机物交换起着重要作用。骨细胞的平均寿命为 25 年。

2. 骨细胞的功能

（1）骨细胞性溶骨和骨细胞性成骨：大量研究表明，骨细胞可能主动参加溶骨过程，并受甲状旁腺激素、降钙素和维生素 D_3 的调节以及机械性应力的影响。Belanger 发现骨细胞具有释放枸橼酸、乳酸、胶原酶和溶解酶的作用，溶解酶会引起骨细胞周围的骨吸收。他把这种现象称为骨细胞性骨溶解。骨细胞性溶骨表现为骨陷窝扩大，陷窝壁粗糙不平。骨细胞性溶骨也可类似破骨细胞性骨吸收，使骨溶解持续地发生在骨陷窝的某一端，从而使多个骨陷窝融合。当骨细胞性溶骨活动结束后，成熟骨细胞又可在较高水平的降钙素作用下进行继发性骨形成，使骨陷窝壁增添新的骨基质。生理情况下，骨细胞性溶骨和骨细胞性成骨是反复交替的，即平时维持骨基质的成骨作用，在机体需提高血钙量时，又可通过骨细胞性溶骨活动从骨基质中释放钙离子。

（2）参与调节钙、磷平衡：现已证实，骨细胞除了通过溶骨作用参与维持血钙、磷平衡外，骨细胞还具有转运矿物质的能力。成骨细胞膜上有钙泵存在，骨细胞可能通过摄入和释放 Ca^{2+} 和 P^{3+}，并可通过骨细胞相互间的网状连接结构进行离子交换，参与调节 Ca^{2+} 和 P^{3+} 的平衡。

（3）感受力学信号：骨细胞遍布骨基质内并构成庞大的网样结构，成为感受和传递应力信号的结构基础。

（4）合成细胞外基质：成骨细胞被基质包围后，逐渐转变为骨细胞，其合成细胞外基质的细胞器逐渐减少，合成能力也逐渐减弱。但是，骨细胞还能合成极少部分行使功能和生存所必需的基质，骨桥蛋白、骨连蛋白以及Ⅰ型胶原在骨的黏附过程中起着重要作用。

四、破骨细胞

1. 破骨细胞的形态

（1）光镜特征：破骨细胞是多核巨细胞，细胞直径可达 $50\mu m$ 以上，胞核的大小和数目有很大的差异，15 ~ 20 个不等，直径为 10 ~ 100μm。核的形态与成骨细胞、骨细胞的核类似，呈卵圆形，染色质颗粒细小，着色较浅，有 1 ~ 2 个核仁。在常规组织切片中，胞质通常为嗜酸性；但在一定 pH 下，用碱性染料染色，胞质呈弱嗜碱性，即破骨细胞具嗜双色性。胞质内有许多小空泡。破骨细胞的数量较少，约为成骨细胞的 1%，细胞无分裂能力。破骨细胞具有特殊的吸收功能，从事骨的吸收活动。破骨细胞常位于骨组织吸收处的表面，在吸收骨基质的有机物和矿物质的过程中，造成基质表面不规则，形成近似细胞形状的凹陷称吸收陷窝。

（2）电镜特征：功能活跃的破骨细胞具有明显的极性，电镜下分为 4 个区域，紧贴骨组织侧的细胞膜和胞质分化成皱褶缘区和亮区。①皱褶缘区，此区位于吸收腔深处，是破骨细胞表面高度起伏不平的部分，光镜下似纹状缘，电镜观察是由内陷很深的质膜内褶组成，呈现大量的叶状突起或指状突起，粗细不均，远侧端可膨大，并常分支互相吻合，故名皱褶缘。三磷酸腺苷酶（ATP）和酸性磷酸酶沿皱褶缘细胞膜分布。皱褶缘细胞膜的胞质面有非常细小的鬃毛状附属物，长 15 ~ 20nm，间隔约 20nm，致使该处细胞膜比其余部位细胞膜厚。突起之间有狭窄的细胞外裂隙，其内含有组织液及溶解中的羟基磷灰石、胶原蛋白和蛋白多糖分解形成的颗粒。②亮区或封闭区，环绕于皱褶缘区周围，微微隆起，平整的细胞膜紧贴骨组织，好像一堵环行围堤，包围皱褶缘区，使皱褶缘区密封与细胞外间隙隔绝，造成一个特殊的微环境。因此，将这种环行特化的细胞膜和细胞质称为封闭区。切面上可见两块封闭区位于皱褶缘区两侧。封闭区有丰富的肌动蛋白微丝，但缺乏其他细胞器。电镜下观察封闭区电子密度低故又称亮区。破骨细胞若离开骨组织表面，皱褶缘区和亮区均消失。③小泡区，此区位于皱褶缘的深面，内含许多大小不一、电子密度不等的膜被小泡和大泡。小泡数量多，为致密球形，小泡是初级溶酶体或内吞泡或次级溶酶体，直径 0.2 ~ 0.5μm。大泡数量少，直径 0.5 ~ 3μm，其中有些大泡对酸性磷酸酶呈阳性反应。小泡区还有许多大小不一的线粒体。④基底区，位于亮区和小泡区的深面，是破骨细胞远离骨组织侧的部分。细胞核聚集在该处，胞核之间有一些粗面内质网、发达的高尔基复合体和线粒体，还有与核数目相对应的中心粒，很多双中心粒聚集在一个大的中心粒区。破骨细胞膜表面有丰富的降钙素受体和亲破粘连蛋白或称细胞外粘连蛋白受体等，参与调节破骨细胞的活动。破骨细胞表型的标志是皱褶缘区和亮区以及溶酶体内的抗酒石酸酸性磷酸酶（TRAP），细胞膜上的 ATP 酶和降钙素受体，以及降钙素反应性腺苷酸环化酶活性。近年研究发现，破骨细胞含有固有型一氧化氮合酶（cNOS）和诱导型一氧化氮合酶（iNOS），用 NADPH - 黄递酶组化染色，破骨细胞呈强阳性，这种酶是 NOS 活性的表现。

2. 破骨细胞的功能 破骨细胞在吸收骨质时具有将基质中的钙离子持续转移至细胞外液的特殊功能。骨吸收的最初阶段是羟磷灰石的溶解，破骨细胞移动活跃，细胞能分泌有机酸，使骨矿物质溶解和羟基磷灰石分解。在骨的矿物质被溶解吸收后，接下来就是骨的有机物质的吸收和降解。破骨细胞可分泌多种蛋白分解酶，主要包括半胱氨酸蛋白酶（CP）和基质金属蛋白酶（MMP）两类。有机质经蛋白水解酶水解后，在骨的表面形成 Howships 陷窝。在整个有机质和无机矿物质的降解过程中，破骨细胞与骨的表面是始终紧密结合的。此外，破骨细胞能产生一氧化氮（NO），NO 对骨吸收具有抑制作用，与此同时破骨细胞数量也减少。

（马文谱）

第二节 骨的基质

骨的基质简称骨质，即钙化的骨组织的细胞外基质。骨基质含水较少，仅占骨质量的 8% ~ 9%。骨基质由无机质和有机质两种成分构成。

一、无机质

无机质即骨矿物质，又称骨盐，占干骨质量的 65% ~ 75%，其中 95% 是固体钙和磷，无定形的钙 - 磷固体在嫩的、新形成的骨组织中较多（40% ~ 50%），在老的、成熟的骨组织中少（25% ~ 30%）。骨矿物质大部分以无定形的磷酸钙和结晶的羟基磷灰石 $[Ca_{10}(PO_4)_6(OH)_5]$ 的形式分布于有机质中。无定形磷酸钙是最初沉积的无机盐，以非晶体形式存在，占成人骨无机质总量的 20% ~ 30%。

无定形磷酸钙继而组建成结晶的羟基磷灰石。电镜下观察，羟基磷灰石结晶呈柱状或针状，长 20 ～ 40nm，宽 2 ～ 3nm。经 X 线衍射法研究表明，羟基磷灰石结晶体大小很不相同，体积约为（2.5 ～ 5）nm × 40nm ×（20 ～ 35）nm。结晶体体积虽小，但密度极大，每克骨盐含 1 016 个结晶体，故其表面积甚大，可达 100m²。它们位于胶原纤维表面和胶原纤维之间，沿纤维长轴以 60 ～ 70nm 的间隔规律地排列。在液体中的结晶体被一层水包围形成一层水化壳，离子只有通过这层物质才能到达结晶体表面，有利于细胞外液与结晶体进行离子交换。羟基磷灰石主要由钙、磷酸根和羟基结合而成。结晶体还吸附许多其他矿物质，如镁、钠、钾和一些微量元素，包括锌、铜、锰、氟、铅、锶、铁、铝等。因此，骨是钙、磷和其他离子的储存库。骨是钙、磷和镁的储存库。这些离子可能位于羟基磷灰石结晶的表面，或能置换晶体中的主要离子，或者两者同时存在。

骨骼中的矿物质晶体与骨基质的胶原纤维之间存在十分密切的物理 - 化学和生物化学 - 高分子化学结构功能关系。正常的羟磷灰石形如长针状，大小较一致，有严格的空间定向，如果羟磷灰石在骨矿化前沿的定点与排列紊乱，骨的矿化即可发生异常，同时也使基质的生成与代谢异常。

二、有机质

有机质包括胶原纤维和无定形基质（蛋白多糖、脂质，特别是磷脂类）。

（一）胶原纤维

胶原纤维是一种结晶纤维蛋白原，被包埋在含有钙盐的基质中。在有机质中胶原纤维占 90%，人体的胶原纤维大约 50% 存在于骨组织。构成骨胶原原纤维的化学成分主要是 I 型胶原，占骨总质量的 30%，还有少量 V 型胶原，占骨总质量的 1.5%。在病理情况下，可出现 M 型胶原。骨的胶原纤维与结缔组织胶原纤维的形态结构基本相同，分子结构为 3 条多肽链，每条含有 1 000 多个氨基酸，交织呈绳状，故又称三联螺旋结构。胶原纤维的直径为 50 ～ 70nm，具有 64nm 周期性横纹。I 型胶原由 20 多种氨基酸组成，其中甘氨酸约占 33%，脯氨酸和羟脯氨酸约占 25%。骨的胶原纤维和其他胶原蛋白的最大不同在于它在稀酸液中不膨胀，也不溶解于可溶解其他胶原的溶剂中，如中性盐和稀酸溶液等。骨的胶原纤维具有这些特殊的物理性能，是由于骨 I 型胶原蛋白分子之间有较多的分子间交联。骨胶原与羟磷灰石结晶结合，形成了抗挤压和抗拉扭很强的骨组织。随着骨代谢不断进行，胶原蛋白也不断降解和合成。胶原的功能是使各种组织和器官具有强度完整性，1mm 直径的胶原可承受 10 ～ 40kg 的力。骨质含的胶原细纤维普遍呈平行排列，扫描电镜下胶原细纤维分支，形成连接错综的网状结构。

（二）无定形基质

无定形基质仅占有机质的 10% 左右，是一种没有固定形态的胶状物，主要成分是蛋白多糖和蛋白多糖复合物，后者由蛋白多糖和糖蛋白组成。

蛋白多糖类占骨有机物的 40% ～ 50%，由一条复杂的多肽链组成，还有几个硫酸多糖侧链与其共价连接。多糖部分为氨基葡聚糖，故 PAS 反应阳性，某些区域呈弱的异染性。尽管骨有机质中存在氨基葡聚糖，但由于含有丰富的胶原蛋白，骨组织切片染色呈嗜酸性。还有很少脂质，占干骨重 0.1%，主要为磷脂类、游离脂肪酸和胆固醇等。

无定形基质含有许多非胶原蛋白，占有机物的 0.5%，近年来已被分离出来的主要有以下几种。

1. 骨钙蛋白或称骨钙素 骨钙蛋白是骨基质中含量最多的非胶原蛋白，在成人骨中约占非胶原蛋白总量的 20%，占骨基质蛋白质的 1% ～ 2%。它一是种依赖维生素 K 的蛋白质，由 47 ～ 351 个氨基酸残基组成的多肽，其中的 2～3 个氨基酸残基中含有 Y－羧基谷氨酸残基（GIA）链，相对分子质量为 5 900。一般认为骨钙蛋白对羟基磷灰石有很高亲和力，在骨组织矿化过程中，能特异地与骨羟基磷灰石结晶结合，主要通过侧链 GIA 与晶体表面的 Ca^{2+} 结合，每克分子骨钙蛋白能结合 2～3mol 的 Ca^{2+}，从而促进骨矿化过程。骨钙蛋白对成骨细胞和破骨细胞前体有趋化作用，并可能在破骨细胞的成熟及活动中起作用。骨钙蛋白还可能控制骨 Ca^{2+} 的进出，影响肾小管对 Ca^{2+} 的重吸收，提示它参与调节体内钙的平衡。当成骨细胞受 $1,25-(OH)_2D_3$ 刺激，可产生骨钙蛋白。此外，肾、肺、脾、胰和胎盘的一些细胞也能合成骨钙蛋白。

骨钙素的表达受许多激素、生长因子和细胞因子的调节。上调骨钙素表达的因子主要是 $1,25-(OH)_2D_3$，而下调其表达的因子有糖皮质激素、TGF－β、PGE_2、IL－2、TNF－α、IL－10、铅元素和机械应力等。

2. **骨桥蛋白** 又称骨唾液酸蛋白Ⅰ（BSP Ⅰ），是分泌性磷蛋白。是一种非胶原蛋白，主要由成骨性谱系细胞和活化型 T 淋巴细胞表达，存在于骨组织、外周血液和某些肿瘤中。OPN 分子大约由 300 个氨基酸残基组成，分子量 44～375ku，其突出的结构特点是含有精氨酸－甘氨酸－天冬氨酸（RGD）基序。骨桥蛋白具有 9 个天冬氨酸的区域，该处是同羟基磷灰石相互作用的部位，故对羟基磷灰石有很高的亲和力。骨桥蛋白浓集在骨形成的部位、软骨成骨的部位和破骨细胞同骨组织相贴的部位，它是成骨细胞和破骨细胞黏附的重要物质，是连接细胞与基质的桥梁。骨桥蛋白由成骨细胞产生，破骨细胞也表达骨桥蛋白 mRNA，表明破骨细胞也能合成骨桥蛋白。此外，成牙质细胞、软骨细胞、肾远曲小管上皮细胞，以及胎盘、神经组织及骨髓瘤的细胞也分泌骨桥蛋白。

OPN 能与骨组织的其他组分结合，形成骨代谢的调节网络。破骨细胞中的 OPN 与 CD44/αvβ₃。受体形成复合物，可促进破骨细胞的移行。

3. **骨唾液酸蛋白** 又称骨唾液酸蛋白Ⅱ（BSP Ⅱ），是酸性磷蛋白，相对分子质量为 7 000，40%～50% 由碳水化合物构成，13%～14% 为唾液酸，有 30% 的丝氨酸残基磷酸化。BSP Ⅱ在骨中占非胶原蛋白总量的 15% 左右。BSP Ⅱ的功能是支持细胞黏附，对羟基磷灰石有很高的亲和力，具有介导基质矿化作用。它由成骨细胞分泌。

4. **骨酸性糖蛋白－75（BAG－75）** 它含有 30% 的强酸残基、8% 的磷酸，是酸性磷蛋白，相对分子质量为 75 000。它存在于骨骺板中，其功能与骨桥蛋白和 BSP Ⅱ一样，对羟基磷灰石有很强的亲和力，甚至比它们还大。

5. **骨粘连蛋白或称骨连接素** 它是一种磷酸化糖蛋白，由 303 个氨基酸残基组成，相对分子质量为 32 000，其氨基酸末端具有强酸性，有 12 个低亲和力的钙结合位点和一个以上高亲和力的钙结合位点。骨粘连蛋白能同钙和磷酸盐结合，促进矿化过程。它能使Ⅰ型胶原与羟基磷灰石牢固地结合，与钙结合后引起本身分子构型变化。如果有钙螯合剂，骨粘连蛋白即丧失其选择性结合羟基磷灰石能力。骨粘连蛋白在骨组织中含量很高，由成骨细胞产生。但一些非骨组织也存在骨粘连蛋白，如软骨细胞、皮肤的成纤维细胞、肌腱的腱细胞、消化道上皮细胞及成牙质细胞也可产生。骨连蛋白还与Ⅰ型、Ⅲ型和Ⅴ型胶原，以及与血小板反应素－1 结合，并增加纤溶酶原活化抑制因子－1 的合成。骨连蛋白可促进牙周组织MMP－2的表达，同时还通过 OPG 调节破骨细胞的形成。

6. **钙结合蛋白** 是一种维生素 D 依赖蛋白，存在于成骨细胞、骨细胞和软骨细胞胞质的核糖体和线粒体上，成骨细胞和骨细胞突起内以及细胞外基质小泡内也有钙结合蛋白，表明钙结合蛋白沿突起传递，直至细胞外基质小泡。因此，钙结合蛋白是一种钙传递蛋白，基质小泡内的钙结合蛋白在矿化过程中起积极作用。此外，钙结合蛋白还存在于肠、子宫、肾和肺等，体内分布较广。

7. 纤连蛋白　主要由发育早期的成骨细胞表达，以二聚体形式存在，分子量约400ku，两个亚基中含有与纤维蛋白、肝素等的结合位点，亦可与明胶、胶原、DNA、细胞表面物质等结合。纤连蛋白由成骨细胞合成，主要功能是调节细胞黏附。成骨细胞的发育和功能有赖于细胞外基质的作用，基质中的黏附受体将细胞外基质与成骨细胞的细胞骨架连接起来，二氢睾酮可影响细胞外基质中纤连蛋白及其受体的作用，刺激纤连蛋白及其受体 ALP、OPG 的表达。

（马文谱）

第三节　骨的种类

一、解剖

成人有 206 块骨，可分为颅骨、躯干骨和四肢骨三部分。前两者也称为中轴骨。按形态骨可分为四类：

（一）长骨

呈长管状，分布于四肢。长骨分一体两端，体又称骨干，内有空腔称髓腔，容纳骨髓。体表面有 1~2 个主要血管出入的孔，称滋养孔。两端膨大称为骺，具有光滑的关节面，活体时被关节软骨覆盖。骨干与骺相邻的部分称为干骺端，幼年时保留一片软骨，称为骺软骨。通过骺软骨的软骨细胞分裂繁殖和骨化，长骨不断加长。成年后，骺软骨骨化，骨干与骺融合为一体，原来骺软骨部位形成骺线。

（二）短骨

形似立方体，往往成群地联结在一起，分布于承受压力较大而运动较复杂的部位，如腕骨。

（三）扁骨

呈板状，主要构成颅腔、胸腔和盆腔的壁，以保护腔内器官，如颅盖骨和肋骨。

（四）不规则骨

形状不规则，如椎骨。有些不规则骨内具有含气的腔，称含气骨。

二、组织学类型

骨组织根据其发生的早晚、骨细胞和细胞间质的特征及其组合形式，可分为未成熟的骨组织和成熟的骨组织。前者为非板层骨，后者为板层骨。胚胎时期最初形成的骨组织和骨折修复形成的骨痂，都属于非板层骨，除少数几处外，它们或早或迟被以后形成的板层骨所取代。

（一）非板层骨

又称初级骨组织。可分两种：一种是编织骨；另一种是束状骨。编织骨比较常见，其胶原纤维束呈编织状排列，因而得名。胶原纤维束的直径差异很大，但粗大者居多，最粗直径达 13μm，因此，又有编织骨之称。编织骨中的骨细胞分布和排列方向均无规律，体积较大，形状不规则，按骨的单位容积计算，其细胞数量约为板层骨的 4 倍。编织骨中的骨细胞代谢比板层骨的细胞活跃，但前者的溶骨活动往往是区域性的。在出现骨细胞溶骨的一些区域内，相邻的骨陷窝同时扩大，然后合并，形成较大的无血管性吸收腔，使骨组织出现较大的不规则囊状间隙，这种吸收过程是清除编织骨以被板层骨取代的正常生理过程。编织骨中的蛋白多糖等非胶原蛋白含量较多，故基质染色呈嗜碱性。若骨盐含量较少，则 X 线更易透过。编织骨是未成熟骨或原始骨，一般出现在胚胎、新生儿、骨痂和生长期的干骺区，以后逐渐被板层骨取代，但到青春期才取代完全。在牙床、近颅缝处、骨迷路、腱或韧带附着处，仍终身保存少量编织骨，这些编织骨往往与板层骨掺杂存在。某些骨骼疾病，如畸形性骨炎、氟中毒、原发性甲状旁腺功能亢进引起的囊状纤维性骨炎、肾病性骨营养不良和骨肿瘤等，都会出现编织骨，并且最终可能在患者骨中占绝对优势。束状骨比较少见，也属编织骨。它与编织骨的最大差异是胶原纤维束平行排列，骨细胞分布于相互平行的纤维束之间。

（二）板层骨

又称次级骨组织，它以胶原纤维束高度有规律地成层排列为特征。胶原纤维束一般较细，因此，又有细纤维骨之称。细纤维束直径通常为 $2\sim4\mu m$，它们排列成层，与骨盐和有机质结合紧密，共同构成骨板。同一层骨板内的纤维大多是相互平行的，相邻两层骨板的纤维层则呈交叉方向。骨板的厚薄不一，一般为 $3\sim7\mu m$。骨板之间的矿化基质中很少存在胶原纤维束，仅有少量散在的胶原纤维。骨细胞一般比编织骨中的细胞小，胞体大多位于相邻骨板之间的矿化基质中，但也有少数散在于骨板的胶原纤维层内。骨细胞的长轴基本与胶原纤维的长轴平行，显示了有规律的排列方向。

在板层骨中，相邻骨陷窝的骨小管彼此通连，构成骨陷窝－骨小管－骨陷窝通道网。由于骨浅部骨陷窝的部分骨小管开口于骨的表面，而骨细胞的胞体和突起又未充满骨陷窝和骨小管，因此该通道内有来自骨表面的组织液。通过骨陷窝－骨小管－骨陷窝通道内的组织液循环，既保证了骨细胞的营养，又保证了骨组织与体液之间的物质交换。若骨板层数过多，骨细胞所在位置与血管的距离超过 $300\mu m$，则不利于组织液循环，其结果往往导致深层骨细胞死亡。一般认为，板层骨中任何一个骨细胞所在的位置与血管的距离均在 $300\mu m$ 以内。

板层骨中的蛋白多糖复合物含量比编织骨少，骨基质染色呈嗜酸性，与编织骨的染色形成明显的对照。板层骨中的骨盐与有机质的关系十分密切，这也是与编织骨的差别之一。板层骨的组成成分和结构的特点，赋予板层骨抗张力强度高、硬度强的特点；而编织骨的韧性较大，弹性较好。编织骨和板层骨都参与松质骨和密质骨的构成。

（马文谱）

第四节 骨的组织结构

人体的 206 块骨，分为多种类型，其中以长骨的结构最为复杂。长骨由骨干和骨骺两部分构成，表面覆有骨膜和关节软骨。典型的长骨，如股骨和肱骨，其骨干为一厚壁而中空的圆柱体，中央是充满骨髓的大骨髓腔。长骨由密质骨、松质骨和骨膜等构成。密质骨为松质骨质量的 4 倍，但松质骨代谢却为密质骨的 8 倍，这是因为松质骨具有大量表面积，为细胞活动提供了条件。松质骨一般存在于骨干端、骨骺和如椎骨的立方形骨中，松质骨内部的板层或杆状结构形成了沿着机械压力方向排列的三维网状构架。松质骨承受着压力和应变张力的合作用，但压力负荷仍是松质骨承受的主要负载形式。密质骨组成长骨的骨干，承受弯曲、扭转和压力载荷。长骨骨干除骨髓腔面有少量松质骨，其余均为密质骨。骨干中部的密质骨最厚，越向两端越薄。

一、密质骨

骨干主要由密质骨构成，内侧有少量松质骨形成的骨小梁。密质骨在骨干的内外表层形成环骨板，在中层形成哈弗斯系统和间骨板。骨干中有与骨干长轴几乎垂直走行的穿通管，内含血管、神经和少量疏松结缔组织，结缔组织中有较多骨祖细胞；穿通管在骨外表面的开口即为滋养孔。

（一）环骨板

是指环绕骨干外、内表面排列的骨板，分别称为外环骨板和内环骨板。

1. 外环骨板　外环骨板厚，居骨干的浅部，由数层到十多层骨板组成，比较整齐地环绕骨干平行排列，其表面覆盖骨外膜。骨外膜中的小血管横穿外环骨板深入骨质中。贯穿外环骨板的血管通道称穿通管或福尔克曼管，其长轴几乎与骨干的长轴垂直。通过穿通管，营养血管进入骨内，和纵向走行的中央管内的血管相通。

2. 内环骨板　内环骨板居骨干的骨髓腔面，仅由少数几层骨板组成，不如外环骨板平整。内环骨板表面衬以骨内膜，后者与被覆于松质骨表面的骨内膜相连续。内环骨板中也有穿通管穿行，管中的小血管与骨髓血管通连。从内、外环骨板最表层骨陷窝发出的骨小管，一部分伸向深层，与深层骨陷窝的骨小管通连；一部分伸向表面，终止于骨和骨膜交界处，其末端是开放的。

（二）哈弗斯骨板

哈弗斯骨板介于内、外环骨板之间，是骨干密质骨的主要部分，它们以哈弗斯管（Haversian canal）为中心呈同心圆排列，并与哈弗斯管共同组成哈弗斯系统。哈弗斯管也称中央管，内有血管、神经及少量结缔组织。长骨骨干主要由大量哈弗斯系统组成，所有哈弗斯系统的结构基本相同，故哈弗斯系统又有骨单位之称。

骨单位为厚壁的圆筒状结构，其长轴基本上与骨干的长轴平行，中央有一条细管称中央管，围绕中央管有 5~20 层骨板呈同心圆排列，宛如层层套入的管鞘。改建的骨单位不总是呈单纯的圆柱形，可有许多分支互相吻合，具有复杂的立体构型。因此，可以见到由同心圆排列的骨板围绕斜行的中央管。中央管之间还有斜行或横行的穿通管互相连接，但穿通管周围没有同心圆排列的骨板环绕，据此特征可区别穿通管与中央管。哈弗斯骨板一般为 5~20 层，故不同骨单位的横断面积大小不一。每层骨板的平均厚度为 3μm。

骨板中的胶原纤维绕中央管呈螺旋形行走，相邻骨板中胶原纤维互成直角关系。有人认为，骨板中的胶原纤维的排列是多样性的，并根据胶原纤维的螺旋方向，将骨单位分为 3 种类型：Ⅰ型，所有骨板中的胶原纤维均以螺旋方向为主；Ⅱ型，相邻骨板的胶原纤维分别呈纵行和环行；Ⅲ型，所有骨板的胶原纤维以纵行为主，其中掺以极少量散在的环行纤维。不同类型骨单位的机械性能有所不同，其压强和弹性系数以横行纤维束为主的骨单位最大，以纵行纤维束为主的骨单位最小。每个骨单位最内层骨板表面均覆以骨内膜。

中央管长度为 3~5mm，中央管的直径因各骨单位而异，差异很大，平均 300μm，内壁衬附一层结缔组织，其中的细胞成分随着每一骨单位的活动状态而各有不同。在新生的骨质内多为骨祖细胞，被破坏的骨单位则有破骨细胞。骨沉积在骨外膜或骨内膜沟表面形成的骨单位，或在松质骨骨骼内形成的骨单位，称为初级骨单位。中央管被同心圆骨板柱围绕，仅有几层骨板。初级骨单位常见于未成熟骨，如幼骨，特别是胚胎骨和婴儿骨，随着年龄增长，初级骨单位也相应减少。次级骨单位与初级骨单位相似，是初级骨单位经改建后形成的。次级骨单位或称继发性哈弗斯系统，有一黏合线，容易辨认，并使其与邻近的矿化组织分开来。

中央管中通行的血管不一致。有的中央管中只有一条毛细血管，其内皮有孔，胞质中可见吞饮小泡，包绕内皮的基膜内有周细胞。有的中央管中有两条血管，一条是小动脉，或称毛细血管前微动脉，另一条是小静脉。骨单位的血管彼此通连，并与穿通管中的血管交通。在中央管内还可见到细的神经纤维，与血管伴行，大多为无髓神经纤维，偶可见有髓神经纤维，这些神经主要由分布在骨外膜的神经纤维构成。

（三）间骨板

位于骨单位之间或骨单位与环骨板之间，大小不等，呈三角形或不规则形，也由平行排列骨板构成，大都缺乏中央管。间骨板与骨单位之间有明显的黏合线分界。间骨板是骨生长和改建过程中哈弗斯骨板被溶解吸收后的残留部分。

在以上三种结构之间以及所有骨单位表面都有一层黏合质，呈强嗜碱性，为骨盐较多而胶原纤维较少的骨质，在长骨横断面上呈折光较强的轮廓线，称黏合线。伸向骨单位表面的骨小管，都在黏合线处折返，不与相邻骨单位的骨小管连通。因此，同一骨单位内的骨细胞都接受来自其中央管的营养供应。

二、松质骨

长骨两端的骨骺主要由松质骨构成，仅表面覆以薄层密质骨。松质骨的骨小梁粗细不一，相互连接而成拱桥样结构，骨小梁的排列配布方向完全符合机械力学规律。骨小梁由骨板构成，但层次较薄，一般不显骨单位，在较厚的骨小梁中，也能看到小而不完整的骨单位。例如，股骨上端、股骨头和股骨颈处的骨小梁排列方向，与其承受的压力和张力曲线大体一致；而股骨下端和胫骨上、下端，由于压力方向与它们的长轴一致，故骨小梁以垂直排列为主。骨所承受的压力均等传递，变成分力，从而减轻骨的负荷，但骨骺的抗压抗张强度小于骨干的抗压抗张强度。松质骨骨小梁之间的间隙相互连通，并与骨干的骨髓腔直接相通。

三、骨膜

骨膜是由致密结缔组织组成的纤维膜。包在骨表面的较厚层结缔组织称骨外膜，被衬于骨髓腔面的薄层结缔组织称骨内膜。除骨的关节面、股骨颈、距骨的囊下区和某些籽骨表面外，骨的表面都有骨外膜。肌腱和韧带的骨附着处均与骨外膜连续。

（一）骨外膜

成人长骨的骨外膜一般可分为内、外两层，但两者并无截然分界。

纤维层是最外的一层薄的、致密的、排列不规则的结缔组织，其中含有一些成纤维细胞。结缔组织中含有粗大的胶原纤维束，彼此交织成网状，有血管和神经在纤维束中穿行，沿途有些分支经深层穿入穿通管。有些粗大的胶原纤维束向内穿进骨质的外环层骨板，亦称穿通纤维，起固定骨膜和韧带的作用。骨外膜内层直接与骨相贴，为薄层疏松结缔组织，其纤维成分少，排列疏松，血管及细胞丰富，细胞贴骨分布，排列成层，一般认为它们是骨祖细胞。

骨外膜内层组织成分随年龄和功能活动而变化，在胚胎期和出生后的生长期，骨骼迅速生成，内层的细胞数量较多，骨祖细胞层较厚，其中许多已转变为成骨细胞。成年后骨处于改建缓慢的相对静止阶段，骨祖细胞相对较少，不再排列成层，而是分散附着于骨的表面，变为梭形，与结缔组织中的成纤维细胞很难区别。当骨受损后，这些细胞又恢复造骨的能力，变为典型的成骨细胞，参与新的骨质形成。由于骨外膜内层有成骨能力，故又称生发层或成骨层。

（二）骨内膜

骨内膜是一薄层含细胞的结缔组织，衬附于骨干和骨骺的骨髓腔面以及所有骨单位中央管的内表面，并且相互连续。骨内膜非常薄，不分层，由一层扁平的骨祖细胞和少量的结缔组织构成，并和穿通管内的结缔组织相连续。非改建期骨的骨内膜表面覆有一层细胞称为骨衬细胞，细胞表型不同于成骨细胞。一般认为它是静止的成骨细胞，在适当刺激下，骨衬细胞可再激活成为有活力的成骨细胞。

骨膜的主要功能是营养骨组织，为骨的修复或生长不断提供新的成骨细胞。骨膜具有成骨和成软骨的双重潜能，临床上利用骨膜移植，已成功地治疗骨折延迟愈合或不愈合、骨和软骨缺损、先天性腭裂和股骨头缺血性坏死等疾病。骨膜内有丰富的游离神经末梢，能感受痛觉。

四、骨髓

骨松质的腔隙彼此通连，其中充满小血管和造血组织，称为骨髓。在胎儿和幼儿期，全部骨髓呈红色，称红骨髓。红骨髓有造血功能，内含发育阶段不同的红骨髓和某些白细胞。约在 5 岁以后，长骨骨髓腔内的红骨髓逐渐被脂肪组织代替，呈黄色，称黄骨髓，失去造血活力，但在慢性失血过多或重度贫血时，黄骨髓可逐渐转化为红骨髓，恢复造血功能。在椎骨、髂骨、肋骨、胸骨及肱骨和股骨等长骨的骺内终生都是红骨髓，因此临床常选髂前上棘或髂后上棘等处进行骨髓穿刺，检查骨髓象。

（辛建海）

第五节　骨的血管、淋巴管和神经

1. 血管　长骨的血供来自三个方面：骨端、骨骺和干骺端的血管；进入骨干的滋养动脉；骨膜动脉。

滋养动脉是长骨的主要动脉，一般有 1～2 支，经骨干的滋养孔进入骨髓腔后，分为升支和降支，每一支都有许多细小的分支，大部分直接进入皮质骨，另一些分支进入髓内血窦。升支和降支的终末血管供给长骨两端的血液，在成年人可与干骺端动脉及骺动脉的分支吻合。干骺端动脉和骺动脉均发自邻近动脉，分别从骺软骨的近侧和远侧穿入骨质。上述各动脉均有静脉伴行，汇入该骨附近的静脉。不规则骨、扁骨和短骨的动脉来自骨膜动脉或滋养动脉。

2. 淋巴管　骨膜的淋巴管很丰富，但骨的淋巴管是否存在尚有争议。

3. 神经　骨的神经伴滋养血管进入骨内，分布到哈弗斯管的血管周隙中，以内脏传出纤维较多，分布到血管壁；躯体传入纤维则分布于骨膜、骨内膜、骨小梁及关节软骨深面。骨膜的神经最丰富，并对张力或撕扯的刺激较为敏感，故骨脓肿和骨折常引起剧痛。

（辛建海）

第二章　骨科常用手术器械及使用方法

骨科手术器械比较复杂，种类繁多，骨科医师必须对每种器械都熟悉，这样在手术时才能充分发挥其作用。在本节中，由于篇幅有限，只介绍骨科中较常用的器械。过去，我国对骨科器械的称谓不统一，因此，在本节中我们标注了该器械的英文，以利于骨科器械名称的标准化。

第一节　止血带

在四肢手术时，使用止血带（tourniquets）可以给手术带来诸多便利。但是，止血带是一种存在潜在危险的器械，因此，每个骨科医生和手术室护士必须了解如何正确使用止血带。

一、止血带的种类

止血带用于肢体的手术（如矫形、截肢、烧伤的切痂等手术）和外伤。其作用是暂时阻断血流，创造"无血"的手术野，可减少手术中失血量并有利于精细的解剖，有时作为外伤患者的紧急止血。目前广泛使用的止血带有充气式气压止血带和橡皮管止血带两大类。充气式气压止血带较驱血止血带（Esmarch tourniquet）或马丁橡胶膜绷带（Martin sheet rubber bandage）安全。

（一）充气式气压止血带

充气式气压止血带由一个气囊、压力表和打气泵组成（图 2-1）。几种充气式气压止血带用于上肢和下肢。充气式气压止血带止血法所需的器械包括：①气压止血带，气压止血带类似血压计袖袋，可分成人气压止血带及儿童气压止血带、上肢气压止血带及下肢气压止血带。气压止血带还可分为手动充气与电动充气式气压止血带。②驱血带，由乳胶制成，厚 1mm、宽 10~12cm、长 150cm。

具体操作步骤如下：

（1）先用棉衬垫缠绕于上臂和大腿，绑扎气压止血带，为防止松动，可外加绷带绑紧一周固定。

（2）气压止血带绑扎妥当后抬高肢体。

（3）用驱血带由远端向近端拉紧、加压缠绕。

（4）缠绕驱血带后，向气压止血带充气并保持所需压力。

（5）松开驱血带。

Krackow 介绍了如何对肥胖患者上止血带，方法如下：在上止血带前，排净气囊中的残余气体。助手用手抓住止血带水平的软组织，

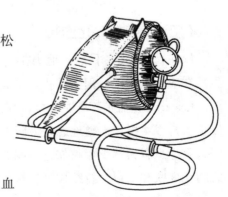

图 2-1　充气式气压止血带

并持续牵向肢体远端，然后缠绕衬垫和止血带，这样可以维持止血带的位置。缠绕止血带后，用纱布绷带在其表面缠绕固定，防止其在充气过程中松脱。在止血带充气前，应将肢体抬高2分钟，或者用无菌橡皮片绷带或弹力绷带驱血。驱血须从指尖或趾尖开始，至止血带近侧2.5～5cm为止。如果橡胶膜绷带或弹力绷带超过止血带平面，那么止血带在充气时会向下滑移。止血带充气时应迅速，防止在动脉血流阻断前静脉血灌注。

目前，关于止血带充气压力的确切数字尚存在争议，但是多年来，临床上采用的压力通常高于实际需要的压力。充气通常所需压力如表2－1。

表2－1 气压止血法所需充气压力

	上肢	下肢
成人	300mmHg	500～600mmHg
儿童	200～250mmHg	300mmHg

在某种程度上，止血带压力取决于患者的年龄、血压和肢体的粗细。Reid、Camp 和 Jacob 应用Doppler 听诊器测量能够消除周围动脉搏动的压力，然后在此基础上增加50～75mmHg，维持上肢止血的压力为135～255mmHg，维持下肢止血的压力为175～305mmHg。Estersohn 和 Sourifman 推荐下肢的止血带压力为高于术前患者收缩压90～100mmHg，平均压力为210mmHg。有学者推荐上肢止血带压力高于收缩压50～75mmHg，下肢止血带压力高于术前患者收缩压100～150mmHg。

根据 Crenshaw 等的研究，宽止血带所需要的止血压力低于窄止血带。Pedowitz 等证实弧形止血带适于锥形肢体（图2－2），应避免在锥形肢体上使用等宽的止血带，尤其是肌肉发达或肥胖的患者。

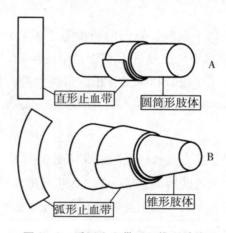

直形止血带　圆筒形肢体　A

弧形止血带　锥形肢体　B

图2－2 弧形止血带适于锥形肢体

（二）Esmarch 止血带

Esmarch 止血带目前各地仍在应用，是最安全、最实用的弹性止血带，仅用于大腿的中段和上1/3，虽然在应用上受限，但是其止血平面高于气囊止血带。

Esmarch 止血带不能在麻醉前使用，否则会导致内收肌持续痉挛，麻醉后肌肉松弛使止血带变松。以手巾折成4层，平整地缠绕大腿上段，将止血带置于其上。方法如下：一手将链端置于大腿外侧，另一只手从患者大腿下面将靠近链端的橡皮带抓住并拉紧，当止血带环绕大腿后重叠止血带，保证止血带之间无皮肤和手巾，持续拉紧皮带，最后扣紧皮带钩。

（三）Martin 橡胶膜绷带

Martin 橡胶膜绷带可以在足部小手术中作止血带。抬高小腿，通过缠绕橡胶膜绷带驱血，直至踝关节上方，用夹子固定，松开绷带远端，暴露手术区。

二、止血带的适应证和禁忌证

（1）止血带仅用于四肢手术。

（2）使用止血带时必须有充分的麻醉。

（3）患肢有血栓闭塞性脉管炎、静脉栓塞、严重动脉硬化及其他血管疾病者禁用。

（4）橡皮管止血带仅用于成年患者的大腿上部，儿童患者或上肢不宜使用。

三、使用止血带的注意事项

（1）上止血带的部位要准确，缠在伤口的近端：上肢在上臂上 1/3，下肢在大腿中上段，手指在指根部。与皮肤之间应加衬垫，在绑扎止血带的部位必须先用数层小单或其他衬垫缠绕肢体，然后将止血带缠绕其上。衬垫必须平整、无皱褶。

（2）止血带的松紧要合适，以远端出血停止、不能摸到动脉搏动为宜。过松动脉供血未压住，静脉回流受阻，反使出血加重；过紧容易发生组织坏死。

（3）为了尽量减少止血带的时间，充气式气压止血带必须在手术前开始充气。灭菌的橡皮管止血带也应在手术开始前绑扎。

（4）在消毒时不要将消毒液流入止血带下，以免引起皮肤化学烧伤。

（5）使用止血带前通常需要驱血，但在恶性肿瘤或炎症性疾病时禁止驱血。

（6）止血带的时间达到 1 小时后，应通知手术医生，一般连续使用止血带的时间不宜超过 1.5 小时。否则应于 1～1.5 小时放松一次，使血液流通 5～10 分钟。充气式气压止血带应予以妥善保存，所有的气阀及压力表应常规定期检查。非液压压力表应定期校准，如果校准时止血带压力表与测试压力表的差值大于 20mmHg，该止血带应予以检修。止血带压力不准确，通常是造成止血带损伤的重要原因。压力表上应悬挂说明卡片。

四、止血带引起瘫痪的原因

（1）止血带压力过高。

（2）压力不足导致止血带的部位被动充血，从而导致神经周围出血压迫。

（3）止血带应用时间过长。止血带应用时间的长短尚无准确规定，随患者年龄和肢体血液供应情况而定，原则上，50 岁以下的健康成年人用止血带的最长时间不应超过 2 小时。如果下肢手术时间超过 2 小时，那么应尽可能快地结束手术，这样要比术中放气 10 分钟后再充气的手术效果好。研究表明，延长止血带使用时间后，组织需要 40 分钟才能恢复正常，以往认为止血带放气 10 分钟后组织恢复正常的看法是错误的。

（4）未考虑局部解剖。

（龚　乐）

第二节　骨科基本手术器械

　　牵开器的作用是更好地显露手术视野，使手术易于进行，并保护组织，避免意外伤害。常用的有自动牵开器、Hohmann 牵开器、Voikman 牵开器、Legenback 牵开器，Bristow 牵开器、直角牵开器、皮肤拉钩、尖拉钩等（图 2 - 3）。

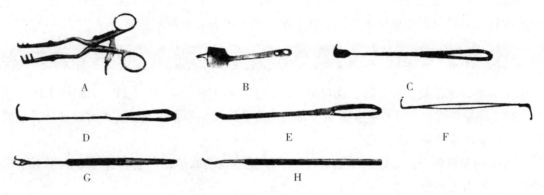

图 2 - 3　各种牵开器

A. 自动牵开器；B. Hohmann 牵开器；C. Voikman 牵开器；D. Legenback 牵开器；E. Bristow 牵开器；

F. 直角牵开器；G. 皮肤拉钩；H. 尖拉钩

　　持骨钳用以夹住骨折端，使之复位并保持复位后的位置，以便于进行内固定。持骨钳种类较多，有速度锁定型锯齿状复位钳（reduction forceps serrated jaw speed lock）、复位钳（reduction forceps）、速度锁定型点式复位钳（reduction forceps pointed - speed lock）、Lowman 骨夹（Lowman bone clamp）等（图 2 - 4）。

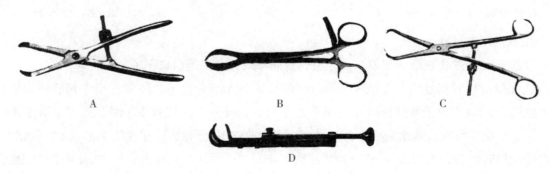

图 2 - 4　各种持骨钳

A. 速度锁定型锯齿状复位钳；B. 复位钳；C. 速度锁定型点式复位钳；D. Lowman 骨夹

三、骨钻与钻头

骨钻分手动钻、电动钻和气动钻三种（图 2-5）。手动钻只能用于骨上钻孔。电动钻和气动钻除可用于钻孔外，还可以连接锯片等附件成为电动锯或气动锯，用于采取植骨片和截骨等。

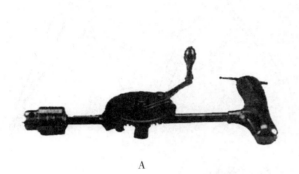

A

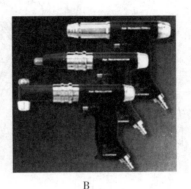

B

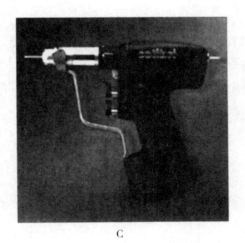

C

图 2-5 骨钻

A. 手动钻；B. 电动钻；C. 气动钻

四、骨切割工具

骨切割工具包括咬骨钳（rongeur forceps）、骨剪（bone cutting forceps）、骨凿（chisel）、骨刀（osteotome）、刮匙（bone curettes）、骨锤（bone hammer）、骨锉（bone file）、骨膜剥离器（periosteal elevator）、截肢锯（amputation saw）等。

咬骨钳和骨剪用于修剪骨端，除有各种不同角度的宽度外，亦有单、双关节之分（图 2-6）。

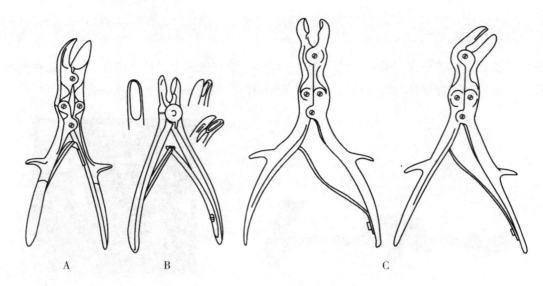

图 2-6　骨剪和咬骨钳

A. 双关节骨剪；B. 单关节咬骨钳；C. 不同角度和宽度的双关节咬骨钳

骨凿与骨刀用于截骨与切割骨。骨凿头部仅为一个斜坡形的刃面，骨刀头部为两个坡度相等的刃面。有各种形状和宽度的骨凿与骨刀（图 2-7）。

刮匙用于刮除骨组织、肉芽组织等。

骨膜剥离器可用于剥离骨组织表面的骨膜或软组织等（图 2-8）。

截肢锯可用于切断骨。

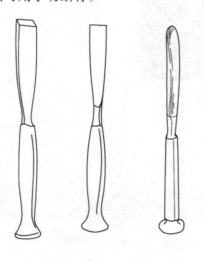

图 2-7　骨凿与骨刀

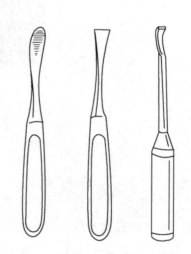

图 2-8　各种形式的骨膜剥离器

（龚　乐）

第三节　创伤骨科手术器械

创伤骨科的常用手术器械（图 2-9）：钻头（drill）、骨丝攻（bone tapes）、螺丝改锥（screwdriver）、钢板折弯器（plate bender）、深度测量器（depth gauge）、钻孔套管（drill sleeve）、钻孔与丝攻联合套管（drill & tap sleeve combined）、空心钻（hollow mill）、钢丝引导器（wire passer）等。

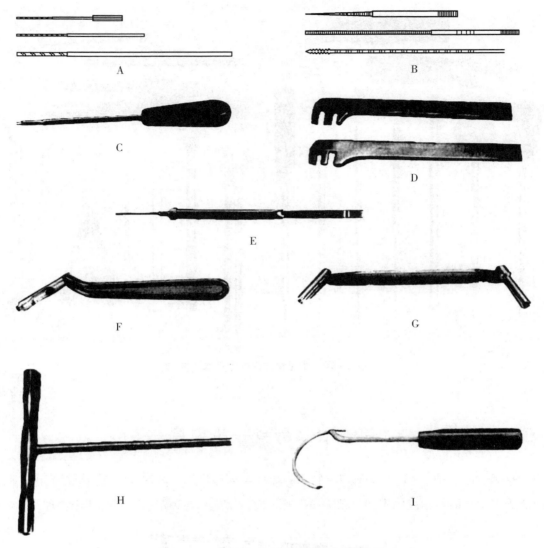

图 2 - 9　创伤骨科的常用手术器械

A. 钻头；B. 骨丝攻；C. 螺丝改锥；D. 钢板折弯器；E. 深度测量器；

F、G. 钻孔保护套管；H. 空心钻；I. 钢丝引导器

（胡百强）

第四节　脊柱内固定的基本手术器械

脊柱内固定手术分为前路手术及后路手术，按部位又可分为颈段、胸段、胸腰段、腰段及腰骶段等，因此，脊柱内固定涉及的手术相对复杂繁多，在此我们只介绍其中比较常用的手术器械，如加压钳（compression Forceps）、撑开钳（spreader Forceps）、持棒钳（holding Forceps for rods）、断棒器（rodcutting device）、弯棒钳（bending pliers for rods）、椎弓根开路器（pedicle probe）、椎弓根开路锥（pedicle awl）以及球形头探针（probe with ball tip）等（图 2 - 10）。

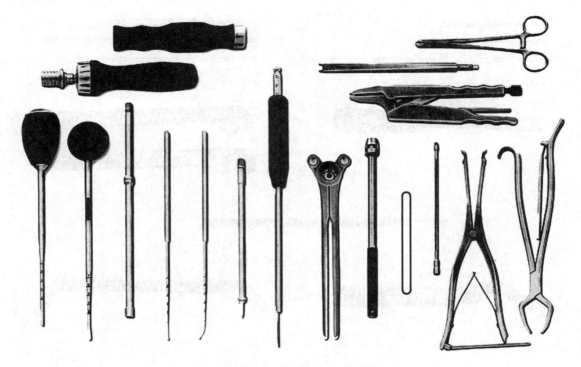

图 2-10　常见脊柱内固定手术器械

（胡百强）

第五节　骨科一般用具

目前骨科牵引床（图 2-11）具有以下特点：床头与床尾防滑；可调节床头与床尾高度；附带牵引架、引流袋固定架、静脉输液固定架、秋千吊架等，以便于施行各种牵引，同时便于护理等。

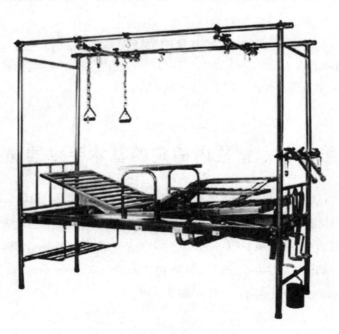

图 2-11　骨科牵引床

（刘　良）

第六节 牵引用具

牵引用具主要包括牵引架、牵引绳、牵引重量、牵引扩张板、床脚垫、牵引弓、牵引针和进针器具等。

一、牵引架

临床应用的牵引架有很多种类型，尽管它们的形状各一，但目的都是使患肢的关节置于功能位和在肌肉松弛状态下进行牵引，如勃朗架（Braun Frame）、托马斯架（Thomas Frame）等，可根据患者的病情选择应用。

1. 勃朗架　勃朗架可用铁制，可附加多个滑车，可使下肢患侧各关节处于功能位，并可防止患者向牵引侧下滑。其缺点是滑车不能多方向调节（图2-12A）。

2. 托马斯架　托马斯架可使患肢下面悬空，便于下面创面换药及伤口愈合；使患肢各关节置于功能位，利用腹股沟处的对抗牵引圈可防止患者向牵引侧下滑（图2-12B）。

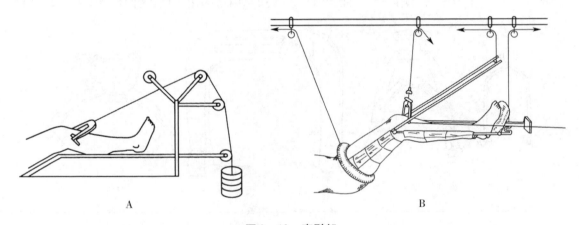

图2-12　牵引架

A. 勃朗架；B. 托马斯架

二、牵引绳

牵引绳以光滑、结实的尼龙绳和塑料绳为宜。长短应合适，过短使牵引锤悬吊过高，容易脱落砸伤人，过长易造成牵引锤触及地面，影响牵引效果。

三、滑车

滑车要求转动灵活，有深沟槽，牵引绳可在槽内滑动而不脱出沟槽，便于牵引。

四、牵引质量

牵引质量可选用0.5kg，1.0kg，2.0kg和5.0kg重的牵引锤或沙袋，根据患者的病情变化进行牵引重量的增减。牵引锤必须有质量标记，以利于计算牵引总质量（图2-13）。

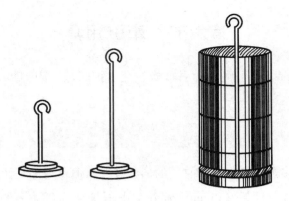

图 2 - 13　作牵引力用的铁质重锤及三种长度的吊钩

五、牵引弓

牵引弓有斯氏针牵引弓、克氏针张力牵引弓、冰钳式牵引弓和颅骨牵引弓，可根据病情的需要进行选择。一般马蹄铁式张力牵引弓用于克氏针骨牵引，普通牵引弓多用于斯氏针骨牵引（图 2 - 14）。

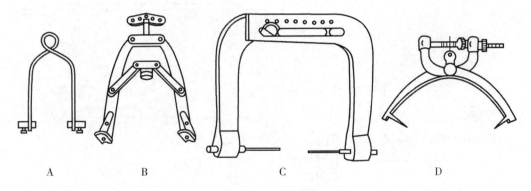

图 2 - 14　牵引弓

A. 斯氏针牵引弓；B. 克氏针张力牵引弓；C. 冰钳式牵引弓；D. 颅骨牵引弓

六、牵引针

牵引针有斯氏针（或称骨圆针）和克氏针两种。

1. 斯氏针　为较粗的不锈钢针，直径 3 ~ 6mm，不易折弯，不易滑动，可承受较重的牵引重量。适用于成人和较粗大骨骼的牵引。

2. 克氏针　为较细的不锈钢针，直径 3mm 以下，易折弯，长时间牵引易拉伤骨骼，产生滑动。适用于儿童和较细小骨骼的牵引。

七、进针器具

进针器具有手摇钻、电钻和骨锤等。一般锤子仅用于斯氏针在松质骨部位的进针，皮质骨部位严禁用锤击进针。克氏针较细，一般只能用手摇钻或电钻钻入。

八、床脚垫和靠背架

如无特制的骨科牵引床，可将普通病床床脚垫高，利用身体重量作为对抗牵引。床脚垫的高度可有 10cm、15cm、20cm 和 30cm 等多种。其顶部有圆形窝槽，垫高时将床脚放入窝槽内，以免床脚滑脱。为了便于患者变换卧位和半卧位，可在头侧褥垫下放置靠背架。根据患者的需要调节靠背架的支撑角度，直到患者感到舒适为宜。还可使髋关节肌肉松弛，有利于骨折复位。

（刘　良）

第七节　石膏

医用石膏是由天然石膏加热煅至 100℃ 以上，使之脱去结晶水而成为不透明的白色粉末，即熟石膏。当其遇到水分时可重新结晶而硬化。石膏分子之间的交锁形成决定了石膏固定的强度和硬度，在石膏聚合过程中如果活动将影响交锁的过程，可使石膏固定力量减少 77%。石膏聚合过程发生在石膏乳脂状期，开始变得有点弹性，逐渐变干、变亮。石膏干化的过程和环境的温度、湿度及通风程度有关。厚的石膏干化过程更长些，随着干化过程的进行，石膏逐渐变得强硬起来。利用石膏的上述特性可制作各种石膏模型，从而达到骨折固定和制动肢体的目的。

石膏绷带是常用的外固定材料，含脱水硫酸钙粉末，吸水后具有很强的塑形性，能在短时间内逐渐结晶、变硬，维持住原塑型形状，起到固定作用。

（冯万文）

第八节　石膏切割工具

拆开管型石膏需要切割石膏的工具（plaster cutting instruments），主要有以下几种：摆动电动石膏切割锯（oscillating electric plaster cutting saw）、Engel 石膏锯（plaster saw Engel）、Bergman 石膏锯（plaster saw Bergman）、Bohler 石膏剪（plaster shear – Bohler's）、石膏撑开器（plaster spreader）、绷带剪（bandage cutting scissor）等（图 2 – 15）。

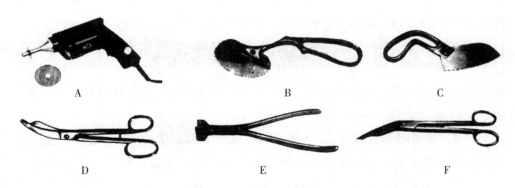

图 2 – 15　石膏切割工具

A. 摆动电动石膏切割锯；B. Engel 石膏锯；C. Bergman 石膏锯；D. Bohler 石膏剪；E. 石膏撑开器；F. 绷带剪

（冯万文）

<h1 style="text-align:center">第九节　骨科影像设备</h1>

一、移动式 C 型臂 X 线机

移动式 C 形臂 X 线机（以下各章均简称 C 形臂）（图 2 - 16）是供手术中透视和拍片的 X 线机，常用于骨科手术。医生可以通过控制台上的监视器看到 X 线透视部位的图像，可以将感兴趣的图像冻结在荧光屏上，也可以拍 X 线片，帮助医生在手术中定位。C 形臂外设多种接口，可以连接图像打印机、光盘机等。其可移动性便于手术室之间共用。

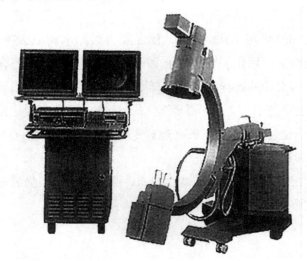

图 2 - 16　移动式 C 形臂 X 光机

骨科适用范围包括：骨折复位与固定；椎间盘造影与治疗；脊柱手术术中定位、椎体定位，观察椎弓根的螺钉位置；等等。

X 射线扫描系统虽有广泛用途，然而其本身固有的缺点却不容忽视，最显著的缺点是职业性辐射，特别是骨科医生双手的 X 射线暴露量。此外，术中应用 X 线透视系统辅助定位还存在其他限制。例如，只能同时观察到单平面视图，当需要在多平面视图上观察手术器械的位置时，手术过程中需不断重复调节 C 形臂的位置进行扫描定位，造成手术中断，且费时费力。

二、移动式 G 形臂 X 线机

微创手术是 21 世纪手术的发展方向，移动式 G 形臂 X 线机是完成骨科微创手术必不可少的设备。双向透视可大大缩短手术时间。

双向定位数字化荧光影像电视系统，将创伤骨科、脊柱外科的实时手术定位与监控变为现实。通过"G 形臂"，整个系统可在不同区域随时提供两平面的图像信息，使得骨科定位更加准确，并为螺钉提供一个绝佳的方位。在手术中使用 G 形臂术中透视机，不仅降低了操作难度，省去了不时旋转 C 形臂的问题，而且提高了手术精确度，可节约手术时间 30% 以上。其主要优点如下：最小的手术风险；缩短手术时间，减少手术麻醉风险；减少患者恢复时间；手术一次到位；使医生和患者接受最小的放射线量。

三、计算机辅助骨科手术系统

　　计算机技术、虚拟现实技术（VR）、医学成像技术、图像处理技术及机器人技术与外科手术相结合，产生了计算机辅助外科手术（CAS）。CAS 是基于计算机对大量数据信息的高速处理及控制能力，通过虚拟手术环境为外科医生从技术上提供支援，使手术更安全的一门新技术。CAS 在骨科手术中的具体应用称为计算机辅助骨科手术（CAOS），综合了当今医学领域的先进设备：计算机断层扫描（CT）、磁共振成像（MRI）、正电子发射断层扫描（PET）、数字血管减影（DSA）、超声成像（US）以及医用机器人（MR）。它旨在利用 CT、MRI、PET、DSA 等的图像信息，并结合立体定位系统对人体肌肉骨骼解剖结构进行显示和定位，在骨科手术中利用计算机和医用机器人进行手术干预。CAOS 为骨科医生提供了强有力的工具和方法，在提高手术定位精度、减少手术损伤、实施复杂骨科手术、提高手术成功率方面有卓越的表现，虽应用时间较短，但应用日益广泛。CAOS 具有如下优点：简化手术操作，缩短手术和麻醉时间，极大地减轻患者肉体上的痛苦；缩短患者的住院时间，使患者早日回归社会（避免了高龄患者长期卧床，缩短了术后康复时间，降低医疗费用等）；比传统骨科手术更安全、准确、方便；使以往不能治疗或治疗困难的患者得以治愈，减少术后并发症；扩大了无须输血手术的应用对象，减少了输血感染事故；减轻了医护人员身体、精神以及时间上的负担，极大幅度地减少了患者和医护人员的 X 射线辐射；防止肝炎、艾滋病等对医护人员的感染。

（冯万文）

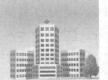

第三章

脱位

第一节　胸锁关节脱位

胸锁关节脱位较为少见。按损伤性质，可分为急性和慢性胸锁关节脱位；按脱位程度，可分为半脱位和全脱位；按锁骨内端脱出方向，分为前脱位和后脱位。胸锁关节脱位并不常见，仅占肩胸部脱位总数的1%，其中胸锁关节前脱位较多，后脱位罕见。随着交通事故的增多，其发病率逐渐增加。

一、解剖

胸锁关节是由锁骨内端与胸骨柄的锁骨切迹与第1肋骨间所构成（图3-1），系双摩动关节，它被关节囊和韧带围绕固定，前后还有肌肉加强，故稳定不易脱位。胸锁关节是肩带与躯干相连接的唯一关节，肩肱关节无论向何方向运动，均需要胸锁关节和肩锁关节的协同。锁骨内侧端的大小与胸骨柄的锁骨切迹不匹配，锁骨关节面一半以上位于胸骨的上方，使得该关节存在不稳定因素，但是由于胸锁关节前韧带和关节囊内关节盘可以防止锁骨向前、向上脱位，后韧带、锁骨间韧带以及肋锁韧带可防止锁骨向后脱位，胸锁乳突肌和胸大肌对该关节亦有稳定作用，因此，胸锁关节脱位在临床上较为少见。

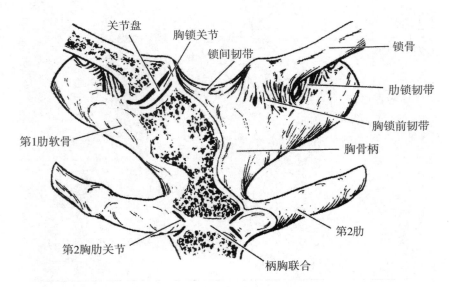

图 3-1　胸锁关节解剖

二、病因病机与病理

1. 病因病机

（1）直接暴力：暴力直接冲击锁骨内端，使其向后、向下脱出，形成胸锁关节后脱位。

（2）间接暴力：暴力作用于肩部，使肩部急骤地向后、向下用力，在锁骨内端与第 1 肋上缘支点的杠杆作用下，可引起锁骨内端向前向上脱出，形成胸锁关节前脱位。胸锁关节脱位以间接暴力为主。

（3）持续劳损：劳动和运动中，经常地使锁骨过度外展，胸锁韧带受到一种慢性的强力拉伤，在轻微暴力作用下，胸锁关节逐渐形成慢性外伤性脱位。

2. 病理变化 胸锁关节脱位的病理变化是关节移位，关节囊和胸锁韧带的撕裂。严重者，肋锁韧带发生撕裂。严重的后脱位，可压迫纵隔内重要脏器，引起呼吸困难、咽下不便和颈部血管被压等症状。

三、临床分型

胸锁关节脱位主要以 Rockwood 分型为标准，可分为以下两型。①前脱位：最常见类型，锁骨近端脱位于胸骨柄前缘的前方或前上方。②后脱位：较少见，锁骨近端脱位于胸骨柄后缘的后方或后上方（图 3 - 2）。

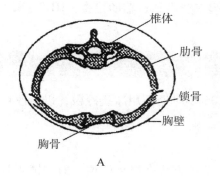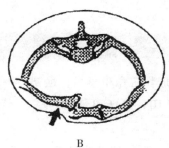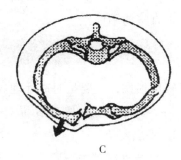

椎体
肋骨
锁骨
胸壁
胸骨

A　　　　　　　　B　　　　　　　　C

图 3 - 2　胸锁关节脱位的 Rockwood 分型
A. 正常；B. 后脱位；C. 前脱位

四、临床表现

有明显外伤史，伤后胸锁关节部位畸形、疼痛、肿胀或有瘀斑。前脱位，关节局部出现高突；后脱位则关节局部空虚凹陷。后脱位时，如果锁骨头压迫气管和食管时，可产生窒息感和吞咽困难，若刺破肺尖可产生皮下气肿，触诊时胸锁关节部空虚。若属慢性损伤而引起脱位者，关节出现高突疼痛，但常无明显的外伤史。

五、辅助检查

1. X 线检查　摄 X 线片可明确诊断和确定有无合并骨折。X 线摄片，最好拍摄斜位或侧位 X 线片，胸部正位 X 线片常漏诊。

2. CT 检查　常规做 CT 平扫，同时可了解有无并发症。

六、诊断与鉴别诊断

1. 诊断 患者有明显外伤史，伤后局部疼痛肿胀，交叉外展或同侧压迫时加重，同侧上肢活动受限，以托住患侧上肢、头偏向脱位侧来减轻疼痛。前脱位患者胸锁关节处有前凸畸形，可触及向前脱位的锁骨头；后脱位患者可触及胸锁关节前侧有空虚感，但视诊时可因软组织肿胀而无凹陷。后脱位常伴有严重的并发症，包括臂丛神经压迫、血管受压、气胸、呼吸窘迫、吞咽困难、声音嘶哑甚至死亡、胸廓出口综合征、锁骨下动脉受压等。

2. 鉴别诊断

（1）锁骨骨折：两者有相似的受伤机制，均有疼痛、肿胀、活动受限，而胸锁关节脱位两侧胸锁关节明显不对称，可有异常活动，锁骨内端可突出或空虚；而锁骨骨折可扪及骨擦音和骨擦感，在外观上锁骨有明显的台阶现象，X线片可见明显的锁骨骨折线，以此鉴别。

（2）骨质疏松症胸锁关节疼痛：两者有相似的疼痛症状，骨质疏松症可引发胸锁关节疼痛，对于年长者尤其更年期女性患者较为明显。此外，骨质疏松症为慢性疾病，而胸锁关节脱位属于急性损伤，有明确外伤史。

（3）强直性脊柱炎胸锁关节疼痛：强直性脊柱炎可引发胸锁关节疼痛，但患者多较为年轻，强直性脊柱炎为慢性疾病，而胸锁关节脱位属于急性损伤，有明确外伤史。症状，强直性脊柱炎为持续性疼痛，且可累及全身多个关节疼痛；体征，锁骨头未扪及明显的凸起或空虚感；辅助检查，HLT－B27实验室检查多为阳性。

七、治疗

轻度损伤，主要是对症处理。上肢做三角巾悬吊，最初24~36小时局部用冰袋冷敷，以后改用热敷，4~5天逐渐实施练功活动，一般10~14天可恢复。

1. 手法复位

（1）急性胸锁关节脱位：应采用高度后伸外旋及轻度外展关节的方法来修复脱位，即与锁骨骨折的方法基本相同。①前脱位：操作简便，即将肩关节向上、后、外方推动，一人推挤其高突的锁骨远端，使之复位。②后脱位：大部分后脱位都可采用闭合复位。局部麻醉后患者仰卧，将沙袋垫于两肩胛骨之间，患者上臂悬于床外，由助手向下牵拉，术者双手捏住锁骨，将锁骨的内侧端向上、前、外牵拉，关节复位时可听到响声，而且立即能触及锁骨内侧。复位后肩部做"8"字石膏绷带固定，6周后拆除。如手法复位不成功，可用毛巾钳夹住锁骨近端向前牵引复位。

（2）慢性外伤性胸锁关节脱位：慢性损伤者或一次性急性损伤后，没有明显症状，运动功能基本良好，或仅阴天或劳动后始有不适，疼痛严重者，可用泼尼松加普鲁卡因局部封闭治疗。不须手法整复，效果良好。若症状显著，运动功能丧失者，应采取上述手法修复。

2. 固定 用双圈固定两侧肩关节，与锁骨骨折固定方法相同。或将上肢屈肘90°，用三角巾绕颈悬吊于胸前。固定4周左右。胸锁关节脱位整复容易，保持复位困难，除去固定后往往仍有半脱位，但对功能无大妨碍。

3. 辨证施治 初期肩部肿胀疼痛，宜活血祛瘀消肿镇痛，舒筋活血汤内服。中期肿痛减轻，宜舒筋活血、强壮筋骨，以壮筋养血汤内服。后期症状近消失，宜补肝肾、舒筋活络，以补肾壮筋汤加减内服。损伤后期，关节功能障碍者，以损伤洗方熏洗。

4. 手术疗法　适用于对于创伤性胸锁关节完全脱位闭合方法无法复位，或复位后无法维持固定者；后脱位压迫胸骨后方重要组织器官导致呼吸困难、声嘶及大血管功能障碍等严重并发症者；非手术治疗后发生习惯性脱位、持续性疼痛并致功能障碍者；存在小片骨折复位后不易维持关节对合关系者。

采取手术切开复位内固定，以克氏针暂时固定，待韧带关节囊修复后，再拔除钢针，克氏针固定有移位的风险；或者使用缝合锚钉或强力线缝合固定。陈旧性脱位无功能障碍且疼痛不严重者，不主张手术治疗。若须手术治疗，则采用锁骨内端切除术等。

八、并发症

胸锁关节后脱位常伴有严重的并发症，包括臂丛神经压迫、血管受压、气胸、呼吸窘迫、吞咽困难、声音嘶哑甚至死亡、胸廓出口综合征、锁骨下动脉受压，甚至劳力性呼吸困难和气管食管瘘形成致命性的败血症。

九、功能锻炼与预后

1. 功能锻炼　初期注意活动患肢关节，多做指、腕、肘关节的屈伸活动，以促进气血流畅。中后期或解除固定后，逐渐以"上提下按""前俯分掌"等动作锻炼其功能，促进损伤关节的功能恢复。

2. 预后　以往对于胸锁关节脱位多采取非手术治疗，或采用锁骨内端切除治疗，但由于关节脱位后关节囊及周边的重要韧带均受到不同程度的损害，复位后关节非常不稳定，再加上锁骨被强有力的胸大肌、胸锁乳突肌和斜方肌附着，肌肉的收缩很容易导致关节再脱位。因此对于年轻或要求有一定活动能力的患者均建议手术治疗。

（王金台）

第二节　肩锁关节脱位

肩锁关节脱位是肩部常见损伤之一，多由直接暴力所致，肩锁关节脱位约占肩部损伤的12%。因为许多轻度损伤的患者没有寻求医治，所以其实际发病率可能被低估。男性发病是女性的5～10倍。肩锁关节不完全损伤大约是完全损伤的2倍。在美国，这些病例主要是参加体育运动的年轻人，美式足球运动员常见此类损伤。在其他发达国家则常见于橄榄球、足球运动员等。中国以骑摩托车、自行车摔倒者较常见。

一、解剖

肩锁关节是由肩峰与锁骨外端构成的一个平面关节，由关节囊、肩锁韧带、三角肌、斜方肌和喙锁韧带等维持关节的稳定（图3-3）。特别是喙锁韧带对稳定肩锁关节有特殊的重要作用。当肩部承受暴力时，喙肩韧带断裂，使锁骨至肩峰处分离，向后向上移位，称为肩锁关节脱位。

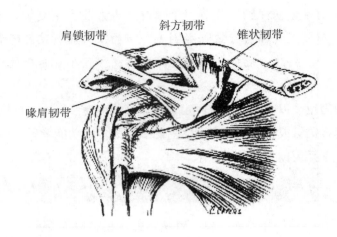

图 3 - 3　肩锁关节周围结构

二、病因病机

肩锁关节脱位多由直接暴力所致。当肩关节处于外展、内旋位时，外力直接作用肩顶部，由上向下冲击肩峰，均可造成。间接暴力所致者，多由上肢向下过度牵拉引起。

半脱位时仅肩锁关节囊和肩锁韧带撕裂。锁骨外侧端由于喙锁韧带的限制作用，仅有限度地向上移位。全脱位时，喙锁韧带亦撕裂，锁骨与肩峰完全分离，并显著向上移位，严重影响上肢功能（图 3 - 4）。

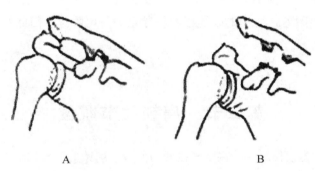

A　　　　　　　　　　　　B

图 3 - 4　肩锁关节脱位

A. 半脱位；B. 全脱位

三、临床分型

肩部损伤轻者，仅是关节囊撕裂。重者，肩锁韧带、喙锁韧带等断裂，锁骨外端向上翘起移位或向上略向后方翘起，移位较为严重。

1. Tossy 分类　分为 3 级：Ⅰ级，肩锁关节损伤；Ⅱ级，肩锁关节半脱位（有关节囊、肩锁韧带、喙锁韧带损伤）；Ⅲ级，肩锁韧带与喙锁韧带全断裂，肩锁关节全脱位。

2. Rockwood 分型　目前多采用改良的肩锁关节损伤的 Rockwood 分型（图 3 - 5）。

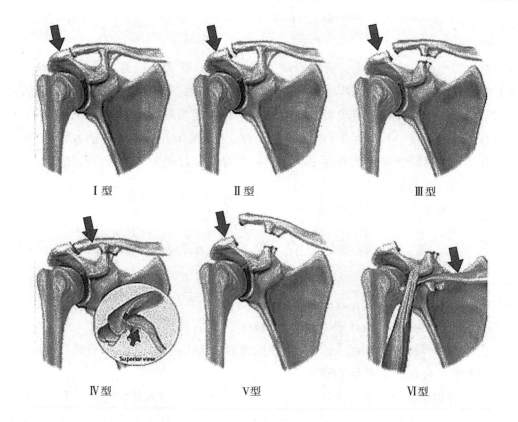

Ⅰ型　　　　　　　　Ⅱ型　　　　　　　　Ⅲ型

Ⅳ型　　　　　　　　Ⅴ型　　　　　　　　Ⅵ型

图3-5　肩锁关节脱位 Rockwood 分型

Ⅰ型：肩锁韧带挫伤，肩锁关节、喙锁韧带、三角肌及斜方肌均完整。

Ⅱ型：肩锁韧带断裂，肩锁关节增宽（与正常肩关节相比可以是轻微的垂直分离），喙锁韧带挫伤，三角肌和斜方肌完整。

Ⅲ型：肩锁韧带断裂，肩锁关节脱位和肩部整体向下移位，喙锁韧带断裂，喙锁间隙比正常肩关节增大 25%～100%，三角肌和斜方肌通常从锁骨的远端分离。

Ⅳ型：喙锁韧带断裂，肩锁关节脱位和锁骨在解剖学上向后移位进入或穿过斜方肌，喙锁韧带完全断裂，喙锁间隙可移位，但肩关节也可正常，三角肌和斜方肌从锁骨的远端分离。

Ⅴ型：肩锁韧带断裂，喙锁韧带断裂，肩锁关节脱位及锁骨与肩胛骨明显不平，三角肌和斜方肌通常从锁骨的远侧 1/2 处分离。

Ⅵ型：肩锁韧带断裂，在喙突下型喙锁韧带断裂及在肩峰下型喙锁韧带完整，肩锁关节脱位和锁骨向下移位到肩峰或喙突，在喙突下型中喙锁间隙相反（例如锁骨在喙突下），或在肩峰下型中喙锁间隙减小（例如锁骨在肩峰下），三角肌和斜方肌通常从锁骨的远端分离。

四、临床表现

（1）有明显外伤史。

（2）伤后局部疼痛、压痛、肿胀。半脱位者，锁骨外侧端向上移位，肩峰与锁骨不在同一水平面上，可触及高低不平的肩锁关节。双侧对比，被动活动时患侧锁骨外侧端活动范围增加，肩关节功能障碍。全脱位者，锁骨外侧端隆起，畸形明显，患侧上肢外展、上举活动困难。检查时，肩锁关节处可摸到一凹陷沟，局部按压有明显弹跳征，如按琴键。

1. X线检查　疼痛部位单一准确，急性肩锁关节损伤的诊断相对容易。按琴征阳性。肩锁关节 X 线片检查包括：双侧肩锁关节前后位片、Zanca 斜位片及腋位片，特殊情况时可摄应力 X 线片。

2. CT 检查　Ⅳ型损伤时做 CT 检查可以更好地显示锁骨远端后移的程度。损伤后期，部分病例伴有肩锁关节慢性疼痛及不适，其原因并不十分清楚。在一些有症状的陈旧性肩锁关节脱位的患者中，从 X 片上往往可看到锁骨远端骨吸收及囊性变。在手术中常常可看到关节软骨盘及锁骨远端的退行性改变，可能是高级别损伤疼痛的原因。

3. MRI 检查　可能会对鉴别症状的原因有帮助。

1. 诊断

（1）有外伤史。

（2）肩部局部肿胀疼痛，伤肢外展、上举活动困难，锁骨外端高起，双侧对比明显，肩锁关节处可摸到一凹陷，可触到肩锁关节松动，上下活动范围增加。当托起肘关节，并将锁骨下压时畸形可以消失，去除对抗力时畸形再现，即按琴征阳性。

（3）肩锁关节脱位患者可做左右肩关节前后位 X 线片对照，如患者站立，双手分别提约5kg 重物摄片，肩峰与锁骨距离增大即为脱位。射线向上成角 10°～15°位拍摄 X 线片，可更明确肩峰与锁骨远端间距离。

2. 鉴别诊断

（1）肩关节前脱位：受伤机制与本病相近，临床均表现为肩部肿痛、活动受限。但肩关节前脱位在体征有方肩畸形，可扪及异位肱骨头，肩关节弹性固定。

（2）肱骨外科颈骨折：受伤机制、临床症状及体征均相似，但肱骨外科颈骨折肿胀及瘀斑较明显，胸肋部外侧上端环形压痛，可有异常活动，X 线片见骨折线位于肱骨外科颈。

（3）肩峰骨折：两者均为肩部肿痛，但肩峰骨折压痛点位于肩峰部，被动外展时可有一定的活动度，X 线片可见肩峰骨折线。

（4）锁骨骨折：与锁骨骨折尤其锁骨中、外 1/3 处骨折容易混淆。两者均有疼痛、肿胀、活动受限。锁骨骨折在锁骨处可有骨擦感，锁骨可有明显台阶现象，拍摄 X 线片可明确诊断。

肩锁关节脱位的治疗思路建立在脱位的分型的基础上。肩锁关节脱位手法整复较容易，但维持其对位困难。对于 Rockwood 分型Ⅰ～Ⅲ型目前多主张非手术治疗，Ⅲ型非手术治疗失败后可采用手术治疗；对于 Rockwood 分型Ⅳ型以上患者建议采用手术治疗。

1. 手法复位　患者取坐位，患侧肘关节屈曲90°，操作者一只手将肘关节向上托，另一只手将锁骨外侧端向下压，肩锁关节即可得到复位。

2. 固定

（1）胶布固定法：复位后，屈肘90°，将高低纸压垫置于肩锁关节前上方，另取 3 个棉垫，分别置于肩锁关节、肘关节背侧及腋窝部，然后用 3～5cm 的宽胶布，自患侧胸锁关节下，经锁骨上窝斜向肩锁关节处，顺上臂向下绕过肘关节背侧反折，沿上臂向上，再经过肩锁关节处，拉向同侧肩胛下角内侧固定，亦可取另一条宽胶布重复固定 1 次。固定时，术者两手始终保持纵向挤压力，助手将胶布拉紧固定。

（2）"∞"字绷带固定：临床上有传统斜"∞"字绷带固定，双"∞"字绷带固定。

（3）各式肩肘腋带法外固定法：如 Kenny‑Howard 固定带固定法。

（4）其他：Zero 位固定方式，另外亦可用各种压迫带法固定等。其目的是压迫锁骨远端向下，推动肘部向上，以使脱位复位，并维持之，直至破损的关节囊及肩锁韧带愈合。固定时间为 5～6 周。

3. 辨证施治　初期肩部肿胀、疼痛，宜活血祛瘀消肿镇痛，以舒筋活血汤内服。中期肿痛减轻，宜舒筋活血，强壮筋骨，以壮筋养血汤内服。后期症状近消失，宜补肝肾、舒筋活络，以补肾壮筋汤加减内服。损伤后期，关节功能障碍者，以损伤洗方熏洗，可配合按摩推拿治疗。

4. 手术治疗　肩锁关节全脱位，若外固定不能维持其对位者，多采用手术切开复位内固定。如克氏针张力带、锁骨钩钢板、强力线或锚钉等修复、加强或重建喙锁韧带等。

陈旧性肩锁关节脱位，若仅有脱位，无明显功能障碍和症状者，则无须治疗。有明显疼痛及功能障碍者，则考虑手术治疗，手术方法较多。

八、并发症

（1）非手术治疗有压疮及神经血管损伤等并发症，多见于压迫力过大及随访不及时。

（2）手术病例的术后并发症也较常见，肩锁关节骨性关节炎最常见；其他较常见的是锁骨远端骨溶解及局部疼痛综合征；术后浅表伤口感染，但是大多数感染通过非手术治疗能控制。深部感染的治疗需要去除内植物及清创等，往往伴随着重建失败及功能差。目前各种技术的失败少见，但是复位丧失和再脱位仍存在；完全再移位往往与残留症状有关。另外，所有手术都有内固定物失效的风险；克氏针固定等有内固定物迁移的可能。

（3）其他并发症有迟发神经血管损伤、喙锁间隙骨化等。

九、功能锻炼与预后

1. 功能锻炼　固定期间做腕指关节活动，固定 5～6 周开始主动活动肩关节。先做肩关节的前屈后伸活动，逐渐做外旋、内旋、外展及上举等动作，如上提下按、双手托天、前俯分掌等。活动范围由小到大，用力逐渐加强，切不可粗暴的被动手法活动，可用转手法按摩。

2. 预后　肩锁关节脱位是临床常见损伤，全脱位的治疗要达到良好效果较为困难。目前临床常用的手术及非手术治疗方法都因存在着许多不利因素，难以达到理想效果。

手术治疗适合于重度脱位的患者。手术治疗的最大优势是手术方式的多样式及急性期护理较方便，但是其缺点是失败率也极高，需二次手术取出内固定物。手术治疗后由于其固定的稳定性不足或者设计缺陷，其术后的满意率差别也很大。

非手术治疗适合于中轻度脱位患者，或因条件限制不能手术的患者，或手术后失败，通过非手术外固定保护可补救的病例。非手术治疗的优势在于固定方式的多样性。其缺点是对重度脱位患者治疗效果欠佳，并且急性期护理不便，患者的依从性与效果密切相关。

（刘付军）

第三节　肩关节脱位

肩关节脱位，亦称肩肱关节脱位。肩关节脱位是骨科常见病、多发病之一，占全身关节脱位的4%以上，多发生于青壮年，男性多于女性。肩关节脱位以前脱位最常见，后脱位只占全部肩关节脱位的1%～4%。

一、解剖

肩部关节由肩肱关节、肩锁关节、胸锁关节及肩胛胸壁关节组成（图3-6）。肩肱关节即狭义肩关节，是人体最灵活的关节。由肱骨头与肩胛盂构成的杵臼关节，由于头大盂小，仅以肱骨头部分关节面与肩胛盂接触，周围关节囊较松弛使肩肱关节有较大的活动度，盂周有纤维软骨构成的盂唇围绕，加强关节的稳定性。肩肱关节的稳定还通过喙肩韧带、喙肱韧带、盂肱韧带和周围的肌肉肌腱增强。肩关节有丰富的滑膜囊，其中肩峰下滑囊在临床上意义最大，此滑膜囊紧密地连于肱骨大结节和肌腱袖的上外侧，其顶部与肩峰和喙肩韧带下面相接。肩部周围的肌肉有内外两层，外层为三角肌和大圆肌，内层为肌腱袖。肩峰下囊介于两层之间，以保证肱骨大结节顺利地通过肩峰下进行外展活动。

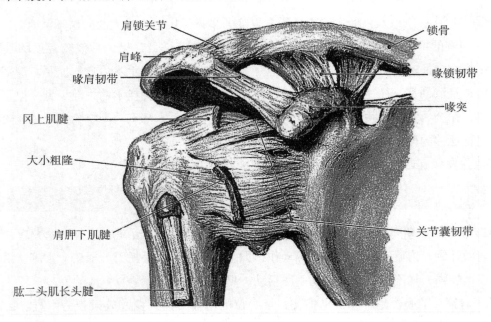

图3-6　肩关节周围结构

二、病因病机

1. **肩关节前脱位**　新鲜性、外伤性肩关节前脱位，多由间接暴力引起，极少数为直接暴力所致。患者侧向跌倒，上肢呈高度外展、外旋位，手掌或肘部着地，地面的反作用力由下向上，经手掌沿肱骨纵轴传递到肱骨头，肱骨头向肩胛下肌与大圆肌的薄弱部分冲击，将关节囊的前下部顶破而脱出，加之喙肱肌、冈上肌等的痉挛，将肱骨头拉至喙突下凹陷处，形成喙突下脱位。若外力继续作用，肱骨头可被推至锁骨下部，形成锁骨下脱位。若暴力强大，则肱骨头可冲破肋间进入胸腔，形成胸腔内脱位。跌倒时，上肢过度上举、外旋、外展，肱骨外科颈受到肩峰冲击两成为杠杆的支点，由于杠杆的作用，迫使肱骨头向前下部滑脱，造成盂下脱位，但往往因胸大肌和肩胛下肌的牵拉，而滑至肩前部，转为喙突下脱位。偶因直接打击或冲撞肩关节后部，外力迫使肱骨头向前脱出，发生前脱位。

肩关节脱位的主要病理改变是关节囊撕裂和肱骨头移位。关节囊的破裂多在关节盂的前下缘或下缘，少数从关节囊附着处撕裂，甚至将纤维软骨唇或骨性盂缘一并撕裂；在脱位时，若肱骨头后侧遭到关节盂前线的挤压或冲击，可发生肱骨头后外侧凹陷性骨折。由于肩袖、肩胛下肌腱及肱二头肌长头腱与关节囊紧密相连，这些肌腱可能与关节囊同时撕裂或撕脱，有时肱二头肌长腱可从结节间沟中滑至肱骨头的后侧，妨碍肱骨头的复位。肩关节前脱位伴有肱骨大结节撕脱骨折较为常见，占 30% ~ 40%，被撕脱的大结节骨块，多数仍以骨膜与骨干相连，向上移位较少，往往随肱骨头回归原位而得到复位。仅有少数大结节骨块与骨干完全分离，被冈上肌拉至肩峰下，手法复位则又不易成功。当肩关节在外展、外旋位置时，因肱骨头后侧的凹陷，肱骨头有向前的倾向，易发生再脱位肩关节前脱位合并腋神经、臂丛神经被牵拉或被肱骨头压迫损伤者少见。合并血管损伤者更为少见，但伴有血管硬化的老年患者，可因肱骨头挫伤腋动脉而形成动脉栓塞，出现患肢发凉、桡动脉搏动消失等供血不足的现象，应及时做血管探查，否则可发生肢体坏死，应引起警惕。

2. 陈旧性肩关节前脱位 肩关节脱位，因处理不及时或不当，超过 3 周以上者为陈旧性脱位。其主要病理变化是关节周围和关节腔内血肿机化，大量纤维性瘢痕结缔组织充满关节腔内、外，形成坚硬的实质性纤维结节，并与关节盂和肩袖（冈上、冈下、小圆肌）和三角肌紧密粘连，将肱骨头固定在脱位后的部位；关节囊的破裂口，被瘢疤痕组织封闭，并与肌肉组织粘连，增加了肱骨头回纳原位的困难；挛缩的三角肌、肩胛下肌、背阔肌、大圆肌及胸大肌亦阻碍肱骨头复位；合并肱骨大结节骨折者，骨块畸形愈合，大量骨痂引起关节周围骨化，关节复位更加不易。

3. 习惯性肩关节前脱位 习惯性肩关节前脱位较为常见，多发于青年人。其原因是多方面的，其中有先天性肩关节发育不良或缺陷，如肱骨头发育不良，关节盂前缘缺损及关节囊前壁薄弱、松弛，或因首次脱位时治疗不当所致。但这些因素是互相联系、互相影响的，而外伤才是本病的主要原因。习惯性肩关节脱位的主要病理改变是关节囊前壁撕破，关节盂或盂缘撕脱及肱骨头后侧凹陷性骨折。由于处理不当，以上组织未得到整复，发生畸形愈合，即可发生再脱位。盂唇前缘撕脱与肱骨头后侧塌陷的患者，亦是发生第二次或多次脱位的可能原因。在肩关节外旋 50° ~ 70° 的正位 X 线照片上，可以看到肱骨头的缺损阴影。在以上病理改变的基础上，当肩关节遭到轻微外力，即可发生脱位，如乘车时拉扶手、穿衣时伸手入袖、举臂挂衣或打哈欠等动作，肱骨头均有可能滑出关节盂而发生肩关节脱位。

4. 肩关节后脱位 肩关节后脱位极少见，可由间接暴力或直接暴力所致，以后者居多。如暴力直接从前方损伤肩关节、癫痫发作或电抽搐治疗的强力肌痉挛等，均可引起后脱位。当肩关节前面受到直接冲击力，肱骨头可因过度内收、内旋冲破关节囊后壁，滑入肩胛冈下，形成后脱位；间接暴力，跌倒时手掌着地，肱骨头极度内旋，地面的反作用力继续向上传导，也可使肱骨头向后脱出。

肩关节后脱位的病理变化主要是关节囊和关节盂后缘撕脱，有时伴有关节盂后缘撕脱骨折及肱骨头前内侧压缩性骨折，肱骨头移位于关节盂后，停留在肩峰下或肩胛冈下。

三、临床分型

1. 肩关节前脱位分型 一般分为：喙突下、肩盂下、锁骨下、胸腔内。

2. 肩关节后脱位分型 目前存在几种分型系统来描述肩关节后脱位，但是尚未建立一个明确的分型标准。

四、临床表现

肩关节脱位，有其特殊的典型体征。受伤后，局部疼痛、肿胀，肩部活动障碍。伴有骨折时，则疼痛、肿胀更甚。

1. 新鲜前脱位　患者常以健侧手托患侧前臂，紧贴于胸壁，以防肩部活动引起的疼痛，患肩往往因失去圆形膨隆外形，肩峰显著突出，形成典型的"方肩"畸形。检查时，三角肌下有空虚感，在正常位置不能扪及肱骨头，若旋转肱骨干时，可在腋窝或喙突下或锁骨下扪及肱骨头。伤臂处于20°～30°，伤肩外展位，并呈弹性固定。搭肩试验（Duga征）及直尺试验阳性。测量肩峰到肱骨外上髁长度时，患肢短于健肢（但盂下脱位，则长于健肢）。肩部正位和穿胸侧位X线摄片，可确定诊断，并可了解是否有骨折发生。

2. 陈旧性肩关节脱位　以往有外伤史，患侧三角肌萎缩，"方肩"畸形更加明显，在盂下、喙突下或锁骨下可摸到肱骨头，肩关节的各方向运动均有不同程度的受限。搭肩试验、直尺试验阳性。

3. 习惯性肩关节脱位　有多次脱位历史，多发生于20～40岁，脱位时，疼痛多不剧烈，但肩关节活动仍有障碍，久而可导致肩部周围肌肉发生萎缩，当肩关节外展、外旋和后伸时，可以诱发再脱位。X线摄片检查，拍摄肩后前位及上臂60°～70°内旋位或上臂50°～70°外旋位，可明确肱骨头后侧是否有缺损。

4. 有并发症时的临床表现

（1）肱骨大结节骨折：除肩关节脱位一般症状外，往往疼痛、肿胀较严重，可在肱骨头处扪及骨碎片及骨擦音。

（2）冈上肌肌腱断裂：在脱位时，往往因肩关节活动障碍而无法发现冈上肌肌腱断裂，只是在解除外固定后，患肩不能主动外展，但在帮助下，外展60°左右后，患肩又可继续上举，这一特殊体征是其特点，有助于诊断。

（3）肱二头肌长腱撕脱：临床上往往无明显症状，只是在整复脱位时，有软组织嵌插于关节盂与肱骨头之间而妨碍复位。

（4）血管、神经损伤：较容易遭受牵拉伤的是腋神经，损伤后，三角肌瘫痪，肩部前外、后侧的皮肤感觉消失。血管损伤则极少见，损伤后前臂及手部发冷和发绀，桡动脉搏动持续减弱或消失。

（5）肱骨外科颈骨折：合并肱骨外科颈骨折时，疼痛、肿胀更为严重。临床上有时很难鉴别，但X线摄片可以帮助诊断及了解骨折移位情况。

（6）肱骨头压缩骨折：临床上难以鉴别，局部疼痛、肿胀较严重，诊断主要靠X线摄片检查。

5. 后脱位　后脱位的临床症状不如前脱位明显，外观畸形亦不典型，主要表现为有肩部前方暴力作用的病史，喙突突出明显，肩前部塌陷扁平，可在肩胛冈下后方触到突出的肱骨头，上臂呈现轻度外展及明显内旋畸形。X线摄片，拍摄肩部腋位或头足位X线摄片，可以明确显示肱骨头向后脱位。肩部前后位X线摄片，因有时肱骨头刚好落在关节盂后方，又未显示重叠阴影，易延误诊断，应注意。

五、辅助检查

1. X线检查　大多数肩关节脱位正位X线片可发现，但临床诊断和治疗常需观察肱骨头与关节盂的前后关系。穿胸位投摄可以提供肩关节关节盂的斜位像，标准体位的穿胸位肱骨头应该投影于前胸壁和胸椎之间，但是仍然与主动脉弓、肺门等组织有重叠，关节盂显示不清，不能理想地显示关节脱位情况，而且摆放体位时，患者因疼痛配合起来较困难，部分患者根本不能配合检查。肩关节 Y 字形位又称经肩胛骨位，切线侧位，该体位使肩胛骨与探测器垂直且避开了胸廓的重叠，肩胛骨呈标准侧位时，肱骨头中心重叠在肩胛骨 Y 字交叉点，肱骨头前脱位时，偏离 Y 字交叉点向肋骨侧移位，与部分肋骨略有重叠，后脱位时则向反侧移位，直观提供了前后脱位的 X 线片诊断，减少了漏诊误诊。肩关节 Y 字形位在关节脱位及观察肩部外伤骨折上比穿胸位更有价值，给临床提供了直观的 X 线影像。

2. 其他检查 怀疑肩关节后脱位时，建议做肩关节重建 CT 扫描；怀疑合并肩袖损伤时，做肩关节 MRI 检查。

六、诊断与鉴别诊断

1. 诊断

（1）有外伤史。

（2）肩部局部肿胀疼痛，患者常以健侧手托患侧前臂，紧贴于胸壁，以防肩部活动引起的疼痛，患肩往往因失去圆形膨隆外形，肩峰显著突出，形成典型的"方肩"畸形。检查时，三角肌下有空虚感，在正常位置不能扪及肱骨头，若旋转肱骨干时，可在腋窝或喙突下或锁骨下扪及肱骨头。伤臂处于 20°～30°外展位，并呈弹性固定。搭肩试验（Duga 征）及直尺试验阳性。测量肩峰到肱骨外上髁长度时，患肢短于健肢（但盂下脱位，则长于健肢）。肩部正位和穿胸侧位 X 线摄片可确定诊断，亦可了解是否有骨折发生。

2. 鉴别诊断 本病需与肩周炎进行鉴别。肩周炎与肩关节脱位均有肩部的剧烈疼痛和肩关节功能明显受限。但肩周炎是一种慢性的肩部软组织的退行性炎症，早期以剧烈疼痛为主，中晚期以功能障碍为主。而肩关节脱位则多有急性损伤史，如过力或突发暴力的牵拉及冲撞，跌倒时手掌和肘部着地，由于突然的暴力沿肱骨向上冲击，使肱骨头脱离关节盂。

肩锁关节脱位患者可做左右肩关节前后位 X 线片对照，如患者站立，双手分别提约 5kg 重物摄片，肩峰与锁骨距离增大即为脱位。射线向上成角 10°～15°位拍摄 X 片可更明确是否肩锁关节脱位。

七、治疗

1. 手法复位

（1）新鲜肩关节脱位：新鲜肩关节脱位应争取早期手法复位，因早期局部瘀肿、疼痛与肌肉痉挛较轻，不需麻醉，给予镇痛药物即可施行复位，复位容易成功。若脱位超过 24 小时者常选用血肿内麻醉，局部亦可先用中药热敷或配合手法按摩，以松解肌肉紧张。

①手牵足蹬法（图 3－7）：此法在临床上最为常用。具体操作方法：患者仰卧于床上，用拳大的软布垫于患侧腋下，以保护软组织，也可不用。医者立于患侧，用两手握住患肢腕部，并用近于患者的一足抵于腋窝内，即右侧脱位术者用右足，左侧用左足。在肩外旋、稍外展位置沿患肢纵轴方向用力缓慢拔伸，继而徐徐将患肢内收、内旋，利用足跟为支点的杠杆作用，将肱骨头挤入关节盂内，当有入臼声响，复位即告成功。在足蹬时，不可使用暴力，以免引起腋窝血管神经损伤。若用此法而肱骨头尚未复位，可能系肱二头肌长头腱阻碍，可将患肢进行内、外旋转，使肱骨头绕过肱二头肌长头腱，然后再按上述进行复位。

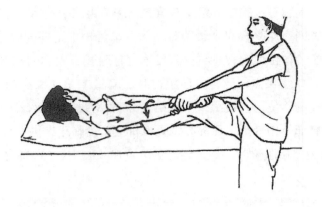

图 3-7　手牵足蹬法

②椅背整复法：唐代骨伤科大家蔺道人在《仙授理伤续断秘方》中首次描述了应用椅背作为杠杆支点整复肩关节脱位的方法。书中载："凡肩胛骨出，相度如何整，用椅挡圈住胁，仍以软衣被盛簟，使一人捉定，两人拔伸，却坠下手腕，又着曲着手腕，绢片缚之。"此法是让患者坐在靠背椅上，把患肢放在椅背上外，腋肱紧靠椅背，用衣服（或大卷脱脂棉）垫于腋部，避免损伤，然后一人扶住患者和椅背，医者握住患肢，先外展、外旋拔伸牵引，再慢慢内收将患肢下垂，然后内旋屈肘复位，用绷带固定。

③拔伸托入法（图 3-8）：此法患者坐位，医者站于患肩外侧，以两手拇指压其肩峰，其余手指插入腋窝把住肱骨上端内侧（亦可左侧脱位，医者右手握拳穿过腋下部，用手腕提托肱骨头；右侧脱位，术者用左手腕提托）。第一助手站于患者健侧肩后，两手斜行环抱固定患者，第二助手握患侧肘部，一只手握腕上部，外展外旋患肢，由轻而重地向前外下方做拔伸牵引。与此同时，医者插入腋窝的手将肱骨头向外上方钩托，第二助手逐渐将患肢向内收、内旋位继续拔伸，直至肱骨头有回纳感觉，复位即告成功。

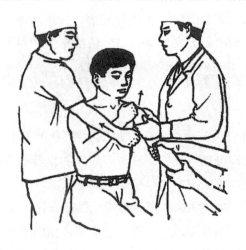

图 3-8　拔伸托入法

④肩头顶推法：此法为在缺少助手的情况下，一人独自完成的方法。患者站立，医者立于患者前，先双手握住患侧前臂及肘上部，略将身下蹲用肩头置患者患侧腋下，左侧用左肩，右侧用右肩，待肩头顶牢后术者慢慢将身立起，嘱患者放松并随力将身俯就于医者之肩背。由于患者自身重力使医者的肩头成为很大的推顶力，加上医者握住患者前臂与肘上部对肩关节形成的合力，就能使脱位的肩关节得到

整复。

⑤膝顶推拉法（图3-9）：让患者坐凳上，医者与患者同一方向立于患侧。以左侧脱位为例，医者左足立地，右足踏于患者坐凳上，将患肢外展80°~90°，并以拦腰状绕过术者身后，医者以左手握其左腕，紧贴于左胯上，右手拿擒住患者左肩峰，右膝屈曲小于90°，膝部顶于患者腋窝，右膝顶右手推左手拉，并同时左身转，徐徐用力，然后右膝顶柱肱骨头部向上用力一顶即可复位。

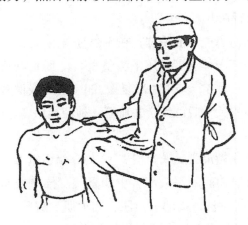

图3-9　膝顶推拉法

⑥牵引圈旋法（图3-10）：患者取坐位或卧位，术者站于患侧，以右肩关节脱位为例，医者用右手把住患肢肘部，左手握住手腕。右手徐徐向下牵引，同时外展、外旋上臂，以松开胸大肌的紧张，使肱骨头回到关节盂的前上缘。在上臂外旋牵引位下，逐渐内收其肘部，使之与前下胸壁相连。此时肱骨头已由关节盂的前上缘向外移动，关节囊的破口逐渐张开。在上臂高度内收下，迅速内旋上臂，肱骨头便可通过扩大的关节破口滑入关节盂内，并可闻及入臼声。此法应力较大，肱骨颈受到相当大的扭转力，因此，它多在其他手法失败后选用，但操作宜轻稳谨慎，若用力过猛，可引起肱骨外科颈骨折，尤其是骨质疏松的老年患者更应注意。

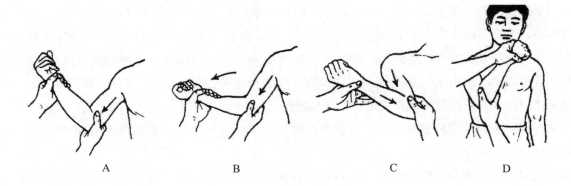

A　　　　　　　B　　　　　　　C　　　　　　　D

图3-10　牵引回旋法

A. 外展；B. 外旋；C. 内收；D. 内旋

复位后检查：a. 搭肩试验阴性；b. 方肩畸形消失，即观察肩部外形是否丰满圆隆，双肩是否对称；c. 患者腋窝下、喙突下、锁骨下，已摸不到脱位的肱骨头；d. 患肩能否作被动活动；e. X线片显示肩关节已复位。

（2）陈旧性肩关节脱位整复方法：治疗陈旧性脱位，可以尝试手法复位。但必须严格选择病例，谨慎从事，因手法复位时处理不当，还可能发生肱骨外科颈骨折、臂丛神经损伤等严重并发症。故应根据患者的具体情况，认真分析、仔细研究、区别对待，老年患者脱位时间较长，无任何临床症状者，可不采取任何治疗，年龄虽在 50 岁左右，体质强壮，脱位时间超过 2 个月以上，但肩关节外展达 70° ~ 80°者，亦可顺其自然，不予治疗；年龄虽轻，脱位时间超过 2 ~ 4 个月，但伴有骨折，或大量瘢痕组织形成者，不宜采用手法复位，应行切开复位。

①适应证与禁忌证：a. 陈旧性肩关节前脱位，在 3 个月以内，无明显骨质疏松者，可行手法复位。b. 年轻体壮者，可行手法复位，年老体弱者禁用手法整复。c. 脱位的肩关节仍有一定活动范围，可手法整复；相反，脱位的关节固定不动者，禁用手法复位。d. 经 X 线照片证实，未合并骨折，或关节内外无骨化者，可行手法复位。e. 肩关节脱位无合并血管、神经损伤者，可尝试手法整复。

②术前准备

a. 持续牵引脱位：整复前，先做尺骨鹰嘴牵引 1 ~ 2 周，牵引重量 3 ~ 4kg。以冀将脱出的肱骨头拉到关节盂附近以便于复位。在牵引期间，每天配合中药熏洗、推拿按摩，施行手法时，可暂时去掉牵引。以拇指推揉，拇、示指提捏等手法，提起三角肌；胸大肌、肩胛下肌、背阔肌、大圆肌等，然后，以摇转、扳拉等手法，加大肩关节活动范围，反复操作数次，逐步解除肩关节周围肌肉的痉挛，松解关节周围的纤维粘连，使痉挛组织延伸，肱骨头活动范围加大。若脱位时间短，关节活动范围较大，可以不做持续牵引。

b. 手法松解粘连：松解是否彻底，是整复手法能否成功的关键。患者仰卧于手术台上，在全身麻醉或高位硬膜外麻醉下，助手固定双肩，医者一只手握患肢肘部，另一只手握伤腕部，屈肘 90°，做肩关节的屈、伸、内收、外展、旋转等各向被动活动。医者须耐心、细致，动作持续有力，范围逐渐增大，使粘连彻底松解，痉挛的肌肉彻底松弛、充分延伸，肱骨头到达关节盂边缘，以便于手法整复。医者在松解粘连时，切不可操之过急，否则可引起骨折或血管、神经损伤。

c. 复位（图 3 - 11）：复位一般采用卧位杠杆复位法，患者取仰卧位，第一助手用宽布带套住患者胸廓向健侧牵引；第二助手立于床头，一只手扶住竖立于手术台旁的木棍，另一只手固定健侧肩部；第三助手双手握患肢腕关节上方，牵引下逐渐外展到 120°左右；医者双手环抱肱骨大结节处，3 个助手协调配合用力，当第三助手在牵引下徐徐内收患肢时，医者双手向外上方拉肱骨上端，同时利用木棍当杠杆的支点，迫使肱骨头复位，复位前，木棍与患臂的接触部位，用棉花、绷带包绕，以免木棍损伤皮肉。在复位过程中，木棍要紧靠胸壁，顶住腋窝，各方用力要适度，动作要缓慢，协调一致，密切配合，避免造成肱骨外科颈骨折及并发血管、神经损伤。

（3）习惯性肩关节脱位整复方法：习惯性脱位，一般可自行复位，或轻微手法即可复位，可参考新鲜性脱位复位手法。

（4）有并发症的肩关节脱位整复方法：①肱骨大结节骨折：一般肱骨大结节骨折者，大块骨折块往往可随脱位整复而得到复位。若骨折块少，则可能在整复后，骨折块被嵌入关节腔内，可在复位后通过手术摘除骨折片或切开复位内固定。②合并肱骨外科颈骨折（图 3 - 12）：本症治疗比较困难，其治法可先行手法复位，先整复脱位，再整复骨折。采用外展牵引推拿法，一名助手用布单套住胸廓向健侧牵引，另一名助手握伤肢腕部稍外展牵引。医者一只手从腋窝以拇指推压脱位之肱骨头向上外。在继续保持牵引与推压之下，另一只手放于肩峰做对抗压力使肱骨头归臼的同时，助手继续牵引患肢使之复位。若用上法复位困难，亦可试用足蹬拔伸法，若再失败，则采用持续牵引法。

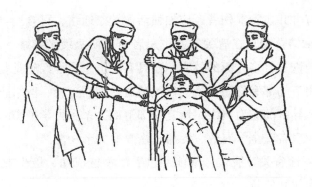

图 3－11 陈旧性肩关节脱位杠杆复位法

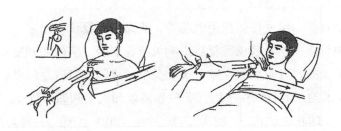

图 3－12 肩关节脱位合并肱骨外科颈骨折整复法

（5）肩关节后脱位整复方法：治疗比较简单，一般采用前脱位的牵引推象法。将上臂轻度前屈，外旋牵引肱骨头即可复位。

陈旧性后脱位者，如手法复位困难，多采用手术切开复位，但是复位后有再脱位可能。

2. 固定　复位后常选用胸壁绷带固定，将患肢屈肘 60°～90° 上臂内收内旋，前臂依附胸前，用纱布棉花放于腋下和肘内侧，以保护皮肤，接着将上臂用绷带固定于胸壁，前臂用颈腕带或三角巾悬吊胸前 2～3 周。固定时于腋下和肘部内侧放置纱布棉垫，将胸壁与上臂内侧皮肤隔开，防止因长期接触而发生皮炎、糜烂。固定宜妥善、牢固，限制肩关节外展、外旋活动。固定时间要充分，使破裂的关节囊得到修复愈合，预防以后形成习惯性脱位。若是合并肱骨外科颈骨折，则采用肱骨外科颈骨折的治疗方法进行固定，视复位后的肱骨头处于何种位而采用相应的办法。

若是新鲜性肩关节后脱位，复位后，用肩人字石膏固定上臂于外展 40°、后伸 40° 和适当外旋位，3 周后去除固定。

3. 辨证施治

（1）内治法

①新鲜脱位：早期患处瘀肿、疼痛明显者，宜活血祛瘀，消肿镇痛，内服舒筋活血汤、活血止痛汤等，外敷活血散，消肿镇痛膏；中期肿痛减轻，宜服舒筋活血，强壮筋骨之剂，可内服壮筋养血汤、补肾壮筋汤等，外敷舒筋活络药膏；后期体质虚弱者，可内服八珍汤、补中益气汤等；外洗方可选用苏木煎、上肢损伤洗方等，煎水熏洗患处，促进肩关节功能的恢复。

②陈旧性脱位：应加强中药内服通经活络之品，及加强温通经络之品以外洗，以促进关节功能恢复。

③习惯性脱位：应提早补肝肾、益脾胃，以强壮筋骨。

④对于各种并发症：有骨折者，按骨折三期辨证用药。有合并神经损伤者，应加强祛风通络，大量

用地龙、僵蚕、全蝎等；有合并血管损伤者，应加强活血祛瘀通络，可合用当归四逆汤加减。

（2）外治法：针灸推拿结合康复在肩关节脱位患者可以明显缓解疼痛、改善肩部活动。针刺早期具有抗挛缩、促进上肢功能恢复等多方面的效应，还具有促进患者神经感觉与运动传导速度的作用。推拿手法循经取穴，手法作用于局部有舒筋通络、行气活血、理筋正骨、散络止痛、滑利关节的功效，可以减轻对神经的刺激，减轻异常的应力集中，恢复局部解剖关系和力学平衡。两者配合可以有效增强冈上肌、三角肌肌力，可以使患者安全、有效、无痛地恢复肩关节功能。

4. 手术治疗　多数新鲜性肩关节脱位，都能通过手法复位成功，极少数患者需要切开复位，凡遇到下列情况之一者，可考虑切开复位。

（1）脱位合并血管、神经损伤，临床症状明显者。

（2）合并肱二头肌长头腱向后滑脱，手法复位多次不能成功者。

（3）合并肱骨外科颈骨折，经手法复位不成功者，应做切开复位内固定。

（4）合并关节盂大块骨折，估计脱位整复后影响关节稳定者，应做切开复位内固定。

（5）合并肱骨大结节骨折，骨折块嵌在肱骨头和关节盂之间，阻碍复位者。

针对习惯性脱位，手术治疗的目的在于增强关节囊前壁和人工圆韧带重建，以控制肩关节的外旋活动，增加肩关节的稳定性，防止再脱位。但术后仍有 10% ～20% 复发。一般若经常脱位致影响肩部功能，则可考虑手术，其术式有如下几种：①肩胛下肌、关节囊重叠缝合术。②肩胛下肌止点外移术。③喙突植骨延长术及关节囊紧缩术。

八、并发症

1. 肱骨大结节骨折　外伤性肩关节前脱位，有30% ～40% 的患者可合并大结节撕脱骨折。当肩关节前脱位时，由于大结节与关节盂前下缘相互撞击，造成大结节骨折。合并骨折者，比单纯脱位者疼痛、肿胀更甚。多数病例骨折块较大，且与肋骨骨膜相连，少数病例骨折块较少，往往被冈上肌拉向内上方。

2. 冈上肌肌腱断裂　肩关节前脱位合并冈上肌肌腱断裂者较少见，多为肩关节在外展位时，遭到急骤内收的暴力，使冈上肌肌腱在脱位同时发生断裂。但往往易被漏诊，多数在解除外固定后，才发现肩关节自主外展功能障碍，而考虑此肌腱断裂之可能。

3. 肱二头肌长腱撕脱　此并发症较少见，多因间接暴力造成肩关节脱位时，肱二头肌强力收缩，引起肱二头肌长腱断裂。断裂多发生在肱二头肌长腱与关节囊交界处。合并长腱断裂者，往往因断裂的肌腱滑到肱骨头的后内侧而阻碍复位。

4. 血管、神经损伤　并发血管神经损伤者极少。往往是脱位时对腋神经的牵拉，导致神经麻痹，一般不会出现神经断裂。而血管损伤，除原有血管硬化者外，一般均是整复手法粗暴而致。

5. 合并外科颈骨折　此型在肱骨外科颈骨折合并肩关节脱位一节中已论述，是在所有的肩关节脱位中最难处理的一种。

6. 肱骨头压缩性骨折　肩关节脱位合并肱骨头压缩性骨折，较少见。主要是肱骨头与关节盂直接撞击所致。

九、功能锻炼与预后

1. 功能锻炼 复位后最好在患肢腋下放软枕，上臂保持在外展外旋30°位置，利于关节囊修复，可以减少今后再脱位的概率。鼓励患者做手腕及手指练功活动，新鲜前脱位1周后去绷带，保留三角巾悬吊前臂，开始练习肩关节前屈、后伸活动；2周后去除三角巾，开始逐渐做有关关节向各方向主动功能锻炼，如左右开弓、双手托天、手拉滑车、手指爬墙等运动，并配合按摩、推拿、针灸、理疗等，以防肩关节周围组织粘连和挛缩，加快肩关节功能恢复。但是，在固定期间，必须禁止上臂过度外旋活动，以免影响软组织修复。固定去除后，禁止做强力的被动牵拉活动，以免造成软组织损伤及并发骨化性肌炎。陈旧性脱位，固定期间应加强肩部按摩、理疗。

2. 预后 急性肩关节前脱位患者，大部分功能恢复良好，但是部分人有再脱位风险。部分存在持续肩部症状的患者，通常均存在主观感觉和客观存在的肩关节不稳定，同时伴有肩关节疼痛。体格检查时，进行肩关节活动时患者通常存在脱位恐惧感。

约18%的急性肩关节后脱位患者在发病后1年内出现复发性肩关节不稳。出现再脱位的危险因素包括：年龄小于40岁、癫痫疾病、大块的反式Hill-Sachs损伤。

由于肩关节镜诊疗技术的进步，部分肩关节脱位复发患者可通过手术治疗。

（刘付军）

第四节 肘关节脱位

肘关节脱位占全身大关节脱位的第一位，其发病率占全身四大关节脱位的50%左右。肘关节又名曲楸骱。《伤科补要·曲楸骱》说："肘骨者，胳膊中节上下支骨交接处也，俗名鹅鼻骨，上接臑骨，其助名曲楸。"本病多发生于青壮年，儿童与老年人少见。

根据上尺桡关节与肱骨远端所处的位置，肘关节脱位可分为后脱位、前脱位、侧方脱位、分裂型脱位及骨折脱位等，其中后脱位最为常见，分裂型脱位很少见。按发病时间至整复时间分，可分为新鲜及陈旧脱位。

一、解剖

肘关节是屈戌关节，由肱桡关节、肱尺关节及上尺桡关节组成，构成这3个关节的肱骨滑车、尺骨上端的半月形切迹、肱骨小头、桡骨小头共包在一个关节囊内，有一个共同的关节腔。肘关节囊的前后壁薄弱而松弛，但两侧的纤维层则增厚形成桡侧副韧带和尺侧副韧带，关节囊纤维层的环行纤维形成一坚强的桡骨环状韧带，包绕桡骨小头。所以肘关节的稳定主要依靠肱骨下端与尺骨上端的解剖联系，尺桡侧副韧带、环状韧带为辅。从整体来说，肘关节沿额状轴做屈伸活动，是以肱尺关节为主，肱桡关节和上尺桡关节的协调配合完成的。肘部的三点骨突标志是肱骨内、外上髁及尺骨鹰嘴突。伸肘时，这三点成一直线，屈肘时，这三点形成一等边三角形，故又称"肘后三角"。此三角关系可作为判断肘关节脱位和肱骨髁上骨折的标志（图3-13）。

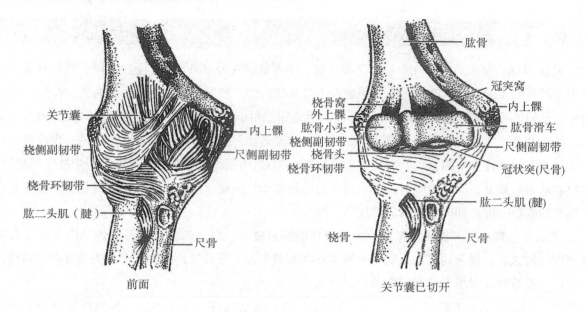

图 3 - 13 肘关节结构

二、病因病机

　　肘关节后脱位多因间接暴力（传达暴力或杠杆作用力）所造成。患者跌倒时，上肢处于外展、后伸，肘关节伸直及前臂旋后位手掌触地。向上传达的暴力甲由两个分力合成，分力乙使肘关节过度后伸，以致鹰嘴尖端急骤撞击肱骨下端的鹰嘴窝，则鹰嘴构成一支点，肱尺关节处形成杠杆作用，半月切迹自肱骨下端滑车部脱出，使止于尺骨粗隆上的肱肌及肘关节囊的前壁被撕裂，在肘关节前方无任何软组织阻挡的情况下，肱骨下端向前移位；分力丙使尺骨鹰嘴突向后上移位，尺骨冠状突和桡骨头同时滑向后方，形成肘关节后脱位（图 3 - 14）。

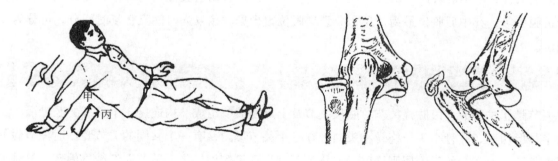

图 3 - 14 肘关节后脱位机制

　　若分力丙大于分力乙，则冠状突尚未离开滑车时，即向上移位，则冠状突可先发生撞击骨折或桡骨头产生挤压性骨折。这种情况，肱前肌群损伤往往较严重。

　　肘关节侧方脱位，又分为后内侧脱位和后外侧脱位，其中以后者较为多见。在引起肘关节后脱位的同时，由于暴力作用不同，可沿尺侧或桡侧向上传达，出现肘内翻或肘外翻，引起肘关节的尺、桡侧副韧带撕脱或断裂，但环状韧带仍保持完整，所以尺骨鹰嘴和桡骨小头除向后移位外，还同时向尺侧或桡侧移位，形成后内侧脱位或后外侧脱位，骨端向桡侧严重移位者，可引起尺神经牵拉伤。

肘关节分裂型脱位极少见，分为前后型和内外型，后者更少见。前后型脱位，受伤时，由于前臂过度旋前，脱位的肱骨滑车纵行劈开上尺桡关节，造成环状韧带和骨间膜断裂，桡骨头移位到肱骨下端的前方，尺骨鹰嘴移位于肱骨下端的后方，形成典型的肘关节前后型脱位。内外型脱位，由于暴力因素致使环状韧带撕裂，使尺桡骨上端分别移位于肘关节内、外侧，造成肘关节向内外侧脱位。

肘关节前脱位极少见，是因肘关节屈曲位跌仆，肘尖着地，暴力由后向前，先发生尺骨鹰嘴骨折，暴力继续作用，可将尺桡骨上部推移至肱骨下端的前方，成为肘关节前脱位。不合并鹰嘴骨折的前脱位是罕见的。

肘关节骨折脱位，系指肘关节后脱位合并肱骨内、外上髁骨折，较为常见，尤其伴有内上髁骨折最多。患者跌倒时，除具有后脱位的暴力外，同时伴有屈肌或伸肌的急骤收缩，造成肱骨内上髁或外上髁的撕脱骨折。

肘关节脱位时，肱三头肌腱和肱前肌腱被撕脱、剥离，骨膜、韧带、关节囊均被撕裂，瘀血留滞，肘窝部形成血肿。该血肿容易发生纤维化，以至骨化，引起骨化性肌炎，成为陈旧性肘关节脱位整复的最大困难，并影响复位后肘关节的活动功能。移位严重的肘关节脱位，可能损伤肘部血管与神经，引起严重的并发症，应予注意。

三、临床分型

肘关节脱位的 Browner 分型 根据尺桡骨相对肱骨移位的方向可以分为：①后脱位，80%以上为后脱位或后外侧脱位，少部分为后内侧脱位。②前脱位，尺、桡骨向前方脱位。③外侧脱位，尺、桡骨向外侧脱位。④内侧脱位，尺、桡骨向内侧脱位。⑤分离脱位，有前-后型（桡骨向前方脱位，尺骨向后方脱位），内-外侧型（桡骨向外侧方、尺骨向内侧方脱位）（图3-15）。

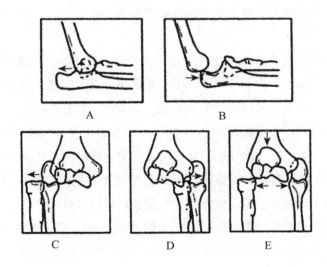

图3-15 肘关节脱位分型
A. 后脱位；B. 前脱位；C. 外侧脱位；D. 内侧脱位；E. 分离脱位

四、临床表现

肘关节脱位的诊断比较容易，多有典型的外伤史，肘部肿胀、疼痛、畸形、弹性固定，活动功能障碍。根据脱位类型不同，分别叙述。

1. 后脱位 肘关节呈弹性固定于120°～140°的半屈曲位，呈"靴状畸形"，肘窝前饱满，可触到肱骨下端，肘后空虚凹陷，尺骨鹰嘴后突，肘后三点骨性标志的关系发生改变，与健侧对比，前臂的掌侧明显缩短，关节的前后径增宽，左右径正常。

2. 侧后方脱位 除具有后脱位的症状、体征外，可呈现肘内翻或肘外翻畸形，肘关节出现内收、外展等异常活动，肘部的左右径增宽。

3. 分裂型脱位 因尺、桡骨上部可分别位于肱骨下端的内、外侧，肘关节左右径明显增宽；或因尺桡骨上部分别位于肱骨下端的前后侧，肘关节的前后径明显增宽。

4. 前脱位 肘关节过伸，屈曲受限，肘窝部隆起，可触及脱出的尺、桡骨上端，在肘后可触到肱骨下端及游离的尺骨鹰嘴骨折片。与健侧对比，前臂掌侧较健肢明显变长。肘关节正侧位X线片可明确脱位的类型，并证实有无并发骨折。

五、辅助检查

肘关节正侧位X线片可明确脱位的类型，并证实有无并发骨折。

六、诊断与鉴别诊断

1. 诊断

（1）有外伤史。

（2）肘半屈位弹性固定（120°～140°），局部肿胀、疼痛及压痛，活动受限。有明显畸形，肘后三点（肱骨两上髁和尺骨鹰嘴）骨性标志位置关系改变。

（3）可伴有神经损伤。

（4）X线摄片可明确脱位情况及有无冠状突或桡骨小头骨折。

2. 鉴别诊断

（1）肱骨远端全骺分离：小儿X线片上肱骨小头骨化中心未显现，仅靠X线片诊断，容易与肘关节脱位相混淆。肱骨远端全骺分离者局部肿胀、压痛及瘀血斑更为明显，肘关节脱位则有明确的肘后三角位置关系的改变。同时摄对侧X片有助于鉴别诊断。必要时CT重建。

（2）合并尺骨鹰嘴骨折的肘关节前脱位与伸直型孟氏骨折：合并尺骨鹰嘴骨折的肘关节前脱位的主要临床特征是尺骨近端发生骨折，肱骨远端穿过尺骨鹰嘴，使肘关节产生前脱位，这种损伤常伴有肱桡关节脱位，与伸直型孟氏骨折有相似的症状、体征及X线片表现，容易混淆。其主要鉴别方面在于，合并尺骨鹰嘴骨折的肘关节前脱位主要表现为肘关节前脱位和尺骨近端骨折，上尺桡关节无明显分离。

（3）肱骨髁上骨折（伸直型）：肱骨髁上骨折（伸直型）时，肘关节可部分活动，可扪及骨擦音和骨擦感，肘后三角无变化，无肘关节弹性固定，上臂常有短缩，以此鉴别。

七、治疗

新鲜性肘关节脱位应以手法整复为主，宜早期复位及固定。因脱位之类型不同，整复方法亦异。复位前应了解骨端移位的方向，《仙授理伤续断秘方》载："凡手骨（指肘关节）出者，看如何出，若骨出向左，则向右边拔入。骨向右出，则向左拨入。"脱位之整复，应采用反向复位的方法。并发骨折者，应先整复脱位，然后处理骨折。麻醉的选择，原则上应使复位手法在肌肉高度松弛及无疼痛感觉下进行；一般来说，脱位在24小时内者，可不用麻醉整复；脱位超过24小时者，或者患者的肌肉紧张，可选用局部浸润麻醉；脱位数日至 3 周者，可用臂丛阻滞麻醉等。陈旧性脱位，应力争手法复位，若复位失败，可根据实际情况考虑采用手术治疗。

1. 手法复位

（1）新鲜性肘关节后脱位

①拔伸屈肘法：钱秀昌在《伤科补要·曲揪骱》中记载，"其骱若出，一手握住骱头，一手拿其脉窝，先令直拔下，骱内有声响，将手曲转，搭着肩头，肘骨合缝，其骱上矣。"即患者取坐位，助手立于患者背侧，以双手握其上臂，医者站在患者前面，以双手握住腕部，置前臂于旋后位，与助手相对牵引，3~5 分钟，医者以一只手握腕部保持牵引，另一只手的拇指抵住肱骨下端（肘窝）向后握按，其余四指置于鹰嘴（骱头）处，向前端提，并缓慢地将肘关节屈曲，若闻及入臼声，则说明脱位已整复。患者亦可取卧位，患肢上臂靠床边，术者一只手按其上臂下段，另一只手握住患肢前臂，顺势拔伸，有入臼声后，屈曲肘关节（图 3 - 16）。

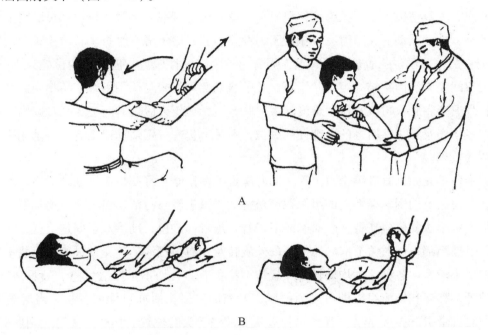

图 3 - 16　拔伸屈肘法
A. 坐位法；B. 卧位法

②膝顶复位法：患者取坐位，医者立于患侧前面；一只手握其前臂，一只手握住腕部，同时一足踏在凳面上，以膝顶在患侧肘窝内，先顺畸形拔伸，然后逐渐屈肘，有入臼声者，患侧手指可摸到同侧肩部，即为复位成功（图 3 - 17）。

③推肘尖复位法：患者取坐位，一名助手双手握其上臂，第二名助手双手握腕部，医者立于患者患侧，双拇指置于鹰嘴尖部，其余手指环握前臂上段，先拉前臂向后侧，使冠状突与肱骨下端分离，然后助手在相对牵引下，逐渐屈曲肘关节，同时术者由后上向前下用力推鹰嘴，即可还纳鹰嘴窝而复位。

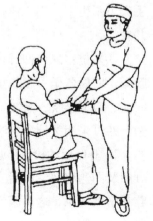

图 3 - 17　膝顶复位法

（2）新鲜性肘关节前脱位

单纯性肘关节前脱位，复位时应使肘关节呈高度屈曲位进行。患者取仰卧位，一名助手牵拉上臂，术者握前臂，另用一布带套在前臂上端掌侧，两头栓结于术者腰部，在肘关节屈曲位，术者弓腰牵引尺桡骨上端向下的同时，推前臂向前，即可复位。

合并尺骨鹰嘴骨折者，复位手法较简单。患者取仰卧位，一助手固定上臂，另一助手握其腕部，顺势牵引前臂，医者两手拇指置于尺桡骨上端掌侧，向下向后推送，余指置于肋骨下端背侧，向上向前端提，有入臼声，说明已复位。脱位整复后，按鹰嘴骨折处理。

（3）新鲜性肘关节侧方脱位：其处理原则，应先整复侧方脱位，而后矫正前后移位。侧方移位矫正后，再按拔伸屈肘法或推肘尖复位法，整复前后移位。

（4）新鲜性肘关节分裂型脱位：前后型脱位者，在助手相对牵引下，医者先整复尺骨的脱位，而后整复桡骨。内外侧脱位者，复位时，患侧肘关节应在伸直位，助手相对牵引，医者用两手掌直接对挤尺、桡骨上端，内外侧移位矫正后，肘关节逐渐屈曲即可复位成功。但往往在拔伸牵引时，尺、桡两骨近端同时复位成功。

（5）新鲜性肘关节骨折脱位：其治疗原则是先整复脱位，再整复骨折。整复脱位时，应避免骨折块夹在关节腔内。一般情况下，肘关节脱位整复后，肱骨内上髁或外上髁骨折块亦可随之复位。若复位后关节伸屈不利，被动活动肘关节时有机械性阻力及发涩感，应考虑有骨折块移位于关节间隙内。

（6）陈旧性肘关节脱位：脱位时间超过3周者，称为陈旧性脱位。但肘部脱位超过10天，整复就比较困难。关节间隙充满肉芽结缔组织及瘢痕，关节囊及侧副韧带与周围组织广泛粘连，甚至出现血肿机化，关节软骨退变剥脱，再次复位，难度较大。临床上，成年人脱位时间在3个月以内，不合并有骨折或血管、神经损伤及骨化性肌炎的单纯性后脱位，肘关节仍有一定活动范围者，可采用手法整复，仍可获得较满意的效果。

①复位前准备：先做尺骨鹰嘴牵引1周，同时配合推拿按摩及舒筋活血、通经活络、利关节的中药煎汤熏洗局部，使关节周围挛缩粘连的组织逐渐松解。并嘱患者自行活动肘关节，增加复位可能。

②松解粘连：手法复位应在臂丛阻滞麻醉下进行。患者仰卧位，助手双手固定上臂，医者一只手握肘部，另一只手握腕部，做肘关节前后屈伸、内外旋转及左右摇摆活动，交替进行，反复多次。力量由轻而重，范围由小渐大。各种活动均应轻柔、缓慢、稳妥有力，切不可操之过急。随着活动范围增大，肘关节周围的纤维粘连和瘢痕组织即可逐渐解脱，挛缩的肱二头肌亦可伸展延长。当肘关节相当松动时，在助手的对抗牵引下摄X线片，观察尺骨冠状突及桡骨头的位置。如桡骨头已达到肱骨小头平面，冠状突已达肱骨滑车平面，说明复位前准备活动已完成，可进行下一步复位。若经过长时间活动，在助手大力牵引下，仍不能达到以上要求，或活动范围改善不大，不宜强行试行手法复位，以免发生骨折等并发症。

③复位：患者仰卧位，医者立于患侧，用一条宽布带绕过患侧肱骨下端的前面，布带两头系于术者腰间，向后微微弓腰，扯紧布带。两助手分别握其上臂与前臂，徐徐拔伸牵引，医者两手拇指顶住鹰嘴向前、向下推挤，余指抓住肱骨下端向后拉，同时助手慢慢将肘关节屈曲，闻及入臼响声，整复即告成功。亦可采用拔伸屈肘法与推肘尖复位法。

2. 复位后的检查　肘部外形恢复正常，与健侧对比相似，肘关节屈伸活动功能恢复正常，患侧手可触及同侧肩部，肘后三角关系正常；陈旧性肘关节脱位，复位成功后，肘关节X线照片仍可见关节腔有增宽现象，这是因为关节间隙仍有肉芽组织和瘢痕组织充填，在日后活动中，可逐渐恢复正常。摄肘关节正侧位X线照片，可以证实复位是否成功，并确定肱骨内上髁、鹰嘴或冠状突是否有新的骨折。

3. 固定　脱位复位后，一般用绷带做肘关节"8"字固定；1周后采用肘屈曲90°前臂中立位，三角巾悬吊或直角夹板固定，2周后去固定。

4. 辨证施治　各种类型的脱位复位后，可按损伤三期辨证施治进行治疗。初期宜活血化瘀、消肿镇痛，内服可选用续断紫金丹、舒筋活血汤，外敷消肿膏、双柏膏或消肿止痛膏；中期宜和营生新，舒筋活络，佐以活血理气，可内服壮筋养血汤、跌打养营汤，外敷舒筋活络药膏，或接骨续筋药膏；后期关节僵硬者，外用海桐皮汤、上肢损伤洗方等煎汤熏洗。

5. 手术治疗

（1）适应证：适用于开放性脱位者，闭合复位不成功者，合并血管、神经损伤需要探查者，以及合并骨折用非手术方法无法复位或固定影响以后功能者；伤后已数月而无骨化肌炎及明显骨萎缩的陈旧性肘关节脱位，以及习惯性肘关节脱位，关节处在非功能位也是适应证之一。术前须考虑患者有无手术禁忌证。如全身或局部情况不允许，如伤处水肿严重，术口周围皮肤有感染性疾病的患者，不适合手术。

（2）常用方法：①切开复位术。②关节切除或成形术。③关节囊及韧带紧缩术。④其他修复方式，如肱二头肌腱止点移位术、骨挡手术等。

八、并发症

1. 早期并发症　当患者受伤时，附着于肱骨外髁的肌肉收缩，关节囊破裂，再合并直接的外力作用，可造成外髁撕脱骨折。研究发现，在单纯肘关节后脱位的患者，100%伴有肘外侧副韧带的撕裂，大部分伴有肘内侧副韧带的断裂，前关节囊及肱肌的严重损伤也很常见。由于向内、外侧脱位时的移位将尺神经与周围的组织撕脱，一并向内或外移位，可造成尺神经牵拉伤，有时还可合并血管的损伤。故骨折、神经损伤、血管损伤、感染是肘关节脱位常见的早期并发症，还可并发 Volkmann 缺血挛缩。

2. 晚期并发症　晚期的并发症多因患者未及时治疗或治疗不当引起，主要包括关节僵硬、骨化性肌炎、创伤性关节炎等。

九、功能锻炼与预后

1. 功能锻炼　肘关节损伤后，血肿极易纤维化或骨化，产生肘关节僵硬，或骨化性肌炎，故脱位整复后，应鼓励患者尽早主动锻炼肘关节活动，以利加快局部血液循环，血肿吸收，防止脱位并发症的产生。固定期间，可做肩、腕及掌指等关节的活动，去除固定后，积极进行肘关节的主动活动，活动时应以屈肘为主，因伸肘功能容易恢复，前臂下垂的重力、提物的重量，都有利于伸肘功能的恢复。功能锻炼时，可配合理疗或轻手法按摩，但必须禁止肘关节的粗暴被动活动，以免增加新的损伤，加大血肿，产生骨化性肌炎。

2. 预后　单纯肘关节脱位在手法复位后，肘关节大多稳定，非手术治疗的效果较好。

伴有骨折的肘关节脱位称为复杂脱位，其治疗效果远较单纯肘关节脱位为差。统计发现，有 5% ~ 10% 的肘关节脱位伴有桡骨头骨折；另有 2% ~ 15% 的肘关节脱位伴有尺骨冠突骨折；而同时伴发桡骨头和尺骨冠突骨折的肘关节后脱位则更为少见（肘关节三联征），此损伤的治疗效果不太满意。

新鲜脱位患者，脱位经过复位治疗，可以取得不错的治疗效果，只要能在脱位发生后及时纠正，一般不存在严重的活动障碍。而针对陈旧性脱位患者，则根据病程长短，治疗效果不一。如时间较长，粘连较为严重，甚至损伤尺神经等，简单的复位已经不能恢复，则需要手术矫正。

（张　玲）

第五节　髋关节脱位

髋关节位于全身的中间部分，是全身位置最深的关节，也是最完善的球窝关节（杵臼关节）。其主要功能是负重及维持相当大范围的运动。当髋部损伤时，以上功能就会丧失或减弱。治疗髋关节损伤的目的在于恢复其负重和运动能力。两者相比，应着重其负重的稳定性。

一、解剖

髋关节是由股骨头和髋臼构成。股骨头呈球形，约占圆球的2/3，股骨头的方向朝向上、内、前方；髋臼是倒杯形的半球凹，其关节面部分是马蹄形，覆被以关节软骨。髋关节的稳定，除了依靠关节骨形的特点外，关节囊和韧带的附着也起重要作用。关节囊很坚固，起于髋臼边缘及髋臼唇，前面止于粗隆间线，后面止于股骨颈中1/3与远侧1/3交界处。因此股骨颈前面全部在关节囊内，后面只有内侧2/3部分在关节内。关节囊的前后均有韧带加强，这些韧带与关节囊的纤维层紧密交错，以至不能互相分离。但关节囊纤维层的厚度不一致，在髂股韧带之后，比较坚强，而在髂腰肌腱下，比较薄弱，甚至部分缺如。髂股韧带位于髋关节囊之前，呈 Y 形，在股直肌的深面，与关节囊前壁纤维层紧密相连，其尖端起于髂前下棘，向下分为二束，分别抵至粗隆间线的上部及下部，在伸髋及外旋髋时，该韧带特别紧张。当人在直立时，身体重心落于髋关节的后方；髂股韧带有限制髋关节过度后伸的作用，与臀大肌的协同作用，能使身体保持直立的姿势。

髋关节在伸直位时，股骨头几乎全部在髋臼内，因髋关节臼窝很深，其周围肌肉丰厚，韧带坚强，故比较稳定而有力，一般情况下，不易遭受损伤。只有在强大的暴力作用下，才能造成髋关节脱位，髋关节在屈曲位时，股骨头的大部分不在髋臼内，而稳定性较差，若遭受外力，易引起脱位。髋关节脱位，一般多发生于青壮年男性。

二、病因病机

髋关节脱位多因车祸、塌方、坠落等强大暴力造成。直接暴力和间接暴力均可引起脱位，以间接暴力多见，软组织损伤亦较严重，且往往合并其他部位多发损伤。

1. 根据脱位位置　根据脱位后股骨头所处在髂前上棘与坐骨结节连线的前、后位置，可分为前脱位、后脱位及中心性脱位。

（1）髋关节后脱位：髋关节在屈曲位时，股骨头的一部分不在髋臼内；若髋关节在屈曲内收位时，则股骨头大部分不在髋臼内，其稳定性较差，主要靠关节囊维持。故在此位置时，暴力作用于大腿远端，沿股骨向上传导；或膝部着地，暴力来自后方，作用于臀后；或暴力作用于大腿远端的外侧，迫使髋关节继续内收；或旋扭暴力作用于下肢，都可使股骨头突破后侧关节囊而脱出，形成髋关节后脱位。由于受伤时的体位不同和暴力作用的方向和方式不一，又可造成不同类型的脱位。

①髋关节屈曲在小于90°的内收位时，传导暴力或杠杆暴力的作用，均可使股骨头冲破关节囊的后壁，向后上方脱出，形成髋关节后上方脱位，股骨头停留在髋臼的后上方（图3-18A）。

②髋关节屈曲在90°的内收位时，同上暴力，或作用于下肢的扭转暴力，均可使股骨头冲破关节囊的后壁，向后方脱出，形成髋关节后脱位，股骨头停留于髋臼的后方。其中一部分患者在搬动中，股骨头向后上方滑移而变为后上方脱位，特别是杠杆暴力和传导暴力所致者（图3-18B）。

③髋关节屈曲超过90°的内收位时，同上暴力均可使股骨头突破关节囊的后壁，向后下方脱出，形成髋关节后下方脱位，股骨头停留在髋臼的后下方，接近坐骨结节部，故又名坐骨结节部脱位。如果脱出的股骨头继续向内滑动，可形成坐骨直肠窝脱位。此种脱位，在搬动中股骨头亦可向后上方滑动，变为髋关节后上方脱位；或向前内滑动，而变为下方脱位（图3-18C）。

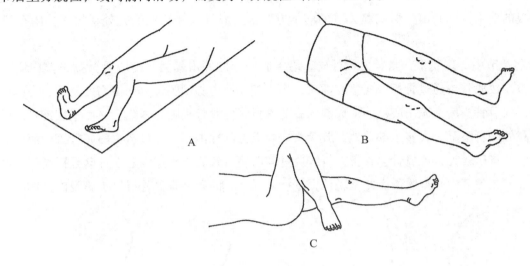

图3-18　髋关节后脱位

A. 髋关节后上方脱位体征；B. 髋关节后方脱位体征；C. 髋关节后下方脱位体征

（2）髋关节前脱位：当髋关节在外展、外旋的屈曲位或过伸位时，暴力作用于大腿下端的内侧，或膝部着地暴力作用于大腿上端的外侧或髋关节或臀部，均可使股骨头冲破关节囊的前壁，而造成髋关节前脱位。但其中由于受伤时的体位不同和暴力作用的方向方式不同，又可造成不同类型的脱位。

①髋关节于高度外展、外旋的过伸位，暴力作用于大腿下端的内侧，或髋关节或臀部的后侧，均可使股骨头冲破关节囊的前壁而向前方脱出。股骨头脱出后，停留在髋臼的前内上方，形成髋关节前内上方脱位。如股骨头停留在耻骨梳，又称耻骨部脱位（图3-19A）。

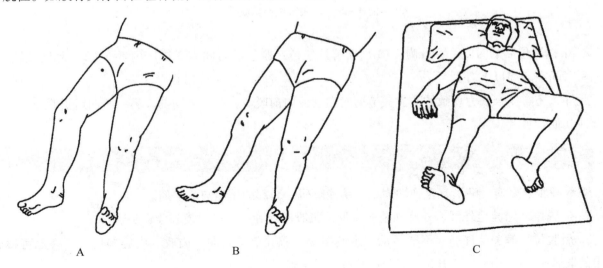

图3-19　髋关节前脱位

A. 髋关节前上方脱位体征；B. 髋关节前脱位体征；C. 髋关节前下方脱位体征

②髋关节于外旋过伸位，作用于下肢的旋扭暴力，迫使下肢过度外旋；或髋关节于外旋过伸位，暴力作用于髋关节的后方，致股骨大转子顶住髋臼后缘，而使股骨头突破关节囊前壁，而造成髋关节前脱位，股骨头停留在髋臼的前方（图 3－19B）。

③髋关节于外展外旋屈曲位，暴力作用于大腿下端的内侧，或髋关节后侧，或臀部时，可使股骨头突破关节囊的前下方而脱出，形成髋关节的前下方脱位。股骨头停留在闭孔处，故又称闭孔脱位（图 3－19C）。

（3）髋关节中心型脱位：当髋关节外展，沿下肢向上的冲击暴力，使股骨头撞击髋臼底部，形成髋臼底骨折，致股骨头通过骨折部向盆腔插入，形成髋关节中心型脱位。如由高处坠下，一侧下肢外展足跟着地，致股骨头撞击髋臼底，而形成髋臼底部骨折，使股骨头随之内陷；又由于被挤压或受冲击暴力，如由高处侧身坠下，大转子部着地，股骨头向内上方的冲击力，亦可造成臼底骨折，而形成髋关节中心型脱位。挤压暴力，造成骨盆骨折，折线通过髋臼底，致股骨头连同远端骨盆骨折块，向盆腔内移位，亦可形成髋关节中心型脱位。此型脱位，严格来说，有的只是骨盆骨折，不属脱位（图 3－20）。

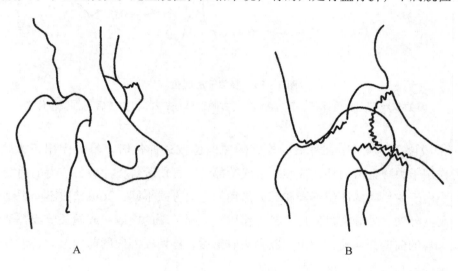

图 3－20　髋关节中心型脱位

2. 根据脱位后的时间，可分为：（1）新鲜性脱位：脱位后时间在 3 周以内者。（2）陈旧性脱位：脱位后时间在 3 周以上者。

此外，还有复合暴力所致的双髋关节同时向后或向前脱位，或一侧向前、另一侧向后折脱位，或脱位合并其他骨折者。

三、临床表现

髋部肿胀、疼痛、畸形，呈弹性固定，功能障碍，局部的压痛与活动痛。

1. 前脱位　患肢呈外展、外旋和屈曲畸形，腹股沟处肿胀，可以摸到股骨头。

2. 后脱位　髋关节疼痛、不能活动，患肢缩短，髋关节呈屈曲、内收、内旋畸形，在臀部可摸到突出的股骨头，大粗隆上移明显，部分病例有坐骨神经损伤表现。

3. 中心脱位　因后腹膜间隙内出血甚多，可以出现失血性休克，伤处肿胀、疼痛、活动障碍，大腿上段外侧方往往有大血肿，肢体短缩情况取决于股骨头内陷的程度，可合并腹腔内脏损伤，X 线、CT 检查可了解伤情及对髋臼骨折有三维概念的了解。

四、辅助检查

1. X 线摄片　X 线片是诊断髋部脱位、骨折的最基本方法，大部分的髋关节脱位 X 线片都能正确显示，但是，髋关节结构复杂，前后结构重叠，虽然大多数髋部 X 线片均能确定骨折的有无，但难以显示骨折的确切程度、确切部位、移位的确切方向及与关节囊的关系，且股骨头向后半脱位、髋臼后缘骨折、关节内小的骨折碎片、臼顶骨折、髋臼或股骨头小的撕脱骨折等 X 线片均易漏诊。

2. CT、MRI 检查　常规 CT 对大多数的髋关节脱位均能做出正确的诊断，较 X 线片其优势在于能清楚地显示脱位的方向与程度，更重要的是它能清晰准确地显示髋关节内是否有碎骨片的存在，这一点直接决定着患者的治疗方案与预后，如果嵌入的关节内碎骨片不能及时发现与清除，随着时间的延长，患者股骨头缺血坏死率和创伤性关节炎的发生率明显上升。

3. 3D - CT　CT 的三维重建最大的优点在于立体地显示了关节的表面，图像逼真，并且可以任意角度旋转图像而获得最佳暴露部位。

五、诊断与鉴别诊断

1. 诊断依据

（1）有明显外伤史。

（2）患髋肿、痛，活动受限。

（3）患髋屈曲内收、内旋畸形或外展外旋畸形。

（4）X 线摄片：可见脱位或合并髋臼骨折。

2. 诊断分型

（1）髋关节后脱位：髋部疼痛、肿胀、功能障碍，患肢呈屈髋、屈膝、内收、内旋、短缩畸形，患侧臀隆起，大转子上移，可在髂前上棘与坐骨结节连线上方扪及股骨头，粘膝征阳性。X 线片检查示股骨头在髋臼的外上方。

（2）髋关节前脱位：患髋疼痛、肿胀、功能障碍，患肢呈外旋、外展和屈髋畸形，患肢较健肢稍长。在闭孔或腹股沟韧带附近可扪及股骨头。X 线片提示股骨头在闭孔内或耻骨上支附近。

（3）髋关节中心脱位：患髋疼痛显著，下肢功能障碍，但患髋肿胀不明显。患肢有轻度短缩畸形，大粗隆因内移而不易摸到。直肠指诊可在伤侧有触痛并触到包块。X 线检查可以确诊。

（4）陈旧性脱位：症状、体征同上述，弹性固定更为明显。发病时间超过 3 周。X 线可见局部血肿机化。

（5）新鲜性脱位：发病时间不超过 3 周。

六、治疗

1. 手法复位

（1）髋关节后上方脱位

①两人提牵复位法：患者仰卧，一名助手以两手按压两侧髂前上棘处，固定骨盆。医者面对患者站于患侧，一只手持足踝，一只手持膝部。先使髋关节屈曲 90°，然后改为一手持小腿下段，一前臂置患肢腘窝部，将患肢向前上方提牵。同时可配合徐徐摇晃和伸屈髋关节，持小腿的手可同时向下压小腿的下段，以增加提牵力量，使股骨头向前滑动，纳入髋臼内，听到复位响声，逐渐将患肢伸直。如患者肌

肉发达，用此法不易复位时，可增加助手协助。一名助手固定骨盆，另一名助手扶持患肢小腿，将髋膝关节屈曲90°。医者面对患者，两腿分站于患肢两侧，以两手置于患肢腘窝部相对扣向前上提牵，同时持小腿的助手牵压小腿下段即可复位。

②木棒抬牵复位法：患者仰卧，一名助手固定骨盆，另一名助手双手分别置于患者两侧腋下，向上牵拉固定，一名助手牵患肢小腿下段。医者面对患者，站于患侧，用特备木棒（即整复肩关节陈旧脱位的木棒）置于患肢膝下腘窝处，经健肢膝前，将木棒的一端放于对侧相应高度的支点上（一般用椅背作支点）。在上下助手牵拉同时，医者一只手扶持患膝，避免患肢内收、内旋，另一只手托提木棒的另一端，将患肢抬起，一般抬高至30~50cm时，可感到患髋弹动，或听到复位响声（图3-21）。

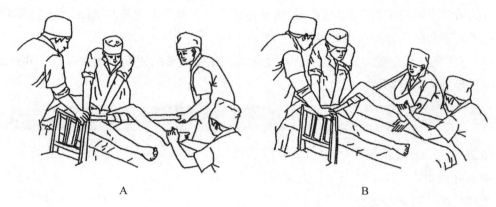

A   B

图3-21 木棒抬牵复位法

③旋撬复位法：患者仰卧，一名助手固定骨盆。医者一只手持患肢小腿下段，另一只手持患膝，顺势（内收内旋的畸形姿势）使髋、膝关节尽量屈至腹壁，然后使患肢逐渐外展及外旋、伸直，当伸直100°左右时，即可听到复位的弹响声，再逐渐伸直患腿即可（图3-22）。

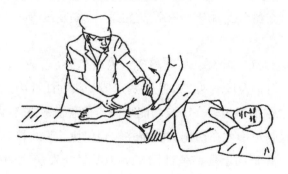

图3-22 髋关节后上方脱位旋撬复位法

（2）髋关节后方脱位：采用多人提牵复位法。患者仰卧，一名助手固定骨盆，另一名助手拉两侧腋窝向上，一名助手拉患肢小腿下段向下。医者面对患者站于患侧，一只手按患侧髂前上棘，另一只手从膝内侧伸入抱持膝关节，配合助手向远端牵拉（图3-23A）然后缓缓地站起，顺势向上提牵膝关节使屈曲髋、膝关节，并将患肢外旋，即可听到复位声（图3-23B）。

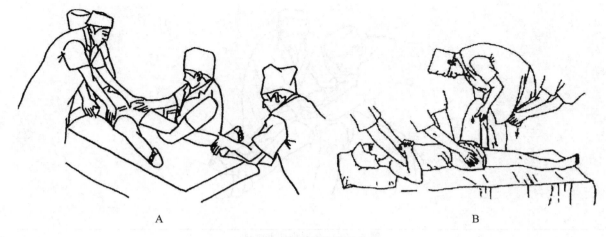

图 3 - 23　多人提牵复位法

（3）髋关节后下方脱位：根据患者肌肉的强弱，可选用同髋关节后上脱位的某种手法，进行整复即可，不再赘述。

（4）髋关节前上方脱位：采用牵拉推挤复位法。患者仰卧，一名助手固定骨盆，另一名助手牵拉固定两侧腋窝，一名助手持膝部徐徐用力稍向上顺势持续牵拉患肢，并将患肢逐步外展至30°左右。术者站于患侧，两手重叠，用力推脱出的股骨头向外向下，同时让远端助手，在保持牵拉力的情况下，将患肢屈曲、内旋，一般当离床抬高至30°～40°时，即可听到复位的响声（图3-24）。

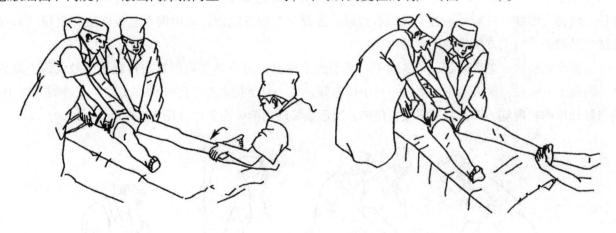

图 3 - 24　牵拉推挤复位法

注意事项：髋关节前上方脱位，股骨头距股动脉、股静脉、股神经等较近，如不小心，可致血管、神经损伤。故在整复时，手法要稳、缓，切忌粗暴。

（5）髋关节前方脱位：采用牵拉推按复位法。患者仰卧，一名助手固定骨盆，另一名助手一只手持膝关节，另一只手持踝关节，在顺势牵拉情况下，医者站于健侧，两手相叠，压于向前脱出的股骨头上，向外后侧推挤，同时让牵患肢的助手内收、内旋患肢即可复位（图3-25）。

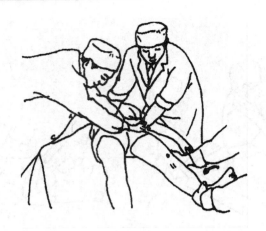

图 3 - 25　牵拉推按复位法

（6）髋关节前下方脱位

①旋撬复位法：患者仰卧，一名助手固定骨盆，另一名助手以宽布带绕过患肢大腿根部。医者一只手持患膝，另一只手持踝，顺原外展、外旋畸形姿势，将髋、膝关节尽量屈曲，当大腿部屈至接近腹壁时，再将患肢内旋、内收至中立位，此时让助手协同将宽布带向后、外、下方牵拉，医者继续将患肢内收、内旋并逐渐伸直。一般伸至髋关节屈曲30°左右位时，即有弹动感或复位声，复位即告成功。亦可不用宽布带牵引（图3-26）。若关节囊损伤严重，在复位过程中，股骨头在髋臼下缘前后滑动，不易复位。此种类型亦可待股骨头滑至髋臼后方时，按髋关节后方脱位，采用提牵复位法进行复位（具体方法参见髋关节后上方脱位的提牵复位法）。

②侧牵复位法：患者仰卧，一名助手一只手固定骨盆，另一只手只用宽布带绕过患肢大腿上端内侧，向外上方牵拉。医者站于患侧，一只手持患膝，另一只手持踝部，连续伸屈患肢，在伸屈过程中，使患肢徐徐内收内旋，即有弹动感及复位声，畸形姿势随之消失而复位（图3-27）。

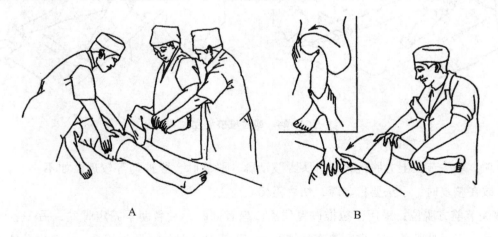

A　　　　　　　　　　　　　B

图 3 - 26　髋关节前下方脱位旋撬复位法

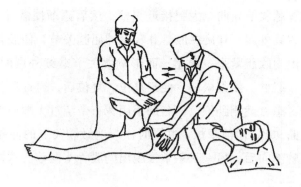

图 3 - 27 侧牵复位法

（7）髋关节中心脱位

①牵伸扳拉复位法：适用于脱位较轻者。患者仰卧，一名助手固定骨盆，另一名助手牵拉两侧腋窝，一名助手持患肢小腿下段，向远端牵拉，持续 5 ~ 10 分钟。然后医者站于患侧，以两手交叉抱持患肢大腿上段向外扳拉，将内陷的股骨头拉出而复位（图 3 - 28A）。亦可只要远近端两助手，医者一只手固定骨盆，另一只手用宽布带绕过患肢大腿上段向外牵拉（图 3 - 28B）。

②牵引复位法：适用于脱位较严重者，患者仰卧，可采用股骨髁上骨牵引，使其逐渐将脱入髋臼的股骨头拉出而复位。患肢外展 30°；或双向牵引，即在股骨髁上牵引的同时，另用宽布带绕过大腿根部，向外牵引，加以 6 ~ 8kg 重量，2 ~ 3 天。复位后，减轻重量至 4 ~ 6kg，维持 6 ~ 8 周。也可于大转子部另打入一前后钢针，向外同时牵引。但大转子为骨松质，牵引重量太小不起作用，太大又容易将骨皮质拉裂。再者前后针的外露端，易绊住床单或其他物品，使用不方便，故不如宽布带方便实用。

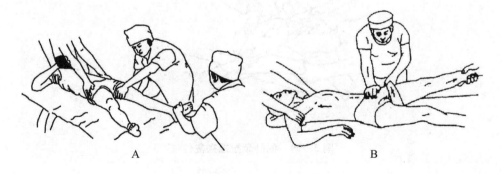

A   B

图 3 - 28 牵伸扳拉复位法

（8）陈旧性髋关节脱位：由于陈旧性髋关节脱位，损伤后时间较久，引起一系列病理变化，如气血凝滞，关节周围的肌肉韧带发生挛缩、粘连，股骨头在异常位置被血肿机化所形成的瘢痕包绕，同时患肢长期活动受限，骨质发生失用性脱钙，这些均给手法整复造成困难。

整复前，先做髋关节的各方向的充分活筋，以剥离粘连。一名助手固定骨盆，术者站患侧，一只手持膝，另一只手持踝，先顺其畸形姿势，逐渐适当稳妥地用力，做髋关节的屈、伸、回旋、收、展、摇摆、推拉、拔伸等活动，范围由小到大，力量由轻到重，将股骨头由粘连中解脱出来，使挛缩的筋肉得以充分地松弛，然后再进行手法整复。

①旋转提牵复位法：患者仰卧位，一名助手固定骨盆。术者站于患侧，一只手持小腿下段，另一

手持膝部，顺畸形姿势，使髋膝关节屈曲至大腿接近腹壁，然后逐渐使髋外旋、外展，当至中立位时，配以向前上提牵，同时缓缓继续外展、外旋患肢，并轻轻伸屈髋关节，使股骨头滑入髋臼。

若外旋超过中立位时，因内收肌紧张、挛缩，而影响髋关节继续外展时，可在保持此位置的情况下，反复按摩推拿紧张的内收肌群，使其松展，便于复位。复位后，再逐渐伸直髋膝关节。

②侧卧牵拉摇摆复位法：患者健侧卧位，一名助手用宽布带绕过大腿根部向后牵拉，另一名助手持患肢膝关节，使髋膝关节屈曲90°，向前牵拉，并同时徐缓地做髋关节的伸屈、摇摆活动。术者站于患者背后，一只手扳拉髂前上棘部向后，另一只手掌推脱出的股骨头向前。这样反复操作，直至股骨头滑入髋臼（图3-29）。

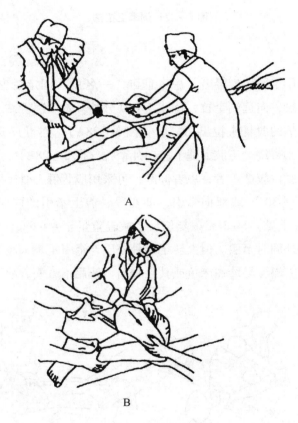

A

B

图3-29 侧卧牵拉摇摆复位法

③杠抬复位法：亦即提牵复位法的原理，不过力量较大。患者仰卧，一名助手固定骨盆，另一名助手牵扶小腿下段；一名助手站立健侧，术者站于患侧，以特备的木棒置于患肢膝下腘窝部，向前抬牵使股骨头复位。具体方法同新鲜脱位的木棒提牵复位法。

2. 固定

（1）髋关节后脱位：患肢外展30°~40°位，足尖向上或稍外旋，以皮牵引维持固定，重量4~5kg，牵引3~6周。

（2）髋关节前脱位：方法同后脱位，但患肢不外展，需固定在内旋伸直位3~6周。

（3）髋关节中心性脱位：因合并骨折，故须牵引固定8~10周。

（4）髋关节陈旧性脱位：一般采用皮牵引固定，维持4周，每日需推挤大转子数次，目的是使髋臼内的瘢痕组织被挤压研磨，逐步退化吸收，使股骨头与髋臼进一步相吻合，更趋稳定。其余同新鲜脱位。固定 3～6 周。

3. 辨证施治

（1）早期：患肢肿胀，疼痛严重，腹胀或大便不下，可治以逐瘀通下，方用活血疏肝汤或血肿解汤。若只有肿胀疼痛，治以活血消肿止痛，方用仙复汤或活血灵。

（2）中期：肿胀已消退大半，胃纳较差者，治以活血理气，调和脾胃，兼补肝肾，方用橘术四物汤加川续断、五加皮、木瓜、牛膝。若肿胀基本消退，饮食大小便正常，则治以通经活络，补气血，壮筋骨，药用养血止痛丸。

（3）后期：已能下床行走和进行功能锻炼，但患肢行走后仍肿胀、无力，治以补气血、益肝肾、壮筋骨、强腰膝，方用补中益气汤加川续断、五加皮、狗脊、木瓜、牛膝、茯苓或服健步虎潜丸。

4. 其他治疗

（1）熏洗：苏木煎。组成：苏木、大力草、艾叶、伸筋草、鸡血藤各 30g，羌活、卷柏、川牛膝各 10g；功效：温经活血、舒筋利节。以上熏洗剂煎至沸腾半小时后，先趁热以厚毛巾覆盖伤肢熏之，待降低至合适的温度时再浸泡患部，每日 2～3 次。

（2）外敷：活血止痛膏。组成：生地黄、大黄、连翘各 120g，羌活 90g，当归、白芷、赤芍、独活各 60g，甘草 30g，芝麻油 5 000mL；功效：活血镇痛，祛风除湿，接骨续筋；主治：创伤骨折、筋伤，劳损性疼痛；用法：外敷患处，每周换药 1 次，皮肤过敏者停止使用。

（3）外搽：骨折愈合后，髋关节活动不利或疼痛者，可用展筋丹按摩或涂搽展筋酊。

（4）物理治疗：可以使用中药离子导入、电脑中频等，以舒筋活络，祛瘀消肿，促进关节功能恢复。

5. 手术治疗　手法复位失败者，应选用切开复位、内固定。陈旧性脱位超过 3 个月者也应切开复位。如中心脱位髋臼骨块较大，也应切开复位。如臼唇骨折为粉碎性，则不宜切开复位，应考虑用人工髋关节置换术。

七、并发症

1. 同侧股骨干骨折　占 3/10 000。当暴力造成脱位后，继续作用，或再有直接外力作用于股骨干，致股骨干骨折。

2. 同侧股骨颈骨折　极少见，机制同上。

3. 同侧股骨转子间骨折　极少见，机制同上。

4. 合并髋臼缘骨折　当髋关节屈曲，内收角度较小，且冲击力过大，股骨头可将髋臼后缘冲击造成臼缘骨折，折片随股骨头向后侧移位；若髋关节外展过伸或外旋角度较小，且暴力过大，可将髋臼前缘冲撞，造成骨折，折片随股骨头向前移位。

5. 股骨头劈裂骨折　同上机制，股骨头也可被髋臼缘凿下一块。但极少见。

6. 神经损伤　合并不同程度的坐骨神经损伤，约占 5%，当股骨头向后脱位时，可顶撞和牵扯或挤夹坐骨神经而致伤。

7. 血管损伤　前上方脱位时，股骨头可挤压股动、静脉而致伤，但极少见。

八、功能锻炼与预后

1. 功能锻炼　固定一开始即嘱患者做股四头肌的收缩功能锻炼，待解除固定后，按髋关节功能疗法进行锻炼并按摩活筋，可持拐下床行走锻炼，但不宜过早负重。

2. 预后 髋关节脱位应及时诊治。因为有少数脱位会合并髋臼骨折，早期复位容易，效果也较好。陈旧者，多数要手术复位，效果相对不好。此外，治疗不当会引起股骨头缺血性坏死，严重地影响关节功能。

（张 玲）

第六节 膝关节脱位

膝关节是人体最大、结构最复杂的关节，由股骨髁、胫骨平台、髌骨构成，属屈戌关节。膝关节的稳定性主要靠关节囊、内外侧副韧带、十字交叉韧带、半月板等连接、加固和肌肉保护。

一、解剖

半月板位于膝关节内，被韧带连接于胫骨平台的两侧，其形状为边缘厚、内侧缘薄，借此加深了胫骨平台两侧的陷窝。交叉韧带呈前后位交叉，连接股骨髁与胫骨平台，前交叉韧带限制胫骨平台向前移动，后交叉韧带限制胫骨平台向后移动。内外侧副韧带位于膝关节囊两侧，限制关节的内外翻及旋转活动。膝关节在伸直位时，内外侧副韧带紧张，故没有侧方及旋转活动。在屈曲位或半屈曲位时，有一定的侧方及旋转活动。

腘动脉的主干位于腘窝深部，紧贴股骨下端、胫骨上端，走行于关节囊与腘肌筋膜之后。腓总神经在腘窝上外侧边界沿股二头肌腱内侧缘下行，然后越过腓肠肌外侧头的后面，紧贴关节囊走行于股二头肌肌腱和腓肠肌肌腱之间，沿腓骨头后面并绕过腓骨颈。

二、病因病机

膝关节脱位多由强大的直接暴力或间接暴力引起，以直接暴力居多。若暴力作用于膝关节前方使膝关节过伸，股骨滑车沿胫骨平台向后急骤旋转移位，突破后侧关节囊，而形成膝关节向前脱位。若胫骨上端受外力作用，使膝关节过伸，胫骨平台向后脱出，可形成膝关节后脱位。若暴力作用于膝关节侧方或间接暴力传导至膝关节，使膝关节过度外翻或内翻，造成膝关节侧方脱位。单纯的侧方脱位少见，多合并脱位侧的胫骨平台骨折，近折端与股骨的关系基本正常。膝关节外侧脱位，多合并腓神经损伤。膝关节侧方脱位，可致关节囊嵌夹，而造成复位困难。

1. 根据脱位后胫骨上端所处位置 可分为前脱位、后脱位、内侧脱位、外侧脱位和旋转脱位（图3-30）。

（1）前脱位：暴力从前方向后方直接作用股骨下端或从后方向前方直接作用于胫骨上端，使股骨髁的关节面沿胫骨平台向后移位，突破关节囊后侧，发生膝关节前脱位。脱位过程中，前后交叉韧带同时断裂最为常见，也有单独前交叉韧带断裂者，胫腓侧副韧带也多为同时断裂，多合并腘窝血管和腓总神经损伤。

（2）后脱位：暴力从前方向后方作用于胫骨上端，使胫骨平台向后脱出，形成膝关节后脱位。这类脱位较少，但损伤极其严重。膝关节后脱位时，合并腘窝血管和腓总神经损伤最为多见，同时也可合并严重的前后交叉韧带、胫侧副韧带，并可能发生肌腱断裂或髌骨骨折。

（3）内、外侧脱位：膝关节受到来自侧方的暴力，或间接暴力传达到膝关节，引起膝关节过度内翻或过度外翻，造成关节囊侧方及韧带断裂而形成侧方脱位。外侧脱位较多见，内侧脱位甚少。可合并交叉韧带、侧副韧带断裂，内侧脱位可合并腓总神经损伤。腘窝血管损伤少见。

（4）旋转脱位：多发生在膝关节微屈、小腿固定时，股骨发生旋转，迫使膝关节承受扭转应力而发生膝关节旋转脱位。这种旋转脱位可因位置不同分为前内、前外、后内、后外四种类型。一般移位幅度小，较少合并血管和神经损伤。

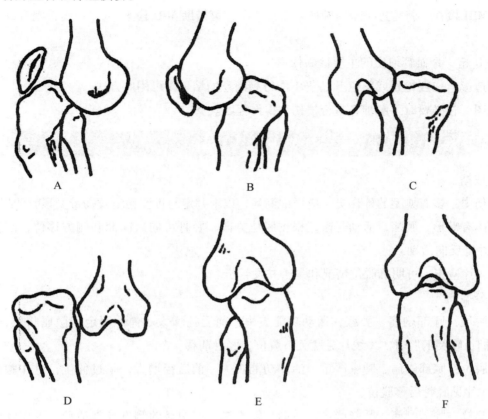

图 3 - 30 膝关节脱位
A. 前脱位；B. 后脱位；C. 内侧脱位；D. 外侧脱位；E. 内旋脱位；F. 外旋脱位

2. 根据股骨髁及胫骨髁完全分离或部分分离 可分为完全脱位和部分脱位。

膝关节完全脱位时，常造成关节周围软组织的严重撕裂和牵拉伤，并可使肌腱及韧带附着的骨骼如胫骨结节、胫骨棘及胫、股骨髁撕脱或挤压骨折。因膝关节位置表浅，脱位可为开放性。前、后脱位常伴有腘动、静脉损伤，若不及时处理，则可导致肢体坏死而截肢。内侧严重脱位引起的腓总神经损伤，多数是广泛被撕裂而造成永久性病变。

三、临床表现

伤后膝关节剧烈疼痛、肿胀、功能丧失。不全脱位者，由于胫骨平台和股骨髁之间不易交锁，脱位后常自行复位而没有畸形。完全脱位者，患膝明显畸形，下肢缩短，筋肉在膝部松软堆积，可出现侧方活动与弹性固定，在患膝的前后或侧方可摸到脱出的胫骨上端与股骨下端。合并十字韧带断裂时，抽屉试验阳性。合并内、外侧副韧带断裂时，侧向试验阳性。

若出现小腿与足趾苍白、发凉或膝部严重肿胀、发黑，腘窝部有明显出血或血肿，足背动脉和胫后动脉搏动消失，表示有腘动脉损伤的可能。如果受伤后即出现胫前肌麻痹，小腿与足背前外侧皮肤感觉减弱或消失，是腓总神经损伤的表现。

四、辅助检查

1. X线摄片　膝部正侧位X线摄片，可明确诊断及移位方向，并了解是否有合并骨折。

2. CT、MRI检查　若需进一步明确韧带损伤情况，可借助MRI检查、CT扫描，则有助于对情况的判定。

3. 彩色B超　是血管损伤的主要诊断依据。

4. 血管造影　一般检查或彩色B超仍不能得到满意的结果时可用此方法。

5. 肌电图　在必要时了解神经是否损伤和损伤程度。

五、诊断与鉴别诊断

1. 诊断依据

（1）外伤史：多有典型的外伤史，应详细询问，以求判定与推测伤情及韧带受累时的损伤情况等。

（2）肢体有畸形、肿痛，活动受限，根据脱位方向，胫骨可向后向前和侧方移位，因韧带撕裂使关节不稳定并有反向活动。

（3）X线片检查，可明确脱位情况和是否并发骨折。

2. 诊断分型

（1）前脱位：膝部剧痛、肿胀，活动功能丧失，前后径增大。弹性固定于微屈膝位，髌骨下陷，可在膝前方扪及隆突的胫骨。X线片见膝关节脱位，胫骨前移。

（2）后脱位：膝部剧痛、肿胀严重，活动功能丧失，前后径增大，呈过伸位，可在膝前方扪及股骨髁部。X线片见胫骨后移脱位。

（3）内脱位：膝部剧痛、肿胀严重，活动功能丧失，有明显的侧方异常活动，可在膝内侧缘扪及胫骨髁部。X线片见胫骨内移脱位。

（4）外脱位：膝部剧痛、肿胀严重，活动功能丧失，可在膝外侧缘扪及胫骨髁部。X线片见胫骨外移脱位。

（5）旋转脱位：膝部剧痛、肿胀，活动功能丧失，膝关节关系改变。X线片示：胫骨、股骨关节改变，呈旋转脱位。

六、治疗

1. 手法复位

（1）膝关节前脱位：采用牵拉提按复位法。患者仰卧，一名助手牵两侧腋窝或大腿部，另一名助手牵患肢踝部。术者站于患侧，在上下牵拉的情况下，一只手托股骨下端向前，另一只手按压胫骨上端向后即可复位（图3-31A）。术者或以两手拇指按压胫骨近端向后，其余四指托提股骨远端向前即可复位。复位后，助手放松牵拉，术者一只手持膝，另一只手持踝，将膝关节屈曲再伸展至15°左右，使其复位落实。仔细检查关节缝，是否完全吻合。

（2）膝关节后脱位：采用牵拉提按复位法。患者体位及助手同前，术者站于患侧，一只手托提胫骨上端向前，另一只手按压股骨下端向后即可复位（图3-31B）。或术者两手拇指按压股骨下端向后，其余四指托提胫骨上端向前即可复位。复位后，助手放松牵拉，术者一只手持膝，另一只手持踝，将膝关节屈曲，再伸直至15°左右。仔细检查关节缝，是否吻合。

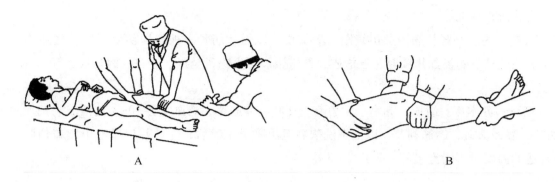

图 3-31　牵拉提按复位法

（3）膝关节侧方脱位：采用牵拉推挤复位法。患者仰卧，一名助手固定大腿中段，另一名助手牵拉踝部。若为膝关节外脱位，术者一只手扳挤股骨下端向外，另一只手推挤胫骨上端向内，并使膝关节呈外翻位，即可复位（图 3-32A）。若是膝关节内脱位，术者一只手推股骨下端向内，一只手扳拉胫骨上端向外，并使膝关节呈内翻位，即可复位（图 3-32B）。膝关节外侧脱位复位时，牵拉力不能过大，避免在复位过程中，内侧韧带嵌夹于膝关节内侧间隙。

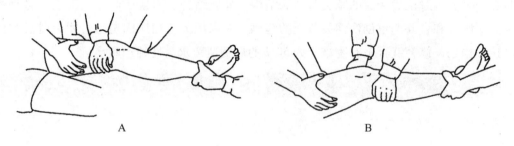

图 3-32　牵拉推挤复位法

2. 固定

（1）膝关节前脱位：用长连脚夹板或石膏托将患肢固定于膝关节屈曲 15°~20°中立位，股骨远端后侧加垫或向前塑形，固定 4~6 周。定时检查，详细触摸复位情况，必要时拍摄膝关节侧位 X 线片，以确定是否有移位与再脱位，以便及时采取处理措施。

（2）膝关节后脱位：同上固定 4~6 周，不同处是于膝关节脱出方向的胫骨上端后侧加垫，或向前塑形。

（3）膝关节侧方脱位：同上固定 4~6 周，不同处是于膝关节脱出方向的胫骨上端加垫及在股骨下端相对方向处加垫或塑形，以保持对位。外侧脱位，将膝关节固定于膝外翻位。内侧脱位，将膝关节固定在膝内翻位。固定时间 6~8 周。

3. 辨证施治

（1）早期：初期肿胀严重，内服活血化瘀、消肿止痛之剂，方用活血疏肝汤加川牛膝、川木瓜。继服活血通经、舒筋活络中药，方用丹栀逍遥散加独活、川续断、川木瓜、川牛膝、丝瓜络、桑寄生。若有神经症状，加全虫、白芷。

（2）中期：肿胀已消退大半，胃纳较差者，治以活血理气，调和脾胃，兼补肝肾，方用橘术四物汤加川续断、五加皮、木瓜、牛膝。若肿胀基本消退，饮食大小便正常，则治以通经活络，补气血，壮筋骨，药用养血止痛丸。

（3）后期：内服补肾壮筋汤加川续断、五加皮，以强壮筋骨。神经损伤后期宜益气通络，祛风壮筋，方用黄芪桂枝五物汤加川续断、五加皮、桑寄生、川牛膝、全虫、僵蚕、制马钱子等。

4. 其他治疗

（1）熏洗：苏木煎。组成：苏木、大力草、艾叶、伸筋草、鸡血藤各30g，羌活、卷柏、川牛膝各10g。功效：温经活血，舒筋利节。以上熏洗剂煎至沸腾半小时后，先趁热以厚毛巾覆盖伤肢熏之，待降低至合适的温度时再浸泡患部，每日2~3次。

（2）外敷：活血止痛膏。组成：生地黄、大黄、连翘各120g，羌活90g，当归、白芷、赤芍、独活各60g，甘草30g，芝麻油5 000mL。功效：活血止痛，祛风除湿，接骨续筋。主治：创伤骨折、筋伤，劳损性疼痛。用法：外敷患处，每周换药1次，皮肤过敏者停止使用。

（3）外搽：骨折愈合后，膝关节活动不利或疼痛者，可用展筋丹按摩或涂搽展筋酊。

（4）物理治疗：可以使用中药离子导入、电脑中频等，以舒筋活络，祛瘀消肿，促进关节功能恢复。

5. 手术治疗 手法复位后膝关节不稳定，特别是膝关节向后外侧脱位，若膝关节显示整复后不稳定，则往往可能是有其他组织嵌入在关节中间，被撕裂的侧副韧带和鹅足肌腱亦可以阻挡膝关节的整复，手术时必须修复因脱位后造成的膝关节内侧结构、外侧结构、前或后侧结构损伤的各种撕裂组织。对陈旧性膝关节脱位和合并严重创伤性关节炎的病例，应采用关节加压固定融合术，腓总神经受损者，多因过度牵拉性损伤，修补缝合确有困难，约50%的病例遗留永久性神经麻痹。

七、并发症

1. 韧带损伤。

2. 腘动脉损伤。

3. 腓总神经损伤。

八、功能锻炼与预后

1. 功能锻炼 固定后，即指导患者做自主股四头肌收缩锻炼，肿胀消减后做带固定仰卧抬腿锻炼，4~8周解除固定后，先开始做膝关节自主屈曲，然后下床活动锻炼，按膝关节功能疗法处理。

2. 预后 膝关节脱位后由于膝部大多数韧带都造成严重损伤，预后关节功能也有严重障碍。

（郭　维）

第七节　髌骨脱位

髌骨是人体最大的种子骨，也是股四头肌腱上的种子骨。

一、解剖

髌骨被股四头肌扩张腱膜所包绕，以其腱抵止于胫骨粗隆，是伸膝动力的支力点，其两侧为支持带所附着，能保护膝关节，增强股四头肌的力量，是稳定膝关节的重要因素。当膝关节运动时，髌骨也随之移动。膝关节半屈时，髌骨与股骨之髌股关节面相接；膝关节强度屈曲时，髌骨则下降，正对股骨髁间窝；膝关节伸直时，髌骨上移，仅其下部与股骨的髌面相接；膝关节旋转时，髌骨的位置不动。髌在功能上，协助股四头肌，当伸直膝关节最后的 10°~15°，主要是髌骨的作用。因膝关节有 10°~15° 的外翻角，股四头肌起止点又不在一条直线上。股四头肌是由上向下向内，而髌韧带则垂直向下，髌骨则位于此两轴心所形成的夹角上，当股四头肌收缩时，髌骨有自然向外脱位的趋向，故一旦脱位，多脱向外侧。同时膝关节内侧支持带和关节囊被撕裂，髌骨旋转 90°，其关节面与股骨外髁相接触。

二、病因病机

1. 膝关节屈曲外展跌倒时，由于膝关节内侧张力增大，将内侧筋膜撕裂，致髌骨向外侧翻转脱位。或在膝关节屈曲位跌倒时，髌骨内侧受到外力的直接撞击，也可造成髌骨向外侧翻转脱位。

2. 膝关节强力屈曲时，使髌骨上缘卡于股骨髁下，致股四头肌由其上方撕脱，可形成髌骨沿冠状面翻转脱位于胫股关节面之间，髌骨关节面朝向胫骨平台，极少见。

3. 膝关节于半屈曲外翻位时，暴力来自内侧，撞击于髌骨内侧，可致内侧筋膜撕裂，髌骨向外翻转，但由于髌骨外缘被股骨外髁卡锁，致使髌骨沿股骨矢状面翻转脱位，呈 90° 翻转位于股骨两髁之间。髌骨外缘正对髌股关节面，若外力继续作用，可将股骨外髁切折，而使髌骨嵌夹于两髁之间，极少见。

4. 膝关节伸直位，暴力来自前方，作用于髌骨下部，致膝关节过伸，髌骨向上移动，当暴力过后，膝关节又恢复屈曲位时，然髌骨下缘被嵌入胫骨平台上方，髌骨不能向下滑动，致成向上移脱。

5. 股骨外髁发育差，膝关节呈高度外翻，膝关节囊内侧松弛，每当轻微外伤诱因，或无明显外伤史，当膝关节屈曲时，髌骨即可向外侧翻转脱位，而当膝关节伸直时，即又自行复位，称先天性脱位或习惯性脱位。

三、临床分型

1. 按病理机制

（1）外伤性脱位：由于外在暴力所致。

（2）先天性脱位：由于发育异常所致。

（3）习惯性脱位：由于失治、误治而形成髌骨的反复多次脱位。

2. 按其脱位的部位和方向

（1）外侧脱位：髌骨沿矢状面翻转 90°，脱于膝关节外侧，髌骨关节面正对股骨外髁（图 3-33）。最多见，占髌骨脱位的 95% 以上。

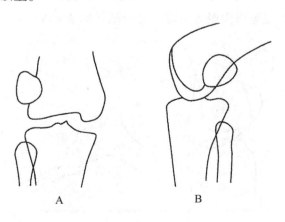

图 3-33　髌骨外侧脱位

（2）膝关节间脱位：髌骨沿冠状面翻转脱于胫股关节之间，髌骨关节面朝向胫骨平台，极少见（图3-34）。

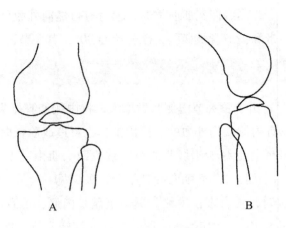

图3-34　髌骨膝关节间脱位

（3）股骨髁间脱位：髌骨沿矢状面翻转90°左右，侧棱于股骨两髁间，髌骨关节面朝向内侧，极少见（图3-35）。

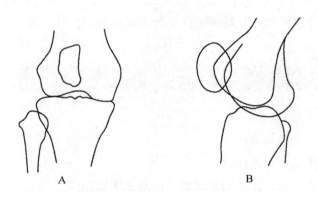

图3-35　髌骨股骨髁间脱位

（4）髌骨上脱位：又名髌骨上移，髌骨下缘与胫骨平台或股骨髁相交锁，髌骨沿冠状面翻转，髌骨关节面朝向股骨髁前下方，或侧指向股骨下端。极少见（图3-36）。

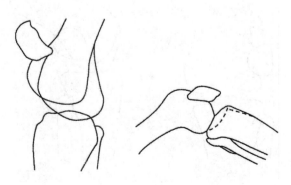

图3-36　髌骨上、下脱位

髌骨脱位，多脱向外侧，与膝关节的生理结构有关：①膝关节有 10°～15°的外翻角。②股骨外髁小，内髁大。③股四头肌与髌韧带不在一直线上，力线偏于外侧。

四、临床表现

伤处肿胀明显，髌骨压痛，活动明显受限，感觉膝部发软，行走困难，伸膝及用手轻推可复位。关节镜检查及 X 线检查可见髌骨脱位。患者感觉到膝关节突然剧痛，可有脱臼感觉或无力。在膝关节伸直后髌骨经常自行复位，复位时常可听见"卡嗒"声。

五、辅助检查

1. X 线摄片　常规的膝关节正侧位摄片十分必要，屈膝 30°侧位片，观测是否有高位髌骨存在；拍摄屈膝 30°或 45°髌骨轴位片，可以发现髌骨外侧半脱位。

2. CT、MRT 检查　CT 扫描在疑难病例中有其特殊价值，可用来确定三种特殊的髌骨力线：Ⅰ型，髌骨移位；Ⅱ型，髌骨倾斜合并移位；Ⅲ型，髌骨倾斜。MRI 检查可以清晰地显示髌股关节半脱位、膝关节积液，同时还能判断有无伴随的股骨髁软骨损伤或其他关节内结构损伤。

3. 关节镜检查　关节镜检查主要是评估关节软骨面损害程度，根据髌骨软骨面退变程度决定选择何种手术，可以分成四级：1 级，仅软骨变软；2 级，有直径不到 1.3cm 的纤维化病灶；3 级，纤维化病灶直径大于 1.3cm；4 级，软骨下骨皮质已暴露。

六、诊断与鉴别诊断

1. 诊断

（1）诊断依据：①好发于青少年。②膝关节肿胀、疼痛，不能自主伸膝，膝前方平坦，髌骨向外侧移位，膝关节伸直位则髌股关系恢复正常，屈膝时髌骨可重新脱位。③X 线摄片检查可见髌骨位于膝关节外侧股骨外髁处。

（2）诊断分类

①按病理机制可分为：外伤性脱位，由于外在暴力所致；先天性脱位，由于发育异常所致；习惯性脱位，由于失治、误治而形成髌骨的反复多次脱位。

②按其脱位的部位和方向可分为：外侧脱位、膝关节间脱位、股骨髁间脱位、髌骨上脱位。

2. 鉴别诊断

（1）与膝关节内侧副韧带损伤的鉴别：膝关节侧副韧带损伤膝关节肿胀较轻，髌骨向外侧活动度较小或无活动度，不能形成脱位。

（2）与膝关节内侧半月板损伤的鉴别：内侧半月板损伤膝关节肿胀较轻或无肿胀，膝内侧压痛较局限，压痛在关节错缝处，膝关节活动度较小或无活动度，屈膝受限，膝关节研磨试验（＋）。

七、治疗

1. 手法复位　髌骨外侧脱位复位容易，采用屈伸法即可复位。

（1）髌骨外侧脱位：采用屈伸复位法或屈伸推挤复位法。患者仰卧，医者站于患侧，一只手持膝，另一只手持踝上方，顺势将膝关节伸直，即可复位。或在伸直的过程中，以持膝手的拇指推髌骨向前即可复位。若髌骨与股骨外髁相嵌顿，用上法不能复位者，可采用嵌入缓解法加屈伸推挤复位法。患者仰卧，一名助手固定股部，另一名助手持踝关节上方，先使膝关节屈曲外翻，使外侧筋肉松弛（有时髌骨的交锁可自行缓解）。医者站于患侧，双手持膝，先以两手四指，挤压脱位的髌骨内缘，使髌骨更向外翻转以扩大畸形，松解嵌顿，后令牵踝的助手将膝关节慢慢伸直，同时术者以两手拇指推挤脱出的髌骨向内前即可复位。

（2）髌骨关节内脱位：采用嵌入缓解复位法。局部麻醉或神经阻滞麻醉下进行。患者仰卧，一名助手固定股部，另一名助手扶持踝关节上方。医者站于患侧，先将膝关节缓缓屈曲60°左右，医者猛推按胫骨上端向后，并过伸膝关节，使嵌夹于胫股关节之间的髌骨弹出，然后将膝关节伸直即可复位。如上法失败，可采用钢针撬拨复位法，在局部麻醉或神经阻滞麻醉和X线透视下进行。患者仰卧，常规消毒铺巾，一名助手固定股部，另一名助手扶持踝关节上方，将膝关节缓缓屈曲80°～90°，使膝关节前侧间隙增宽。医者站于患侧，由膝关节内侧刺入骨圆针，至髌骨上缘之后，然后向前方推顶髌骨，使其滑出关节间隙，再进行推挤、按压使复位落实。

注意进针部位及深度，操作要稳缓，勿刺伤神经及血管。如复位失败，可进行切开复位。

（3）髌骨股骨髁间脱位：采用伸屈推挤复位法。患者仰卧，一名助手固定股部，另一名助手扶持踝关节上方，顺势将膝关节做小幅度缓缓伸屈。医者站于患侧，一只手拇指先按推髌骨之外缘向内，以扩大畸形，缓解其与股骨外髁之间的交锁，另一只手同时持脱出的髌骨内缘向内旋转推挤，让持踝部的助手同时将膝关节伸展，即可复位。

（4）髌骨上脱位：采用伸屈复位法或伸屈推按复位法。患者仰卧，一名助手固定股部，另一名助手扶持踝关节上方。医者站于患侧，双手扶持膝关节，让上下两助手缓缓将膝关节屈曲，即可缓解交锁，然后再缓缓将膝关节伸直即可复位。或当上、下两助手将膝关节缓缓屈曲的过程中，术者在扶持膝关节的同时，以两手拇指推按髌骨的上缘，使其下缘的嵌顿缓解，然后伸直膝关节，脱位的髌骨即复位。

2. 固定　用下肢托板或石膏托将膝关节固定于屈曲10°～15°中立位4～6周。

3. 辨证施治　参见膝关节脱位相关内容。

4. 手术治疗

（1）外伤性髌骨脱位：髌韧带断裂者宜立即修复。内侧关节囊破裂者原则上应手术治疗。也有学者主张长腿石膏固定4～6周，手术方法为清除关节内积血、软骨碎屑，并缝合从髌骨缘撕脱的关节囊。

（2）习惯性髌骨脱位：习惯性髌骨脱位的治疗，年龄越小效果越好。不仅能解决脱位问题，还可避免继发畸形。如果治疗较晚，全出现髋、膝关节继发屈曲、腰前凸加大等畸形，甚至膝关节骨性关节炎，影响工作与生活。

实践证明手术治疗能取得明显的效果。手术方法很多，归纳起来有以下几种：①膝内侧肌膜、关节囊、股四头肌扩张部分紧缩缝合术。②肌膜移位术，内侧肌膜、肌肉带蒂移位术。③肌腱移位术，将内侧腘绳肌移位，加强股四头肌内侧力量。

八、并发症

本病还容易并发一些术后并发症，包括再脱位、膝反屈、屈曲受限、骨关节炎等。手术后如髌股关节对合不良可致髌股关节炎，遗留髌部疼痛，所以矫形时应既有效地矫正脱位，又尽量维持正常髌股关节结构，保持髌股关节对合关系正常，术后不遗留膝部疼痛及髌股关节炎，功能恢复快。

九、功能锻炼与预后

1. 功能锻炼 固定后，即指导患者做自主股四头肌收缩锻炼，肿胀消减后做带固定仰卧抬腿锻炼。4~8周解除固定后，先开始做膝关节自主屈曲，然后下床活动锻炼，按膝关节功能疗法处理。自主锻炼包括靠墙操，即患者下蹲约40°、保持腰背靠墙15~20秒，共重复10~15次；用一个15~20cm的平台，进行侧面与正面的跨台阶锻炼；继而进行小弧度压腿练习，并使用固定自行车与楼梯机进行耐力强化锻炼。当患者股四头肌与腘绳肌肌力恢复正常、恢复体育运动所需的敏捷性后，患者可参加体育活动。一般而言，参加体育活动的前2~3个月要使用髌骨固定带。

2. 预后 绝大多数病例预后良好。

（郭　维）

第八节　踝关节脱位

一、解剖

踝关节由胫、腓骨下端的关节面与距骨滑车构成，故又名距骨小腿关节。胫骨的下关节面及内、外踝关节面共同构成的"门"形的关节窝，容纳距骨滑车（关节头），由于滑车关节面前宽后窄，当足背屈时，较宽的前部进入窝内，关节稳定；但在跖屈时，如走下坡路时滑车较窄的后部进入窝内，踝关节松动且能做侧方运动，此时踝关节容易发生扭伤，其中以内翻损伤最多见，因为外踝比内踝长而低，可阻止距骨过度外翻。

踝关节囊前后较薄，两侧较厚，并有韧带加强。胫侧副韧带为一强韧的三角形韧带，又名三角韧带，位于关节的内侧，起自内踝，呈扇形向下止于距、跟、舟三骨。由于附着部不同，由后向前可分为四部：距胫后韧带、跟胫韧带、胫舟韧带和位于其内侧的距胫前韧带。三角韧带主要限制足的背屈，前部纤维则限制足的跖屈。腓侧副韧带位于关节的外侧，由从前往后排列的距腓前、跟腓、距腓后三条独立的韧带组成，连接于外踝与距、跟骨之间。距腓后韧带可防止小腿骨向前脱位。当足过度跖屈内翻时，易损伤距腓前韧带及跟腓韧带。

踝关节屈滑车关节，可沿通过横贯距骨体的冠状轴做背屈及跖屈运动。足尖向上，足与小腿间的角度小于90°叫背屈，反之，足尖向下，足与小腿间的角度大于直角叫做跖屈。在跖屈时，足可做一定范围的侧方运动。

二、病因病机

踝关节脱位多为间接暴力所致，如跌、扭而致伤，常见由高处跌下，足部内侧或外侧着地，或行走不平道路，或平地滑跌，使足旋转、内翻或外翻过度，往往形成脱位，且常合并骨折。

若跌下时足的内侧着地，或滑跌时，足呈过度外旋、外翻，而致内侧脱位，多合并外踝骨折；或同时有内踝骨折，亦称外翻脱位。

与外侧脱位机制相反，如由扭崴，由高处跌下，足外侧着地，或使足过度内旋、内翻而致伤，形成踝关节外脱位，多合并内踝骨折；或同时有外踝骨折，亦称内翻脱位。

若由高处掉下，足呈高度背屈位，跟骨后结节部着地，身体向前倾，而致胫骨下端向后错位，形成关节前脱位，多合并胫骨前唇骨折；或由外力推跟骨向前，胫腓骨向后的对挤暴力，也可形成踝关节前脱位。

若由高处掉下，足高度跖屈，足尖或前足着地，身体向后倾倒，致胫腓骨下端向前，足推向后，形成踝关节后脱位，往往合并后踝骨折。

若暴力过大，在致踝关节脱位过程中，并同时导致皮肉损伤，形成开放性脱位。此种损伤多见于踝关节外脱位（亦即内翻脱位）。

按脱位的方向可分为：①外脱位，足跗脱向外侧。②内脱位，足跗脱向内侧。③前脱位，足跗脱向前侧。④后脱位，足跗脱向后侧。

按皮肉损伤程度可分为：①闭合性脱位，皮肉损伤轻，无开放性伤口。②开放性脱位，皮肉损伤严重，有开放性伤口与外界相通。

内侧脱位较多见，其次是外侧脱位和开放性脱位，后脱位少见，前脱位则极少见。此外，踝关节在外翻暴力作用下，而外踝未合并骨折，仅内踝有撕脱骨折或内侧韧带撕裂，可致距骨及其以下各骨向内侧脱位，一般为半脱位；同样在内翻暴力作用下，可致距骨及其以下各骨向外侧半脱位。

三、临床表现

受伤后踝部即出现疼痛、肿胀、畸形和触痛。后脱位者胫腓骨下端在皮下突出明显，并可触及，胫骨前缘至足跟的距离增大，前足变短；前脱位者距骨体位于前踝皮下，踝关节背屈受限；向上脱位者外观可见伤肢局部短缩，肿胀剧烈。

四、辅助检查

1. X线摄片　常规行踝关节正、侧位摄片检查，确定脱位的方向、程度、有无合并骨折等。

2. CT、MRI检查　CT、MRI检查更有利于明确关节及软组织病变的大小、范围和密度变化，检出合并存在的微小骨折。

五、诊断与鉴别诊断

1. 诊断

（1）诊断依据：①有外伤史。②局部肿痛、畸形，足踝功能障碍，踝穴空虚。③X线摄片检查可确诊，并可显示有无合并骨折。

（2）诊断分型

①踝关节内脱位：多为外翻、外旋致伤。踝关节肿痛，功能障碍，足呈外翻外旋，内踝下高突，外踝下凹陷，畸形明显，可合并双踝骨折（图3-37）。

②踝关节外脱位：多由内翻、内旋致伤。踝关节肿痛，功能障碍，足呈内翻内旋，外踝下隆突，内踝下空虚，多伴双踝骨折（图3-38）。

③踝关节前脱位：局部肿痛，足背伸，跟骨前移，跟腱紧张，跟腱两侧可扪到胫腓下端向后隆突，可伴胫骨前缘骨折（图3-39）。

④踝关节后脱位：局部肿痛，活动功能丧失，足跖屈，跟骨后突，跟腱前方空虚，踝前可扪及突出的胫骨下端，其下方空虚，可合并后踝骨折。

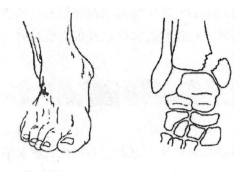

图 3 – 37 踝关节内脱位

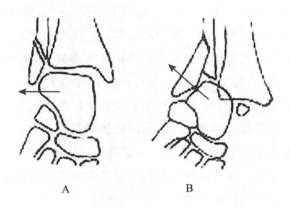

A   B

图 3 – 38 踝关节外脱位

A. 单踝；B. 双踝

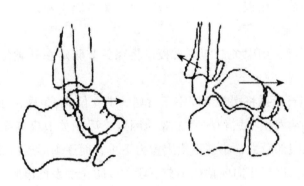

图 3 – 39 踝关节前脱位

2. 鉴别诊断

由于踝关节韧带损伤时，因外力程度的不同，可导致踝关节韧带的完全断裂及撕脱性骨折，应予仔细鉴别。

（1）踝关节内、外侧副韧带完全断裂：外侧副韧带完全撕脱（伴有或不伴有外踝撕脱骨折）时，常可合并距骨暂时脱位，在足内翻时，不仅外踝疼痛剧烈，且感觉踝关节不稳，距骨有异常活动，甚至在外踝与距骨外侧可触到沟状凹陷。X 线检查可见距骨在踝穴内有明显倾斜。内侧副韧带完全撕脱时，多合并下胫腓韧带的撕脱，其临床表现有时与内踝扭伤相似。但根据 X 线片所示距骨体与内踝的间隙增宽这一现象即可诊断。

（2）第5跖骨基底部撕脱骨折：本病与踝关节外侧副韧带损伤的机制相似。是由于暴力使足突然旋后时，腓骨短肌受到牵拉，引起第5跖骨基底部撕脱骨折。检查时，在第5跖骨基底部可有明显压痛。X线足部正斜位片可确诊。

六、治疗

1. 手法复位

（1）踝关节内脱位：采用牵拉推挤复位法。患者患侧卧位，膝关节半屈曲，一名助手固定患肢小腿部，将小腿端起。医者一只手持足跖部，另一只手持足跟，顺势用力牵拉，并扩大畸形，然后以两手拇指按压内踝下骨突起部向外，其余指握足，在保持牵拉的情况下，使足极度内翻、背伸，即可复位。

（2）踝关节外脱位：患者健侧卧，患肢在上，膝关节屈曲，一名助手固定患肢小腿部，将小腿端起。医者一只手持足跖部，另一只手持足跟，顺势用力牵拉，并扩大畸形。然后以两手拇指按压外踝下方突起部向内，其余指握足，在保持牵拉的情况下，使足极度外翻，即可复位。

（3）踝关节前脱位：采用牵拉提按复位法。患者仰卧，膝关节屈曲，一名助手固定患肢小腿部，将小腿端起。医者一只手握踝上，另一只手握足跖部，顺势牵拉的情况下，持踝上之手提胫腓骨下端向前，握足跖的手使足跖屈并向后推按，即可复位。然后跖屈踝关节。

（4）踝关节后脱位：患者仰卧，膝关节屈曲，一名助手固定患肢小腿部，将小腿端起，另一名助手一只手持足跖，另一只手持足跟，顺势向远端牵拉，并扩大畸形。医者用力按压胫腓骨下端向后，同时牵足的助手在牵拉的情况下，提足向前并背屈，即可复位。

（5）开放性脱位：争取时间，彻底清创。先整复脱位并以钢针固定，然后缝合伤口。

2. 固定

（1）踝关节内脱位复位后：用踝关节塑形夹板，将踝关节固定在内翻位3周；合并骨折者，固定5周。

（2）踝关节外脱位复位后：用踝关节塑形夹板，将踝关节固定在外翻位3周；合并骨折者，固定5周。

（3）踝关节前脱位：用石膏托将踝关节固定于背屈、中立位3～5周，注意塑形。踝关节前脱位复位容易，但在固定过程中，常发生再脱位。其主要原因是：后侧关节囊撕裂，胫骨前唇又往往合并骨折；复位后，患者仰卧，足跟部着力，小腿下段因重力下垂，而逐渐形成再脱位。因此当用石膏托固定时，一定要注意很好地塑形，后托要向前顶住小腿下段，以防止继发性再脱位。

（4）踝关节后脱位：用石膏托将踝关节固定于跖屈、中立位3～5周，注意塑形。踝关节后脱位，固定期间，由于小腿不自主地向前抬动，足跟易向后下垂，重复了受伤机制，易造成继发性再脱位。因此，石膏托要很好塑形，避免足向后垂，同时要经常向前方牵提足部，以保证复位良好。

3. 辨证施治

（1）内服药：此种损伤，位居足踝，瘀血易下注内结，多肿胀严重，或起水疱，故发病后，即应大剂量内服活血化瘀、祛湿通经之剂，方用活血疏肝汤，或血肿解汤与活血灵合煎；起有水疱，可内服清热解毒、利湿通经之剂，方用解毒饮与血肿解汤合用；待肿消退后，内服通经利节、壮筋骨、强腰膝、通经活络之品，药用加味益气丸与养血止痛丸合用或健步壮骨丸等。

开放性损伤，初期内服清热解毒、活血消肿之中药，方用仙复汤或解毒饮。如发生伤口感染，时久可内服益气生肌、托里排脓之剂，方用托里消毒饮。

（2）外用药：复位后，外贴活血接骨止痛膏。解除固定后，外洗以活血舒筋中药，方用苏木煎。

4. 手术治疗　伤处软组织肿胀剧烈，复位失败或甚感困难者，可给予手术开放复位。手术中对距骨体不需要做内固定，但周围韧带撕裂、断裂伤者必须修补；合并有踝部骨折者，骨折复位后须做相应可靠内固定。

七、并发症

常并发内、外踝及胫骨远端前、后唇骨折。

八、功能锻炼与预后

1. 功能锻炼　踝关节要早日开始功能活动，不论合并骨折与否，从固定一开始，即需做足趾的活动。2 周后，带固定下床做不负重活动锻炼；解除固定后，开始做踝关节的功能锻炼；再 1 周后下床练习负重行走并配合进行踝关节的按摩活筋治疗。

2. 预后　治愈后，由于周围韧带损伤，关节不稳，晚期容易出现骨关节炎，效果欠佳。

（郭　维）

第四章

上肢损伤

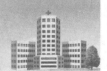

第一节 锁骨骨折

锁骨骨折是常见的骨折之一，占全身骨折的 5%～10%，各种年龄均可发生，但多见于青壮年及儿童。新生儿锁骨骨折也是一种常见的产伤，有报道其发生率为 0.84%。

（一）致伤原因与分型

间接与直接暴力均可引起锁骨骨折，大多文献报道间接暴力较多，如跌倒时，手掌、肘部或肩部着地，传导暴力冲击锁骨发生骨折，多为横断型或短斜型骨折（图 4-1）。直接暴力亦可从前方或上方作用于锁骨，发生横断型或粉碎性骨折。粉碎性骨折的骨折片如向下移位、有压迫或刺伤锁骨下神经和血管的可能；如骨折片向上移位，有穿破皮肤形成开放性骨折的可能。幼儿多为横断或青枝骨折。

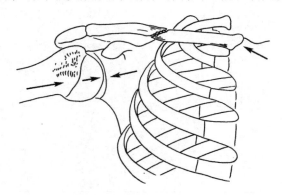

图 4-1 间接暴力致锁骨骨折（多为横断型或短斜型骨折）

（二）骨折部位与移位

骨折可发生于锁骨任何部位，但好发于骨质薄弱又无韧带肌肉附着的中 1/3 或中外 1/3 交界处，完全性骨折的近侧骨折端因受胸锁乳突肌的牵拉而向上后方移位，远侧骨折端因肢体重量作用与胸大肌、胸小肌及肩胛下肌等的牵拉向前下方移位，并由这些肌肉与锁骨下肌的牵拉作用，向内侧造成重叠移位。锁骨外 1/3 骨折次之，常为直接暴力引起，由于上肢的重量和暴力的作用，使远侧骨折端向下前方移位；如喙锁韧带断裂，又可导致锁骨近侧端向后上方移位，更增加两骨折端的移位，治疗时必须手术修复此韧带，才能维持骨折端的复位固定治疗。锁骨内1/3骨折甚少。多为直接暴力引起，因胸锁乳突肌及肋锁韧带的作用，骨折端很少移位。

（三）临床表现

有外伤病史。锁骨骨折的典型体征是头偏向伤侧以缓解胸锁乳突肌的牵拉作用，同时用健侧手托住伤侧前臂及肘部，以减少伤肢重量牵拉引起骨折端移位的疼痛。由于锁骨位于皮下，骨折后局部压痛及肿胀均较明显，特别骨折移位严重者，骨折端局部畸形、压痛、肿胀特别明显，甚至骨折端可隆起于皮下，触摸即可发觉，有时可有骨擦音。伤侧上肢不能自主用力上举和后伸。幼儿多为青枝骨折，局部畸形及肿胀不明显，但活动伤侧上肢及压迫锁骨时，患儿啼哭叫痛。

（四）诊断

根据外伤病史，检查的体征和X线照片检查，诊断是不困难的。但需及时注意检查有无锁骨下神经和血管的损伤。特别是直接暴力引起的锁骨骨折绝不要忽略，有时直接暴力引起的骨折，可刺破胸膜发生气胸或损伤锁骨下血管和神经，出现相应症状和体征。邻近骨与关节损伤如合并肩锁、胸锁关节分离、肩胛骨骨折和第1肋骨骨折。

（五）治疗

儿童青枝骨折或不全骨折采用外固定，如三角巾、颈腕吊带悬吊或"8"字绷带固定，疼痛消失后开始功能锻炼。固定2～3周，即可痊愈。

二、复位与外固定措施

（一）锁骨中1/3或中外1/3伴移位骨折复位与固定

1. 麻醉　先用1%～2%普鲁卡因进行骨折端局部血肿内麻醉。

2. 体位　伤员坐在凳子上，两手叉腰挺胸位。

3. 牵引方法

有两种牵引方法。

（1）一助手立于伤员背后，用两手握两肩，两侧向外后上扳提，同时用一个膝部顶抵伤员背部胸椎棘突，使骨折远侧端在挺胸的杠杆作用及助手两手向后上扳提的作用下，两骨折端被牵引拉开，两骨折段的轴线在一直线上，大多数可自行复位。

（2）因为以上的牵引与对抗牵引方法，向后上扳提的作用力较大，而向外的牵引力较弱，往往因远侧骨折端向外的牵引力不够，影响手法复位。因此，另一助手一手推顶伤员伤侧胸壁，另一手向外牵拉伤肢上臂，协助第一助手缓缓将远侧骨折牵开，再行手法复位。

4. 复位手法

（1）在助手牵引的情况下，术者立于伤员之前面，用两拇指及示指摸清并捏住两骨折端向前牵拉，即可使骨折复位。

（2）术者用两拇指摸清两骨折端，并以一拇指及示指捏住近侧骨折端向前下侧牵拉，同时加一手拇指及示指捏住远侧骨折端向后上方推顶，即可使骨折端复位。

（3）手法复位后，即将向外的牵引力稍放松一些，使对位的两骨折端互相嵌紧，以便进行外固定，粉碎性骨折整复困难，不要求解剖对位，更不宜用暴力复位，以免骨折尖端刺伤皮肤或血管。

5. 固定方法

（1）用"8"字形石膏绷带固定：术者将棉垫或纸垫压垫于两骨折端的两侧，并用胶布固定；两侧腋窝用棉垫垫妥，即进行"8"字形石膏绷带固定，并将石膏的两腋部修理合适，以免引起血管或神经受压。

（2）用双布带圈固定：将预先制好的大小合适的包有棉花的绷带圈两只，于手法复位前套于两侧肩腋部，待骨折复位后用棉垫或纸垫将两骨折端上下方垫压合适，并用胶布固定。从伤员背侧拉紧此两布圈其上下各用一布带扎牢维持两肩外张向上后伸；另用一布带将两布圈于胸前侧扎牢，以免双圈滑脱。

6. 注意事项

（1）"8"字形石膏绷带固定者有时由于两上肢不能下垂，需经常将两手叉腰；双布带圈固定有时会出现布圈松动。无论何种固定方法，如手及前臂麻木感或桡动脉搏动摸不清，均表示固定过紧，有压迫血管或神经情况，应立即给予适当放松固定，直至症状完全解除为止。

（2）骨折固定后，嘱伤员全身及伤侧肢体在无痛的情况下，进行功能锻炼。

（二）无喙锁韧带断裂的锁骨外端或外 1/3 有移位骨折复位与固定

1. 麻醉　用 1% ~2% 普鲁卡因进行骨折端局部血肿内麻醉。

2. 体位　伤员坐在凳子上挺胸、上臂下垂，屈肘 90°。

3. 牵引方法　用一布带套过腋部，经胸前及背后向健侧牵引并固定，作为对抗牵引，并用扩张木板撑开布带；助手两手握住伤肢上端向外上方牵引。

4. 复位方法　术者一手经腋窝向上推顶肩关节，迫使锁骨远侧骨折段向上；另一手压锁骨近侧骨折端向下，使两侧骨折端达到满意复位，即稍放松向外的牵引力，使两骨折端互相嵌紧，以便进行外固定。

5. 固定方法

主要维持骨折近段向下，骨折远段向上。

（1）石膏条绕压固定法：用石膏条绕压于锁骨近侧骨折端及健侧背腋部，继经伤侧上臂前侧，绕经肘部，经上臂后侧，将上臂及肩关节向上提拉，再压于锁骨近侧骨折段及胸前至健侧腋部及背后，续进行 2~3 层石膏条形成的石膏固定，并加压整形，以保持两骨折端的对位，固定至骨折愈合（图 4-2）；另外再加三角巾颈前臂悬吊，防止伤肢下垂，以免影响骨折端的对位。此法亦可用宽胶布条如上固定，但要注意伤员对胶布的过敏、胶布脱落、松动要及时更换。

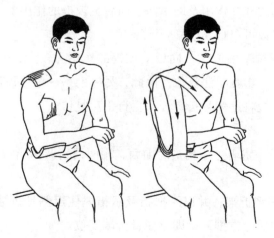

图 4-2　石膏条绕压固定法

锁骨外端骨折及肩锁关节脱位喙锁韧带未完全断裂者

（2）肩锁吊带固定法（图4－3）。

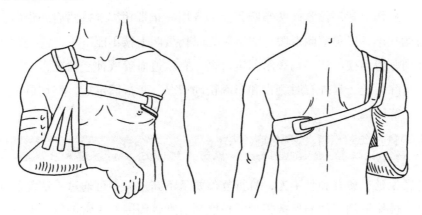

图4－3　肩锁吊带固定法

无移位锁骨外端骨折及肩锁关节脱位喙锁韧带未断裂者

①伤员站立位，两上肢高举，包一个上齐乳头、下至髂骨嵴的腰围，并于腰围前后伤侧的乳线上，各安一个铁扣，待石膏围腰干固之后，将骨折手法复位，用厚毡垫一块置于锁骨近侧骨折端处，另用5cm宽的帆布带压于锁骨近侧骨折端的厚毡垫上，将带两端系于石膏腰围前后的铁扣上，适当拉紧固定，使骨折端对位平整，再用三角巾悬吊前臂。

②吊带为帆布或皮革预制，能将伤侧肘关节及上臂向上提拉，并能将锁骨近侧段向下压，固定带系于健侧胸部。将骨折手法复位后，用此吊带固定。

（3）石膏条顶压法：伤员站立位或坐位，术者做一条8层厚70mm长的石膏条，于石膏条中间放一布带，将石膏条双重折叠在一起压紧，将此石膏条贴敷于伤侧腋下胸壁，上端顶于腋窝；再用8层厚80mm长的石膏条，压贴于锁骨近侧骨折端及胸前背后；另用宽石膏条绕包胸部固定以上的石膏条，维持骨折对位。先用1%～2%普鲁卡因进行骨折端局部血肿内麻醉。伤员坐在凳子上，两手叉腰挺胸位。其牵引、复位与固定与上述两种方法不同，而且牵引、复位与固定都有两种方法可供选择。

①牵引方法：a. 一助手立于伤员背后，用两手握两肩，两侧向外后上扳提，同时用一个膝部顶抵伤员背部胸椎棘突，使骨折远侧端在挺胸的杠杆作用及助手两手向后上扳提的作用下，两骨折端被牵引拉开，两骨折段的轴线在一直线上，大多数可自行复位。b. 因为以上的牵引与对抗牵引方法，向后上扳提的作用力较大，而向外的牵引力较弱，往往因远侧骨折端向外的牵引力不够，影响手法复位。因此，另一助手一手推顶伤员伤侧胸壁，另一手向外牵拉伤肢上臂，协助第一助手缓缓将远侧骨折牵开，再行手法复位。

②复位手法：a. 在助手牵引的情况下，术者立于伤员之前面，用两拇指及示指摸清并捏住两骨折端向前牵拉，即可使骨折复位。b. 术者用两拇指摸清两骨折端，并以一拇指及示指捏住近侧骨折端向前下侧牵拉，同时加一手拇指及示指捏住远侧骨折端向后上方推顶，即可使骨折端复位。手法复位后，即将向外的牵引力稍放松一些，使对位的两骨折端互相嵌紧，以便进行外固定，粉碎性骨折整复困难，不要求解剖对位，更不宜用暴力复位，以免骨折尖端刺伤皮肤或血管。

③固定方法：a. 用"8"字形绷带或石膏固定。术者将棉垫或纸垫压垫于两骨折端的两侧，并用胶布固定；两侧腋窝用棉垫垫妥，即进行"8"字形绷带或石膏绷带固定。如用石膏绷带固定务必将石膏的两腋部修理合适，以免引起血管或神经受压。b. 用双布带圈固定。将预先制好的大小合适的包有棉

花的绷带圈两只，于手法复位前套于两侧肩腋部，待骨折复位后用棉垫或纸垫将两骨折端上下方垫压合适，并用胶布固定。从伤员背侧拉紧此两布圈其上下各用一布带扎牢维持两肩外张向上后伸；另用一布带将两布圈于胸前侧扎牢，以免双圈滑脱。固定后有时伤员两上肢不能下垂，需经常将两手叉腰。如手及前臂麻木感或桡动脉搏动摸不清，均表示固定过紧，有压迫血管或神经情况，应立即给予适当放松固定，直至症状完全解除为止。另外有时绷带和布圈松动情况。骨折固定后，嘱伤员全身及伤侧肢体在无痛的情况下，进行功能锻炼。

三、切开复位内固定

锁骨骨折很少发生延迟愈合和骨不连，骨折复位要求不高，大多可通过手法复位和外固定愈合，不必要追求解剖复位，虽然解剖复位能保持锁骨的长度和肩胛骨周围的正常解剖，但骨折畸形愈合对功能影响不大。

（一）手术指征

骨折合并血管神经损伤；有喙锁韧带断裂的锁骨外端或外 1/3 有移位骨折，虽经复位外固定但骨折移位明显（图 4 - 4）；骨折端不稳定出现骨不连接，并且出现疼痛等症状；软组织嵌入，骨折端较大分离；锁骨骨折合并肩胛颈骨折，出现漂浮肩（图 4 - 5）。

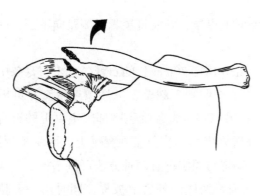

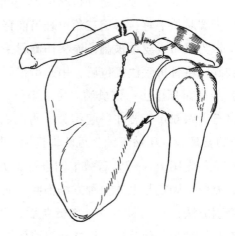

图 4 - 4　有喙锁韧带断裂的锁骨外 1/3 有移位骨折　　图 4 - 5　锁骨骨折合并肩胛颈骨折（漂浮肩）

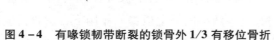

（二）手术步骤

（1）患者仰卧位，伤侧肩部垫高，颈丛神经阻滞麻醉后，沿锁骨横形切口，长约 5cm，切开皮肤、皮下组织，暴露两侧骨折端，骨折端复位。

（2）从远侧骨折端逆行插入一枚克氏针，并使之穿出皮肤之外，再将克氏针自外端穿入骨折内侧段，剪除过长的克氏针外端部分，并将外端弄弯埋于皮下，以防肩部活动导致克氏针移位。选择的克氏针必须有足够的强度和硬度，才能承受无支持的上肢的重量而不会弯曲或折断。有试验结果表明用直径 2mm 的克氏针，就能达到锁骨的生理载荷，但单枚克氏针固定的锁骨骨折一些病例的 X 线复查中，发现有弯曲及骨折成角畸形现象，尤其是粉碎性骨折。因此有人提出需要用 3.2mm 斯氏针。克氏针移位，甚至进入胸腔者也有发生，可以通过外露克氏针折弯成 90°，防止向内侧移动。现亦用钢板螺丝钉内固定治疗，钢板起张力带固定效应，经对抗弯曲应力和旋转应力，较合适的是动力加压钢板和重建钢板。

因锁骨也承受重量，应选用最少6孔钢板。在钻孔和拧螺丝时应极其小心，避免损伤锁骨下动、静脉和胸腔脏器。锁骨远端骨折或有喙锁韧带断裂的锁骨外端骨折可用克氏针钢丝张力带、锁骨钩钢板或锁骨重建钢板内固定。

（3）检查并缝合切口。术后用三角巾悬吊4~6周，骨折牢固愈合后取除内固定。

四、锁骨骨折畸形愈合的处理

一般锁骨骨折有轻度畸形愈合，不大影响肩关节功能，也不出现疼痛或其他症状，不需要特殊治疗或手术治疗，但如有骨折畸形愈合有明显的骨刺形成，或高低不平的骨痂形成，且压迫锁骨下血管或神经的明显症状者，可考虑手术凿除骨痂或骨刺，手术显露方法与切开复位内固定相同，切口略长一些，切开并分离骨膜，于骨膜下凿除压迫血管或神经的骨痂或骨刺。

（于清浩）

第二节　肩胛骨骨折

肩胛骨前后均为肌肉包绕，骨折较少见，占肩部骨折的3%~5%，占全身骨折的0.2%~1.0%。肩胛骨骨折多由高能量直接暴力所致，常为多发伤的一部分，76%~100%合并其他部位损伤，合并损伤通常较严重。多发生于肩胛骨体部和颈部。

肩胛骨骨折分类较多，Miller按照肩胛骨的形态特点分为突起部、颈部、肩盂关节部及体部，并据此将肩胛骨骨折简化为四种主要类型及相关亚型。Hardegger根据骨折部位将肩胛骨骨折分为肩胛体骨折、肩胛盂边缘骨折、肩胛盂窝骨折、解剖颈骨折、外科颈骨折、肩峰骨折、肩胛冈骨折、喙突骨折和粉碎性骨折。创伤骨科学会（OTA）将肩胛骨骨折分为A、B两型，A型为肩盂关节外骨折，B型为肩盂关节内骨折，并且再将A、B型各细分3个亚型。为准确判断肩胛骨骨折情况，需进行一套完整X线检查。常用的X线摄片检查包括：标准的前后位摄片；X线投照中心矢状偏斜30°垂直于肩胛骨的前后位片，主要用于观察肩胛骨的整体形态及盂肱关节的对应关系；X线投照中心平行于肩胛骨，与矢状面呈向后30°的侧位像，其"Y"影像的上支分别为喙突的前部和肩峰的后部，下支为肩胛骨体部边缘，此三支的交界为盂窝，正常情况下肱骨头位于盂窝中央；腋窝位摄片，即X线投照中心指向腋窝的顶部，用于观察盂窝前后缘、肩峰、喙突基底部、锁骨远端及肱骨头骨折脱位的情况。对于复杂的肩胛骨骨折，尤其是涉及肩胛盂、肩胛颈的骨折，CT检查非常必要，特别是三维CT重建。

一、肩胛骨体部骨折

（一）致伤原因与分型

肩胛体部骨折主要为直接暴力所致，如重物或火器伤直接损伤肩胛骨体部，且多为粉碎性骨折。有时亦有横行或斜行骨折，因肩胛骨前后均有肌肉保护，多无明显骨折移位，但须注意有无肋骨骨折或胸腔脏器伤。

（二）临床表现

因为是直接暴力伤，所以致伤局部常有明显肿胀及皮肤的擦伤或挫伤，且有明显压痛及肩部运动障碍。同时要注意检查有无肋骨骨折或胸腔脏器伤症状及体征。

（三）诊断

根据外伤史，体征及 X 线照片检查，一般诊断并不困难。CT 扫描和 CT 三维结构重建可清晰显示肩胛骨骨折，并可对骨折块移位情况进行量化，对骨折治疗具有指导意义。

（四）治疗

肩胛骨体部骨折极少需要做切开复位和内固定。若骨折移位不大，因有肌肉保护，骨折多可自愈，不需特殊处理，一般用三角巾悬吊伤肢，早日进行伤肢功能锻炼。如果骨折移位非常明显，可采取手术复位内固定，以避免妨碍肩关节功能恢复和创伤性骨关节炎的发生。如果肩胛骨骨折多合并多发伤，并且病情较重，待生命指征稳定患者能耐受手术时方可进行，宜在伤后 1～2 周内手术，超过 3 周的肩胛骨骨折一般不主张手术。内固定术后 2 周，可进行肩关节功能锻炼。

二、肩胛颈与肩胛盂骨折

（一）致伤原因与分型

此种骨折多由间接暴力引起，即跌倒时肩部外侧着地，或手掌撑地，暴力经肱骨传导冲击肩胛盂或颈造成骨折；亦可由火器伤直接致伤。关节外肩胛颈骨折多为斜行，或互相嵌插，移位多不显著，关节内肩胛盂骨折常为盂的部分骨折或粉碎性骨折。肩胛颈位于关节盂的内侧，与肩胛冈根部相移行，具有维持关节盂正常位置和传导应力的作用。当肩胛颈骨折移位时，关节盂正常角度和位置发生了变化，如果肩胛骨骨折或骨折畸形愈合，前倾角或后倾角超过正常范围，盂肱关节可出现不稳定或脱位。

（二）临床表现

肩胛盂或颈骨折外观多无明显畸形，易于漏诊。

（三）诊断

检查肩部及腋窝部肿胀、压痛、活动肩关节时疼痛增重，骨折严重移位者可有肩部塌陷，肩峰隆起呈方肩畸形，犹如肩关节脱位的外形，但伤肢无外展、内收、弹性固定情况。而肩关节尚可活动，X 线照片检查即可排除肩关节脱位，确诊。CT 扫描和 CT 三维结构重建对肩胛颈、肩胛盂骨折可清晰显示，对骨折块移位情况进行量化。

（四）治疗

一般无明显移位或移位不大的肩胛颈骨折，不需行手法整复，可用三角巾悬吊伤肢，尽早做伤肢功能锻炼。严重移位的肩胛颈骨折，可在局麻下，牵引手法整复，再用外展架固定 4 周；或使伤员卧床牵引，将伤肢外展及外旋 70°，牵引重量 2.5～4kg，争取于 2～3 天达到骨折端整复，再持续牵引 3～4 周后，改用三角巾悬吊伤肢，做伤肢功能锻炼；手法整复或牵引无效，肩胛颈移位明显，可手术治疗。盂缘骨折达到关节面的 1/4 时，应切开复位内固定，防止肩关节脱位或半脱位。小的关节盂缘骨折伴有脱位者，也可按脱位方法采用非手术治疗，用三角巾悬吊伤肢，尽早做伤肢功能锻炼。

三、肩峰骨折

（一）致伤原因与分型

由于肩峰突出于肩部，多为自上而下的直接暴力打击，或由肱骨突然强烈的杠杆作用，引起肩峰骨折，多为横断面或短斜面骨折。如肩峰远端骨折，骨折块较小，移位不大；如肩峰基底部骨折，远侧骨折块受上肢重量作用及三角肌的牵拉，向前下移位，影响肩关节的外展活动。

（二）临床表现

受伤肩部有肿胀、压痛，活动肩关节可加重局部疼痛。

（三）诊断

根据外伤史，X线照片检查及临床表现，诊断不困难。

（四）治疗

无移位的骨折或移位不明显的骨折，可用三角巾悬吊上肢即可。如远侧骨折端向下移位者，可用胶布条或石膏条经伤侧肘肩及健侧胸壁的交叉形固定，方法同锁骨外端骨折。如果肩峰骨折明显，伴有骨折块回缩并进入肩峰下间隙。肩峰下间隙受到明显影响或三角肌功能受到损害，造成肩关节外展肱骨大结节碰撞，可考虑切开复位和克氏针内固定。

四、肩胛骨喙突骨折

肩胛骨喙突骨折极为罕见，单纯骨折更少。对单纯喙突骨折一般不需特别处理。多为肩锁关节脱位或肩关节脱位的合并骨折。由肩关节前脱位引起者，系肱二肌短头和喙肱肌联合腱的牵拉撕脱喙突骨折，骨折块均向下移位，治疗以肩关节前脱位的整复固定为主；由肩锁关节脱位引起者，系喙锁韧带牵拉撕脱喙突骨折，骨折块均向上移位，应行切开复位，并做喙突内固定和修复肩锁韧带。喙突骨折压迫神经血管，也应内固定。

（于清浩）

第三节　肱骨近端骨折

肱骨近端骨折是较常见的骨折之一，占全身骨折的4%~5%。AO组织根据骨折线的部位用A、B、C来表示骨折的分类（关节外或关节内），使用1、2、3来表示骨折的严重程度（图4-6）。Codman提出了肱骨近端4个部分骨折的概念。Neer在其基础上，提出了肱骨骨折的四部分分型，是目前使用最广泛的临床分型系统。它是以骨折块的移位来进行划分的，而不是骨折线的数量。如图4-6中所示，Neer把肱骨近端分为4个部分：肱骨头、大结节、小结节和肱骨干。采用超过1cm或成角大于45°的标准，诊断几部分骨折。但要注意移位可能是一个持续的过程，临床上需要定期的复查。Neer分型（图4-7）对肱骨近端骨折的类型有相对严格的标准：如果骨折骨块或骨块所涉及的区域移位小于1cm或成角小于45°，就定义为1部分骨折；2部分骨折的命名是根据移位骨块来认定的；在3部分的骨折和骨折脱位中，由于力学平衡的打破，外科颈骨折块会产生旋转移位，骨折类型的命名仍旧是依照移位结节的名称来确定；4部分骨折分为外展嵌插型，典型的4部分骨折以及4部分骨折脱位。关节面的骨折分为头劈裂型和压缩型。

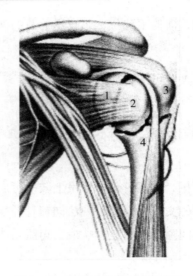

图 4-6 肱骨近端骨折的 4 部分

1 部分骨折（移位较小）没有骨块移位超过 1cm 或成角大于 45°，而非骨折线的数量决定。2 部分骨折是根据移位骨块来命名的，包括两部分解剖颈骨折、2 部分外科颈骨折（A 压缩，B 无压缩，C 粉碎）、2 部分大结节骨折、2 部分小结节骨折和 2 部分骨折脱位。3 部分骨折中有一个结节是产生移位的，头部的骨折块则会产生不同方向的旋转。分为 3 部分大结节骨折、3 部分小结节骨折和 3 部分骨折脱位。四部分骨折包括外展嵌插型四部分骨折、真正的 4 部分骨折和 4 部分骨折脱位。还有 2 种特殊类型的涉及关节面的骨折，关节面压缩和关节面劈裂

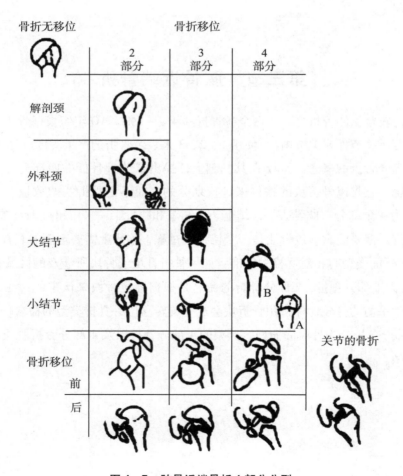

图 4-7 肱骨近端骨折 4 部分分型

一、1 部分骨折

80%的肱骨近端骨折属于1部分骨折，骨折块有较好的软组织的包裹，可以允许早期的锻炼。1部分骨折中，肱骨头缺血坏死的发生率非常少见。有学者认为缺血坏死就是由于结节间沟处的骨折造成了旋肱前动脉分支的损伤。

二、2 部分的肱骨近端骨折

1. 肱骨外科颈骨折　2部分外科颈骨折可以发生在任何的年龄段。胸大肌是引起畸形的主要肌肉组织，由于肩袖组织的作用，关节面的骨块处于中立位。对于外科颈骨折，还有3种临床亚型：压缩、无压缩以及粉碎。有压缩类型的骨折：其成角的尖端往往朝前方，而对侧的骨膜常常是完整的。对这种类型的治疗可以视患者的需要进行复位。无压缩类型的骨折：胸大肌牵拉肱骨干向前内侧移位，而肱骨头还是处于中立位的。这种类型常常会引起腋动脉和臂丛神经的损伤。因此，闭合复位后还需要根据具体情况进行评判：①骨折复位而且稳定；②骨折复位，但是不稳定；③骨折复位不成功。对于粉碎的类型，骨干部的碎片部分可能会被胸大肌牵向内侧，肱骨头和结节部分的骨块是处于中立位。一般这种类型的骨折对线尚可，但由于外科颈处粉碎，稳定性较差，多需要手术治疗。有些学者认为，移位不超过肱骨干直径的50%，成角小于45°，都可以采取非手术治疗。保守治疗是采用复位后颈腕悬吊的方法，固定肩关节7~10天。在固定期内，要求其恢复手、腕、肘的功能。在10天后的随访中，重点是判断骨折端是否有连接的迹象。若疼痛缓解让患者在悬吊保护下进行钟摆样运动。在3周或4周后，复查X线如果没有进一步移位迹象，可以开始进行辅助的练习，6周后开始主动的锻炼。

若骨折成角大于45°、移位大于1cm或超过肱骨干直径的50%的患者，有神经血管损伤的患者，复位后不稳定或复位失败的患者，开放性骨折患者，多发性创伤患者都需要采用手术治疗。

手术的方法大体包括闭合复位经皮固定和切开复位内固定两种。对于骨折可以通过手法复位，但是不稳定的患者，可以考虑复位后，在C臂机的监视下，用克氏针进行固定。它的适应证是：可以进行闭合复位的不稳定的两部分骨折，而且患者的骨质要良好。克氏针固定的优点是：创伤小，减少由于组织剥离而带来的坏死。缺点：会增加周围血管神经结构的潜在威胁，和后期克氏针的游走。在技术上，要求外侧克氏针的进针点要远离腋神经的前支，且要在三角肌的止点之上，避免损伤桡神经。前方的克氏针要避免损伤肌皮神经、头静脉和二头肌长头腱。而且要求患者的依从性要非常好，以便于手术之后的随访。如果在术中，复位不理想，可以用2.5mm或2.0mm的克氏针，从大结节处钻入至肱骨头，把它作为把持物来帮助复位。然后，从肱骨干向肱骨头方向置入克氏针进行固定。

研究表明，上下方向各2枚克氏针的固定，可以达到稳定的效果。手术后，患者要制动3周，直到克氏针移除后。在这段时间，要注意观察患者克氏针的情况，同时要注意有无局部皮肤受压和坏死出现。3周克氏针取出前，只可以进行手、肘的锻炼。一旦克氏针取出后，就可以进行吊带保护下的肩部钟摆样活动。以后的功能操练可以按照康复计划来进行。

存在骨质疏松的患者，外科颈骨折处粉碎的患者，依从性差的患者，有特殊运动要求的患者，均可以直接切开复位。采用多种手段，如髓内钉、钢板、螺钉、钢丝、钢缆、非吸收的缝线等。从固定的强度来说，钢板的固定较为牢靠。手术时要尽可能少地切除周围的软组织以保护血供，这也是治疗的原则之一。

手术时通过三角肌、胸大肌间隙进入，在浅层的暴露中要首先确定喙突和联合肌腱的位置，因为在其内侧是重要的神经血管。其次，要确定肱二头肌长头的位置，把它作为手术中定位的标志。对于一些骨质疏松的患者，可以采用非吸收的缝线，把缝线穿过肌腱的止点和远端骨干上预先钻的孔进行固定。钢丝和钢缆虽然也能同样达到这样的固定目的，但是术后往往会产生肩峰下的撞击症。手术后，若无不稳定的情况，可以早期被动操练，主动活动开始于术后 6 周。

2. 肱骨大结节骨折　大结节的骨片可以因为冈上肌的牵引而向上移位，也可以因为冈下肌和小圆肌的牵引向后内侧移位。向上的移位，在正位片上很容易发现。向后、向内的移位则在腋路位上容易发现，有必要的时候，还可以做 CT 进一步检查。

大结节骨折移位超过 1cm 的患者，都留下了永久性的残疾，而移位在 0.5cm 或更少的患者，预后则较好。但现在观念认为对于年轻患者若移位大于 0.5cm，需行手术复位。目前认为大结节复位位置的好坏会直接影响后期的外展肌力和肩峰下撞击症的发生概率。早期积极修复远比不愈合后再进行手术治疗的效果要来得好。

对于大结节骨折伴随有脱位的患者，我们常常把着重点放在盂肱关节的脱位上，有时会忽略大结节的骨折。有研究者进行过统计，在盂肱关节脱位的患者中，有 7% ~ 15% 伴有大结节骨折。

大结节手术的方法有多种，可以使用克氏针、螺钉、钢丝、钢缆等。目前，有报道采用关节镜引导的经皮复位技术取得了早期良好的随访结果。也有研究者报道采用关节镜技术治疗急性创伤性盂肱关节脱位合并大结节骨折的病例。虽然关节镜技术已经今非昔比，然而许多研究者认为对于骨折块比较小，有明显的移位，以及骨块有回缩的病例，还是需要进行切开复位手术的。当结节较粉碎或存在较小的撕脱骨折，螺钉固定相当困难时，可以使用 8 字缝合技术。Levy 的报道认为，大结节的骨块越小，所取得的治疗结果就越差。大结节骨折可以被看作是骨性肩袖的撕脱，采用一般的肩袖修补入口就可以。当带有骨干部分的骨折，就需要采用三角肌、胸大肌间隙的入口。

康复：大结节骨折术后，如果稳定性良好，则可以立即进行被动的前屈、钟摆样运动以及外旋训练。但是，主动的运动需要等到 6 周后或影像学上出现早期愈合的表现。

3. 小结节骨折　2 部分的小结节骨折较少见，它通常伴有 2 或 3 部分的肱骨近端骨折或作为骨折脱位后的一部分。

X 线和 CT 扫描可以帮助诊断小结节骨折的大小及移位方式。在分析 X 线结果时要和钙化性肌腱炎、骨性的 Bankart 进行鉴别。

小结节骨折的治疗包括手术和非手术治疗。Ogawa K 等报道了 35 例通过切开复位内固定方法治疗的急性小结节骨折，均取得良好的长期结果。对于影响结节间沟以及有二头肌脱位趋势的小结节骨折都可以进行切开复位的手术治疗。有些作者把 5 ~ 10mm 的移位作为标准，对大于 1cm 的移位均应该进行手术固定。采用的切口为三角肌胸大肌切口，在处理肩胛下肌和小结节时要防止内侧的腋神经损伤或因手术引起的粘连。把骨块复位后，可以采用张力带、螺钉等固定。如果小结节骨片过小，导致无法确切固定的，则可以将之切除。但是，肩胛下肌需要与肱骨近端进行修复，保持肩袖组织的功能完整。

一般来说术后被动外旋最多至中立位为止。术后 6 周，如果 X 线显示骨折有愈合迹象，则可以进行外旋 45°，完全上举的动作。3 个月后，通过康复训练，力量可以完全恢复。

4. 解剖颈骨折　不伴有结节移位的孤立的解剖颈移位骨折非常罕见，但这种骨折类型所引起的不连接和缺血性坏死的风险非常高。临床上如果发现此类骨折，就需要进行手术。对于年轻患者，在术中能够达到解剖复位的，可以采用钉板系统进行固定，螺钉固定在中央部及软骨下骨是最牢固的；对于年龄较大的患者或术中不能达到解剖复位的年轻患者，则需要进行半肩关节置换术。

三、3 部分的肱骨近端骨折

3 部分的骨折在肱骨近端骨折中占 10%，老年人、骨质疏松患者的发病率较高。男性与女性的比为 1：2。3 部分骨折的缺血坏死率为 12%～25%。在 3 部分大结节骨折中，肩胛下肌使肱骨头出现内旋；在 3 部分小结节骨折中，冈下肌使肱骨头外旋，胸大肌会使肱骨干内旋内收。有时，二头肌长头腱会嵌顿在骨折碎片间。对于 3 部分骨折无软组织嵌顿的可以进行闭合复位，采取保守治疗。特别在老年患者中，不主张进行反复的闭合复位。因为其骨量较差容易造成骨片更加粉碎。而且，反复的手法复位会增加神经损伤和骨化性肌炎的发病率。如果患者无法耐受麻醉或者对肩关节功能预期值要求不高的高龄患者，则可以进行保守治疗。Zyto 等对 9 例 3 部分骨折的患者进行 10 年的随访，平均年龄 66 岁，平均的 constant 评分为 59 分，其中，4 例没有遗留残疾，3 例留有轻度残疾，2 例留有中度残疾。所有的患者都能接受最终的结果。

3 部分不稳定的肱骨近端骨折，可选择手术治疗。切开复位内固定的优点在于相对保存了原有关节的结构。其与半肩置换相比，不存在后者的一些缺点，如：大结节分离、假体松动、神经损伤、肩胛盂的磨损、异位骨化以及深部感染等。而其缺点在于软组织的剥离增加了缺血坏死和骨不连的概率及内固定术后的并发症。对于老年粉碎性的或骨质严重疏松的 3 部分骨折患者，可应用半肩关节置换术。

早期，Neer 所进行的半肩关节置换术取得了较好的疗效，然而，其后再也没有作者得出像他一样好的结果。有报道提出，随着患者年龄的增加，关节置换的效果就越差。由于钢板系统的不断改良，微创技术的提出，采用内固定技术治疗此类骨折也取得了令人满意的结局。

但是，在选择切开复位内固定治疗之前，需要注意两方面的问题：骨的质量；肱骨头的状态。骨的质量包括骨质疏松及骨折粉碎的程度。

四、4 部分的肱骨近端骨折

老年人和骨质疏松患者的发病率相当高。Court – Brown 等对肱骨近端骨折的流行病学统计显示，70% 以上的 3、4 部分骨折患者年龄大于 60 岁，50% 的大于 70 岁。

在 Neer 的 4 部分骨折分型中，分为外展嵌插型、真正的 4 部分骨折和 4 部分骨折脱位。外展嵌插型骨折的特点是，骨折断端由于压缩，肱骨头嵌在大小结节骨折块内，由于胸大肌的牵引，骨干向内侧移位，使得肱骨头与骨干形成外展的状态。对于这种嵌插骨折特别要引起注意，因为，它常常会演变成真正的 4 部分骨折。所以，在对移位较小的外展嵌插型 4 部分骨折的保守治疗期间，早期的随访相当重要。

对外展嵌插型骨折的治疗，如果关节的骨折块没有向外侧移位，说明内侧的骨膜组织仍然是完整的，内侧的血供没有受到太大的破坏。对这种移位较小的骨折，可以采用保守治疗或切开复位内固定。

对肱骨近端真正 4 部分骨折的治疗则首选假体置换手术。而希望采用闭合复位的保守治疗是不明智的，除非患者不能耐受手术或不同意手术。

外展嵌插型的骨折缺血坏死率低于真正的 4 部分骨折，也未必要采用假体置换的治疗方式；即使发生了缺血坏死，只要达到解剖复位坚强固定后期的功能还是可以接受的。

五、骨折－脱位

骨折脱位可以是 2 部分、3 部分以及 4 部分的。在临床处理上，一般先处理脱位，再进行骨折的固

定。对于 2 部分的骨折脱位，可以采用闭合或切开复位的方法。3 部分的骨折脱位大多数情况下采用切开复位内固定，除非肱骨头周围没有或很少有软组织附着或老年骨质疏松患者，可以采用关节置换手术。4 部分的骨折脱位首选关节置换手术。

六、特殊类型的关节面骨折

这种类型的骨折包括关节面压缩和劈裂骨折。关节面压缩的骨折常常伴有肩关节的后脱位，治疗主要依据肱骨头缺损的范围。对于年轻人，缺损范围小于 40% 的尽量采用内固定的方法。关节面劈裂或压缩超过 40% 的骨折通常要采用关节置换手术来治疗。

（于清浩）

第四节　肱骨远端骨折

肱骨远端骨折发生率相对较低，约占所有骨折的 2% 以及肱骨骨折的 1/3，最多见于 12～19 岁的男性以及 80 岁以上的老年女性。低能量损伤多由于摔倒时肘部受到直接撞击或伸直位受到轴向的间接暴力所致，高能量损伤多见于遭受车祸或高空坠落伤的年轻患者，常为开放性骨折，且伴有合并损伤。

肱骨远端骨折的治疗常较为困难，特别是那些粉碎严重的关节内骨折，而在伴有明显骨质疏松的老年人群中，这一类型骨折的发生率呈上升趋势，因此对其治疗方式的选择提出了新的挑战。无论成人或儿童患者，对骨折不正确的治疗皆可导致显著的疼痛、畸形以及关节僵硬。为避免这一问题就需要对骨折进行切开复位以重建正常的肘关节，并进行牢固的内固定，以利关节早期的主动活动，从而达到良好的功能恢复。

一、解剖学

肱骨远端呈 Y 形分开，形成两个支撑滑车的圆柱，可依此划分为内外侧柱，这些柱终止在与滑车相连的点上，其中内侧柱的终止点较滑车远端约近 1cm，而外侧柱延伸到滑车的远侧面。滑车的功能就像肱骨远端的关节轴，位于两个骨柱之间，形成一个三角形。破坏这个三角形的任意一边，其整体结构的稳固性就明显减弱。

肱骨远端的三角形结构在后方形成一近似于三角形的凹陷，即鹰嘴窝，在肘关节完全伸直时容纳鹰嘴尖的近端。肱骨的髓腔在鹰嘴窝近侧 2～3cm 处逐渐变细，同时肱骨在内外侧柱间开始变得很薄。桡骨远端前方凹陷被一纵向骨嵴分开，分别为尺侧的冠状窝和桡侧的桡窝。这一纵嵴和滑车外侧唇缘构成内外侧柱的解剖分界线，冠状窝和滑车位于两柱之间，构成一对称的柱间弓。鹰嘴窝和冠状窝与柱间的滑车相联系，而桡窝及肱骨小头是外侧柱的一部分。

内侧柱始于此弓的内侧界，在肱骨远端以 45° 角从肱骨干上分出。此柱的近侧 2/3 为骨皮质，远侧 1/3 为骨松质构成的内上髁，截面为椭圆形，内上髁的内侧面和上方是前臂屈肌群的起点，因此内上髁骨块的准确复位和固定有助于重建肘关节的稳定。尺神经从内上髁下方的尺神经沟通过，将尺神经前置后，可以将内固定物放于后内侧柱，而且内侧柱的前侧面没有关节面，螺钉不会影响关节功能。

外侧柱在肱骨干上和内侧柱同一水平的远端分出，但方向相反，与肱骨干长轴成 20°。此柱近侧半为骨皮质，后侧面宽阔平坦，是放置钢板的理想位置。外侧柱的远侧半为骨松质，起始于鹰嘴窝的中央，在向远侧延伸的过程中开始逐渐向前弯曲，在此弯曲的最远点出现肱骨小头软骨。肱骨小头向前突出，在矢状面呈 180° 弓形，其旋转中心在肱骨干轴心线前方 12～15mm，但在滑车轴心的延长线上，此为尺桡骨同轴屈伸的解剖基础。肱骨远端的柱状概念在决定何处放置内固定物时很重要，因为术中不能从后面直接看到外侧柱的前面。

滑车是肱骨两柱间的"连接杆"，由内外侧唇缘和其间的沟组成。此沟与尺骨近端的半尺切迹相关节，两唇缘给肱尺关节提供内外侧稳定。

二、分型

1. 肱骨远端骨折　AO 分型将其分为关节外骨折（A 型）、部分关节内骨折（B 型）和完全关节内骨折，每一种骨折类型又根据骨折线的位置和形态分为不同的亚型（表 4-1、表 4-2、表 4-3）。

表 4-1　肱骨远端关节外骨折（A 型）

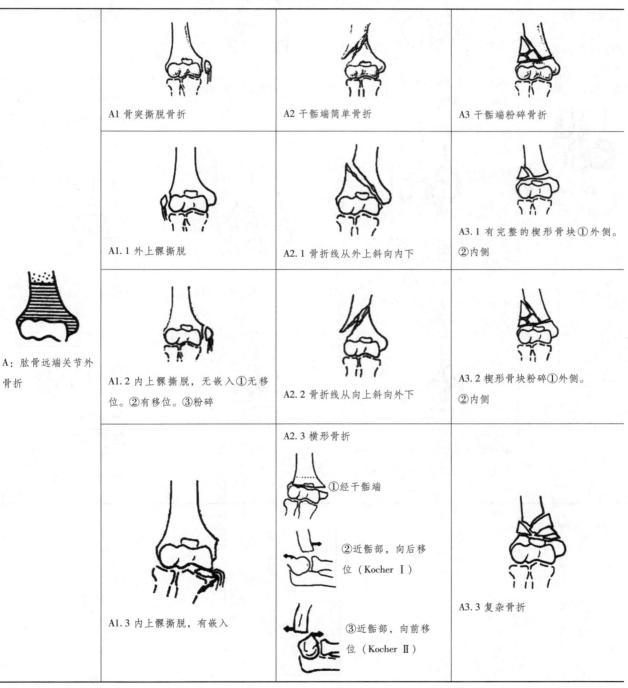

表4-2　肱骨远端部分关节内骨折（B型）

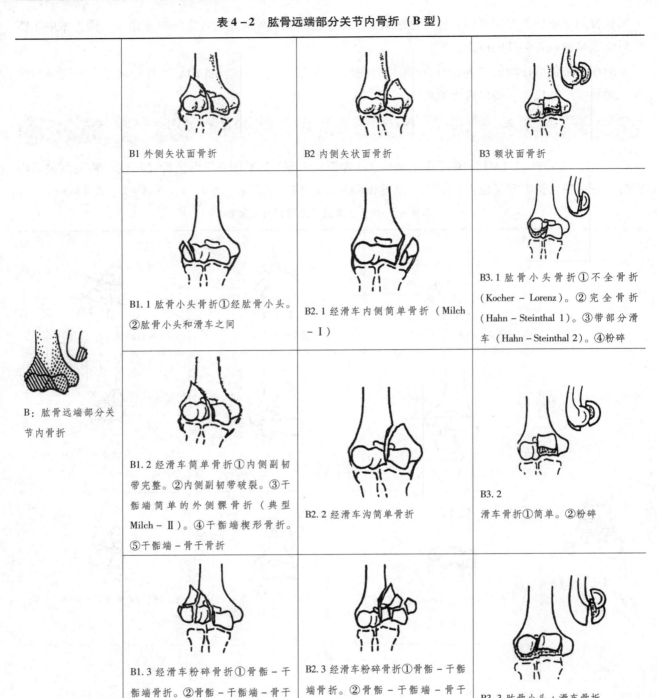

B：肱骨远端部分关节内骨折

B1 外侧矢状面骨折

B1.1 肱骨小头骨折①经肱骨小头。②肱骨小头和滑车之间

B1.2 经滑车简单骨折①内侧副韧带完整。②内侧副韧带破裂。③干骺端简单的外侧髁骨折（典型Milch－Ⅱ）。④干骺端楔形骨折。⑤干骺端－骨干骨折

B1.3 经滑车粉碎骨折①骨骺－干骺端骨折。②骨骺－干骺端－骨干骨折

B2 内侧矢状面骨折

B2.1 经滑车内侧简单骨折（Milch－Ⅰ）

B2.2 经滑车沟简单骨折

B2.3 经滑车粉碎骨折①骨骺－干骺端骨折。②骨骺－干骺端－骨干骨折

B3 额状面骨折

B3.1 肱骨小头骨折①不全骨折（Kocher－Lorenz）。②完全骨折（Hahn－Steinthal 1）。③带部分滑车（Hahn－Steinthal 2）。④粉碎

B3.2 滑车骨折①简单。②粉碎

B3.3 肱骨小头＋滑车骨折

表4-3　肱骨远端完全关节内骨折（C型）

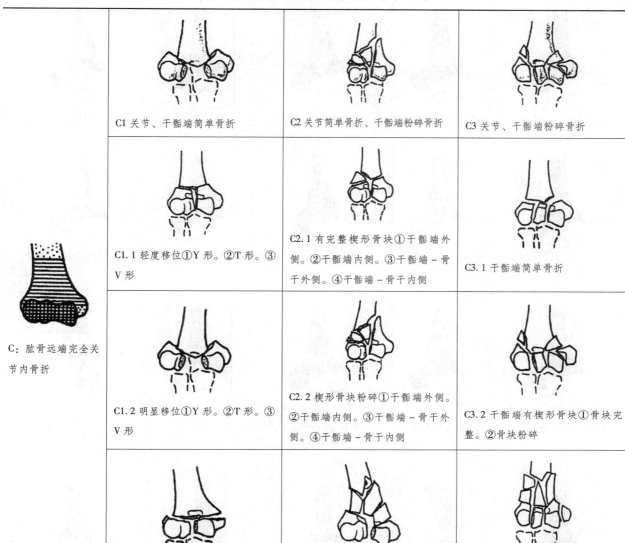

C1 关节、干骺端简单骨折	C2 关节简单骨折、干骺端粉碎骨折	C3 关节、干骺端粉碎骨折
C1.1 轻度移位①Y 形。②T 形。③V 形	C2.1 有完整楔形骨块①干骺端外侧。②干骺端内侧。③干骺端－骨干外侧。④干骺端－骨干内侧	C3.1 干骺端简单骨折
C1.2 明显移位①Y 形。②T 形。③V 形	C2.2 楔形骨块粉碎①干骺端外侧。②干骺端内侧。③干骺端－骨干外侧。④干骺端－骨干内侧	C3.2 干骺端有楔形骨块①骨块完整。②骨块粉碎
C1.3 骨骺 T 形骨折	C2.3 复杂骨折	C3.3 干骺端复杂骨折①局限于干骺端。②累及骨干

C：肱骨远端完全关节内骨折

2. **Jupiter 分型（表4-4）**　建立在肱骨远端双柱概念以及对肘关节稳定性理解的基础上，对重建手术的指导意义更大。其中，高位骨折的特征为：骨折柱包括滑车的大部分；尺骨或桡骨髓骨折而移位；远侧骨块上有足够的空间放置内固定。而低位骨折特征与此相反（图4-8）。

表4-4　肱骨远端骨折的 Jupiter 分型

Ⅰ. 关节内骨折	B. 双柱骨折	5. 多平面型	Ⅱ. 关节囊内骨折	b. 屈曲	Ⅲ. 关节囊外骨折
A. 单柱骨折	1. T 形	C. 肱骨小头骨折	贯穿骨柱骨折		A. 内上髁
1. 内侧	a. 高位		1. 高位		B. 外上髁
a. 高位	b. 低位	D. 滑车骨折	a. 伸展		
b. 低位	2. Y 形		b. 屈曲		
2. 外侧	3. H 形		c. 外展		
a. 高位	4. λ 形		d. 内收		
b. 低位	a. 内侧		2. 低位		
3. 分叉处	b. 外侧		a. 伸展		

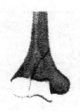 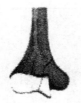 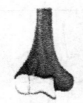 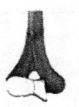

内侧柱高位骨折　　内侧柱低位骨折　　外侧柱高位骨折　　外侧柱低位骨折　　分叉单柱骨折

 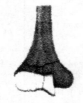 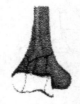 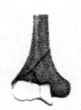

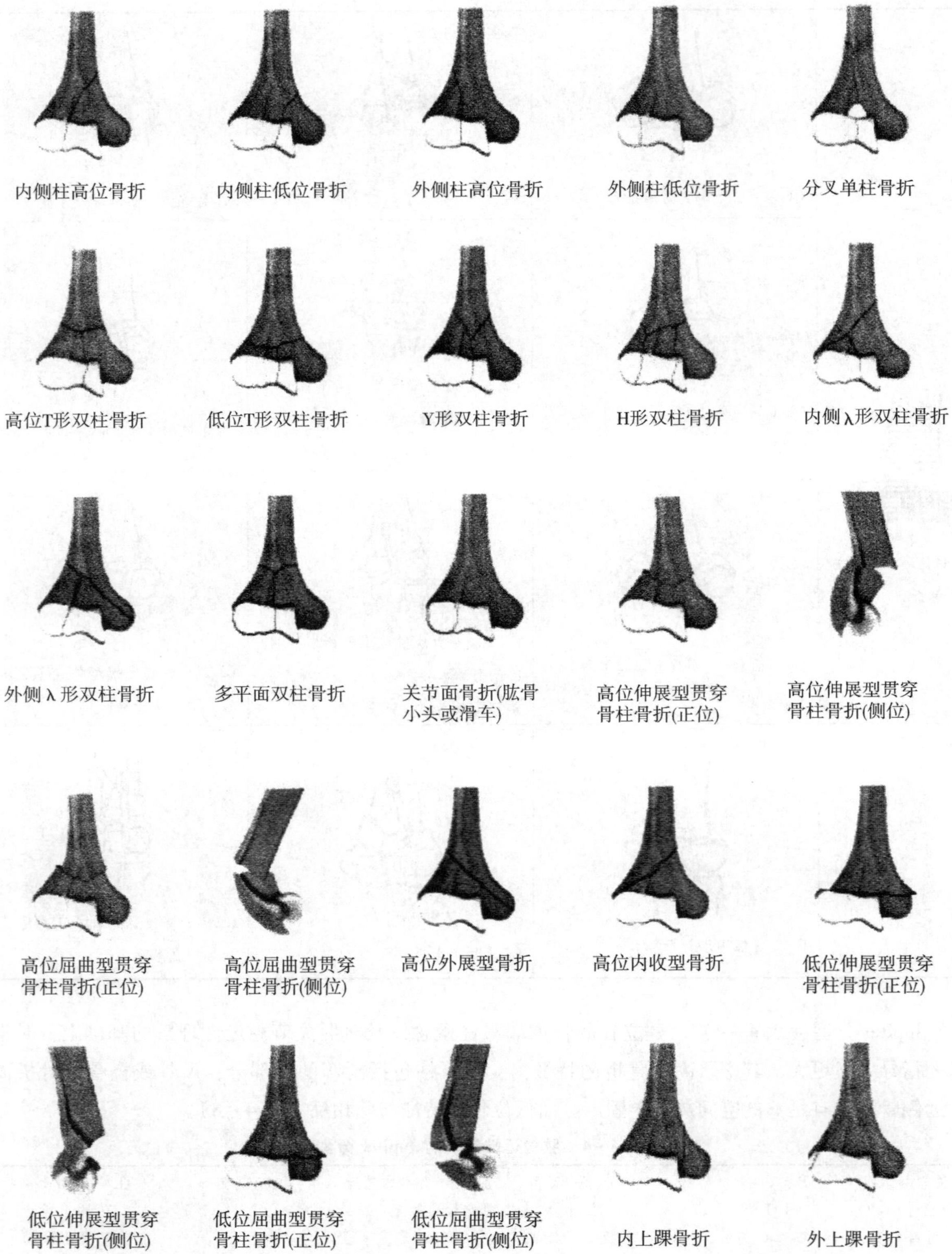

高位T形双柱骨折　　低位T形双柱骨折　　Y形双柱骨折　　H形双柱骨折　　内侧λ形双柱骨折

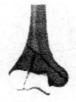 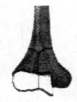 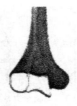 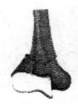 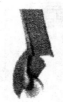

外侧λ形双柱骨折　　多平面双柱骨折　　关节面骨折(肱骨小头或滑车)　　高位伸展型贯穿骨柱骨折(正位)　　高位伸展型贯穿骨柱骨折(侧位)

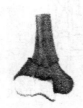 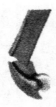 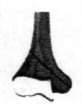 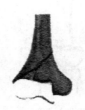 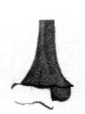

高位屈曲型贯穿骨柱骨折(正位)　　高位屈曲型贯穿骨柱骨折(侧位)　　高位外展型骨折　　高位内收型骨折　　低位伸展型贯穿骨柱骨折(正位)

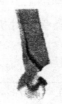 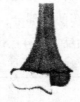 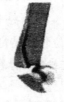 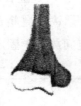 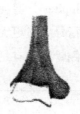

低位伸展型贯穿骨柱骨折(侧位)　　低位屈曲型贯穿骨柱骨折(正位)　　低位屈曲型贯穿骨柱骨折(侧位)　　内上踝骨折　　外上踝骨折

图 4 – 8　肱骨远端骨折的 Jupiter 分型

三、诊断

1. 病史及体格检查　仔细询问病史有助于分析损伤时组织受到外力的能量大小。患者骨质强度是关键因素，老年患者一次简单的摔倒即可造成粉碎性骨折。患者的总体病史同样十分重要，内固定手术要达到良好的效果需要患者对术后主动功能锻炼具有良好的合作性。

通常肘关节会出现肿胀，并可能有短缩畸形。查体时必须仔细检查肢体末端的血管神经状况。此外，还应注意有无开放性伤口，有 1/3 以上的病例会出现这种情况，一般在肘关节后侧或后外侧，由髁劈开后尖锐的肱骨干断端横行刺穿伸肌结构和皮肤造成的。

2. 影像学检查　应拍摄骨折部位的正侧位 X 线片，必要时加拍斜位片。在麻醉状态下拍片或透视时对患肢施加轻柔的牵引，有助于辨别骨折的形态以制订术前计划，投照健侧作为对比也有助于手术设计。隐蔽的骨折块可导致术前计划不足，对其正确的诊断依赖于丰富的临床经验。目前 CT 和 MRI 的应用价值不大，但三维重建有助于精确诊断。内固定的方式和手术入路因不同的骨折类型而异，因此对骨折进行精确分型十分关键。应力位摄片有助于骨折分型与术前计划的确定。

四、治疗

20 世纪 70 年代以前，针对这种骨折仍以保守治疗为主，包括牵引及石膏外固定。手术也是建立在有限内固定的基础上，由于切开复位和充分的内固定不容易做到，因此手术效果通常不佳。然而随着对肱骨远端双柱状结构的认识，通过钢板和螺钉内固定能够获得足够的稳定性，从而可以在早期进行功能锻炼，因此手术治疗已成为肱骨远端骨折的常规治疗方法。

1. 手术入路　手术入路的选择取决于骨折类型。

（1）后侧入路：对于双柱骨折，最常采用鹰嘴旁肘后正中切口。患者取侧卧位或仰卧位，从鹰嘴尖近侧 15～20cm 向远端做纵向切口，在肘部向内侧弯曲以绕过鹰嘴，然后返回中线并延伸到鹰嘴尖远侧 5cm，尺神经需游离。要充分显露肱骨远端，通常需要尖端向下的 V 形尺骨鹰嘴截骨，手术结束时截骨处可用克氏针加张力带或 2 枚 6.5mm 的骨松质螺钉固定。该入路的优点在于关节面显露充分，缺点在于有一定的尺骨鹰嘴延迟愈合、不愈合的发生率，肱骨头显露欠佳，且不能用于需要实行全肘关节置换的患者。为克服这些缺点，可采用肱三头肌劈开入路，其操作相对简单，复位时可参照尺骨近端完整的滑车切迹，但肘关节面显露相对受限。也可采用三头肌翻转入路，将其在尺骨鹰嘴上的止点剥下并自内向外侧翻转，术毕于鹰嘴钻孔将三头肌止点缝回原处。该入路对外侧柱显露欠佳，一般不用于切开复位内固定术，主要用于肘关节置换。

（2）外侧入路：向近端延伸的 Kocher 入路沿肱三头肌和肱桡肌分离，并将前者自外侧肌间隔剥离，即可显露肱骨远端外侧柱。该入路可用于治疗部分外侧柱骨折，简单的高位贯穿骨折以及肱骨小头骨折。

（3）内侧入路：内侧入路可完全显露肱骨远端的内侧柱，可用于治疗单纯内侧柱、内上髁或肱骨滑车的骨折，也可与外侧入路联合治疗复杂的以及合并肱骨小头的滑车骨折。

（4）前侧入路：肘关节前侧入路在肱骨远端骨折的治疗中应用较少，因其对内外侧柱显露均有限，仅偶尔应用于伴有肱动脉损伤的患者。

2. 手术方法　应根据骨折类型仔细地进行术前计划，包括整个手术操作（抗生素应用、手术入路、植骨等）。如不能精确计划内固定方式，应对所有可能采用的方法做充分准备。

（1）复位：复位是手术过程中最困难的部分，必要时可采用牵开器，临时的克氏针固定可在复位过程中提供帮助，但一般不作为最终的固定。手术过程中应做出充分的计划，以保证临时内固定物不会妨碍最终内固定物的安放。标准的方法是复位和固定髁间骨块，但如果存在大骨折块与肱骨干对合关系明显，则无论涉及关节面的大小，均应先将其与肱骨干复位和固定。

（2）固定：这些骨折的固定原则是重建正常的解剖关系以及肱骨远端三角每个边的稳定性。但必须记住，由于解剖方面的原因，使某些骨折很难牢固固定，包括以下几个方面：远侧骨折块太小，限制了应用螺钉的数目；远侧骨块是骨松质，使得螺钉难以牢固固定；为保持最大的功能，内固定放置需避开关节面和三个窝（鹰嘴窝、冠状窝、桡窝）；该区域骨骼和关节面的复杂性导致钢板预弯困难。

对于累及双柱的骨折，一般采用两块接骨板才可达到牢固的固定，最常选用 3.5mm 重建接骨板或 DCP，两块接骨板垂直放置可增加固定强度。如果两块钢板位置均靠后，那样钢板较弱的一侧便处于肘关节运动平面上，容易造成骨折延迟愈合及钢板疲劳断裂。固定的顺序可有多种变化，并且必须与各骨折类型相适应。通常先固定较长的骨折平面，这个骨折通常累及集中的一个柱。此外，钢板塑形及螺钉固定应当从远到近，因为远侧钢板的放置位置对最大限度发挥远侧螺钉的作用极为重要。后外侧接骨板在屈肘时起到张力带的作用，远端要达到关节间隙水平，对于肱骨小头骨折，可通过外侧接骨板应用全螺纹骨松质螺钉进行固定，需根据骨骼外形进行预弯以重建肱骨小头的前倾，最远端的螺钉指向近端以避开肱骨小头并可提供机械的交锁结构。内侧接骨板要置于较窄的肱骨髁上嵴部位，内上髁可以作为"支点"把钢板远端弯曲 90°，这样远侧的两个螺钉相互垂直，形成机械交锁结构，其力量大于两个螺钉螺纹的组合拔出力量。滑车骨折可以用加压螺钉进行牢固固定，但如果为粉碎骨折，必须小心，以防在滑车切迹上用力过度造成关节面不平整，这种情况下螺钉要在没有压力的模式下拧入。术中应尽可能保护骨块的软组织附着。

固定完成后对肘关节进行全范围的关节活动，包括前臂的旋转。仔细检查是否存在螺钉或钢针穿出关节面而发生撞击的情况，并检查骨折块间是否存在活动。

对于骨质疏松明显、骨折严重粉碎以及骨折线非常靠近远端的老年患者，全肘关节置换也是一种选择。

（3）特殊类型骨折的固定

①高位 T 形骨折：高位 T 形骨折是最简单的可以牢固固定的类型，因其远侧骨块相对较大。其垂直骨折线最长，因而通常先用贯穿拉力螺钉固定。

②低位 T 形骨折：该型最为常见，一个特殊的难题是外侧骨块常难以固定。因此通常先固定内侧柱，用长的髁螺钉通过钢板远侧孔把内侧柱牢固固定于外侧柱，这样外侧柱上可以获得一个更近的支点。

③Y 形骨折：斜行骨折平面可使用加压螺钉固定骨块。对 Y 形骨折，钢板只能起到中和钢板的功能。

④H 形骨折：原则上讲，滑车碎块必须在远侧柱上重新对位。远侧骨块用点状复位钳复位到两个柱上。在用 4.0mm 或 6.5mm 螺钉固定骨块时，先用克氏针临时固定，以协助稳定滑车和防止碎块移位。

⑤内侧 λ 形骨折：该型骨折的困难之处在于外侧骨块上可利用的区域很小，内侧滑车碎块即使用螺钉固定也太小。外侧柱用 2 根 4.0mm 螺钉把肱骨小头固定到内侧柱，完成远端贯穿固定。然后用 2 根外侧 4.0mm 螺钉把同一碎骨块固定到外侧钢板，这样便可固定整个外侧柱。内侧柱用标准 3.5mm 重建钢板牢固固定。

⑥外侧 λ 形骨折：在该型骨折中，滑车是一个游离碎块，但其内侧柱完整。因此，应先把滑车骨块固定于内侧柱上，用 2 枚 4.0mm 螺钉通过钢板钉孔直接拧入滑车和小头，可以确保钢板稳定并把远侧骨块拉到一起。

⑦开放性骨折：常见于高能量创伤，如果伤口在前侧，肱动脉和正中神经有损伤的风险，应仔细检查神经血管。如果伤口在后侧，在设计手术入路时可利用肱三头肌的伤口，在这种情况下肱骨末端可能有大量的污物和碎片存在，因此需要仔细清创。

（4）术后处理：对骨折进行有效的固定后不需要石膏的辅助外固定。术后肿胀十分常见，绷带或石膏过紧可增加发生骨筋膜室综合征的风险。术后 24 小时拔出引流管后开始肘关节主动活动，但禁止对肘关节进行间断性的被动牵拉。抗阻锻炼需延迟至术后 4 周开始。

五、并发症

肱骨远端骨折常见并发症包括关节僵硬、骨不连和畸形愈合、感染以及尺神经麻痹。鹰嘴截骨的患者还有可能出现截骨部位的骨不连，应用尖端指向远侧的"V"形截骨可增加截骨面的接触面积以降低该并发症的发生率。骨质疏松严重的老年患者还容易出现内固定失败。

（李光曦）

第五节　桡、尺骨干骨折

一、尺桡骨功能解剖和生物力学

前臂由尺、桡骨组成，两骨接骨间膜相连。尺桡骨与周围骨共形成 6 个关节结构：肱尺关节、肱桡关节、尺桡近侧关节（上尺桡关节）、尺桡远侧关节（下尺桡关节）、桡腕关节及骨间膜。其中，尺桡近、远侧关节是前臂旋转功能的重要解剖基础。

1. 桡骨　桡骨近侧细小，远侧膨大，以桡骨头的杯状面与肱骨小头相关节形成肱桡关节，并与尺骨近端的桡骨头切迹相关节，形成尺桡近侧关节。二者均为解剖上肘关节的一部分。

桡骨头表面被有软骨；中部凹入呈杯状于肱骨小头关节面相对。当伸直肘关节时仅桡骨头的前半部与之接触；屈肘关节时两者完全吻合。杯状面的尺侧为一半月形的倾斜面，于旋前时与滑车的桡侧边缘相接触。桡骨头的周边部也被有软骨，称为柱状唇，与尺骨的桡骨头切迹组成上尺桡关节。

桡骨本身具有两个弯曲，称为旋转弓。桡骨颈斜行向远侧及尺侧，桡骨干的近侧则斜行向远侧及桡侧，两者之间形成了一个夹角，称为旋后弓，恰处于桡骨结节的水平。桡骨干的远侧斜行向远及尺侧，因之与近侧段之间形成了一个夹角，称旋前弓，此角恰位于旋前圆肌粗隆处。旋后弓和旋前弓分别处于桡骨远近端连线的两侧。这两个旋转弓并不在同一水平面上，以致桡骨的正侧面都可见到这两个弯曲。

2. 尺骨　尺骨近端粗大，远端细小。近端的冠状突、鹰嘴突所围成的半月切迹，与肱骨的滑车相关节，称为肱尺关节，为解剖上肘关节的主要部分。半月切迹的弧度为 180°，而滑车的弧度为 320°。

尺骨远端变圆形，形成尺骨小头，小头远侧为圆形关节面与三角纤维软骨盘相对；侧方的拱桥形关节面与桡骨的尺骨切迹关节面相关节，称尺桡远侧关节。

尺骨截面呈三角形，全长均处于皮下，因而容易造成开放骨折。尺骨的远端 1/3 处有轻度的向尺侧的弯曲。

3. 前臂骨间膜 骨间膜为一致密的纤维结缔组织，膜状，远近侧均较为薄弱，而中间部较厚韧。掌侧纤维起于尺骨骨间嵴，斜向近侧止于桡骨骨间嵴；背侧纤维则方向相反，走向近侧和尺侧。近侧部有一束加厚的纤维称为斜索。

前臂骨间膜不仅为前臂肌肉提供的附着止点，也由桡骨向尺骨传导应力。更重要的是骨间膜为前臂的旋转活动，限定了一个最大活动范围。前臂的旋转活动是不能超越此范围的，否则将受到骨间膜的制约。骨间膜的瘢痕挛缩将造成前臂旋转功能障碍。

4. 尺桡近侧关节 由桡骨头的柱状唇与尺骨的桡骨切迹所组成。环状韧带与尺骨的桡骨切迹共同围成一个纤维骨环，包绕着桡骨头的柱状唇。环状韧带约占纤维软骨环的 3/4，因之可以适应椭圆形的桡骨头的转动。环状韧带被肘关节外侧和内侧韧带的前部纤维所加强。

该关节的下部被方形韧带所加强。方形韧带前后边缘与环状韧带相连，内侧附着于尺骨的桡骨切迹的下缘，外侧连接桡骨颈。桡骨头在纤维骨环中的旋转运动受方形韧带的制约。旋前时，方形韧带的后部纤维紧张；旋后时，方形韧带的前部纤维紧张。

5. 尺桡远侧关节 由尺骨头的侧方关节面与桡骨的尺骨切迹组成。切迹的远侧缘有三角纤维软骨盘附着，此软骨盘止于尺骨茎突的基底部。三角纤维软骨盘的功能：①连接尺桡骨两骨，稳定尺桡远侧关节；②供给平滑关节面，近侧对尺骨头，远侧对近排腕骨；③间隔尺桡远侧关节和腕关节。有时三角纤维软骨盘中央部有小孔存在，沟通尺桡远侧关节和腕关节。旋转活动中三角纤维软骨盘在尺骨头上前后滑动，旋前时其背侧缘紧张，旋后时其掌侧缘紧张。

桡骨远端关节面向掌侧及尺侧倾斜，倾斜度稍掌倾角及尺偏角。掌倾角为 9°～20°，平均 13.54°，尺偏角为 20°～35°，平均 27.05°。桡骨茎突与尺骨茎突不在同一水平，桡骨茎突较尺骨茎突远 10～12mm。尺桡远侧关节的掌侧和背侧有尺桡远侧前、后韧带加强。旋前时，尺桡远侧后韧带紧张；旋后时，尺桡远侧前韧带紧张。

6. 前臂旋转肌肉 前臂的旋转肌肉按功能可分为旋前肌组和旋后肌组。前者包括旋前方肌、旋前圆肌；后者包括旋后肌和肱二头肌。

按前臂旋转肌肉的结构特点，上述四肌可另分为两组：一组为短而扁的旋转肌，包括旋前方肌和旋后肌。它们的特点是：止点在桡骨的两端，均远离旋转弓，前臂旋转时，此两肌一个收缩，一个松弛，很像两个绞盘一紧一松。它们属于静力肌。另一组肌肉是旋前圆肌和肱二头肌，其止点均在旋转弓上。如将桡骨的形态比拟为曲柄，这两个肌肉就恰止于曲柄的两个突出点上。它们均为长肌，属于动力肌。旋前圆肌和肱二头肌的收缩，即牵拉着旋前弓和旋后弓沿着前臂的旋转轴旋转。旋转弓存在的重要意义在于提供了一个旋转力臂。

7. 前臂旋转运动 肘关节伸直时，前臂的旋转活动将与肩关节重叠。例如前臂垂于体侧时，旋转范围约为 360°。上肢外展 90°位时，旋转范围为 360°。肩前屈 90°位时肘伸直时，前臂旋转范围为 270°。肘关节屈曲 90°时，前臂的旋转度为旋后 90°，旋前 85°。而且屈肘是旋转功能的变异较大，可因年龄、性别和职业等而异。

前臂的旋转运动是个相当复杂的运动，在尺骨保持固定的情况下，其旋转轴是由桡骨头的中心到达尺骨茎突基底部，三角纤维软骨盘附着处。沿此轴心，桡骨头在尺桡近侧关节处做"自转"运动，而桡骨远端则在尺桡远侧关节处围绕尺骨头做"公转"运动。

但是桡骨头系椭圆形，所以桡骨头在旋转中其轴心是变动的。变动范围约 1.5mm（长轴和短轴之差的一半）。

在正常前臂旋转运动中，尺骨也在运动，即桡骨由旋后位至旋前位运动时，尺骨也同时向背侧及桡侧方向做短弧线运动。此种运动在肱尺关节处发生，即尺骨近端在前臂旋转运动中做着轻度伸展及向桡侧的摆动。

前臂在旋转运动中，尺桡骨骨间膜的距离随着旋转角度的不同而时时变化，因此骨间膜的张力也随之变化。由于旋转弓的存在，即使同一旋转角度，骨间膜各部的张力也不相同。学者们通过测量发现：前臂中部及远侧骨间膜距离在轻度旋后位时最大，亦即此时骨间膜最为舒展，张力亦最大。继续旋前或旋后时反而松弛；而在前臂近侧，则以完全旋后时骨间膜距离最大，骨间膜最为紧张，旋前时逐渐松弛。

所以正常状态下，前臂沿前臂旋转轴所进行的旋转活动，是在骨间膜宽度所允许的最大活动范围之内进行的。仅在某些方位上此运动才达到骨间膜宽度所允许的最大值。可以说，骨间膜对前臂的旋转运动是有制约作用的，它为前臂的旋转运动限定了一个范围。如果在某些情况下，前臂按旋转轴所进行的旋转运动，超出了此范围，前臂的旋转活动必将受到骨间膜的牵扯而受限（图4-9）。

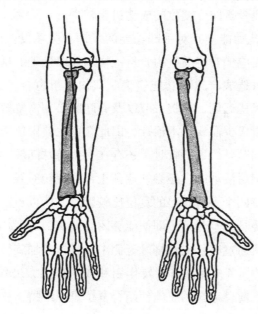

图4-9 前臂旋转轴线

二、尺桡骨双骨折

前臂骨折发生率约占骨折总数的 11.2%，以青壮年居多。前臂不仅保证了上肢的长度，其旋转功能对手部功能的完成有着重要的意义。因此尺桡骨双骨折后如何最大限度地恢复其功能，是个重要的问题。

1. 损伤机制 由于遭受暴力性质的不同，骨折的特点也不相同。

（1）直接暴力：直接暴力作用于前臂，能引起尺桡骨双骨折，特点是骨折线常在同一水平，骨折多为横形、蝶形或粉碎性。

（2）间接暴力：间接暴力作用于前臂，多系跌倒，手着地，暴力传导至桡骨，并经骨间膜传导至尺骨，造成尺桡骨双骨折。或弯曲、旋转暴力作用。特点是骨折线常为斜形、短斜形。短缩重叠移位严重，骨间膜损伤较重。骨折水平常为桡骨高于尺骨。

（3）绞压扭转暴力：多由机器绞压扭转所致，此种损伤常造成尺桡骨的多段骨折，并常累及邻近关节。由于软组织损伤常较严重，因此多为开放性骨折。多伴肌肉、肌腱损伤，血管神经损伤较常见。

2. 症状体征　外伤后前臂肿胀、疼痛、活动受限，可出现成角畸形。前臂局部有压痛，骨折有移位时可触及骨折端，并可感知骨摩擦音和骨折处的异常活动。骨摩擦音和异常活动并无必要特意检查，因其有可能造成附加损伤。

尺桡骨骨折的诊断多可依靠以上的临床体征而确定。但骨折的详细特点必须依靠 X 线片来了解。所拍的 X 线片必须包括腕关节及肘关节，并须拍摄正侧两个位置的 X 线片。X 线片包括腕及肘关节，既可避免遗漏上下尺桡关节的合并损伤，又可判断桡骨近折段的旋转位置，以利整复。

临床检查中容易遗漏对上下尺桡关节的检查和对手部血供、神经功能的检查。所以必要时采用 CT、MRI 等对上下尺桡关节的关节软骨及骨间膜进行检查。如果怀疑有严重血管损伤可以采用血管造影。

3. 分类　按骨折端是否与外界相交通，可分为开放和闭合骨折；按骨折的部位可分为近、中、远段的骨折。

骨折的分类与治疗的选择及其预后有关。开放骨折预后较闭合骨折要差；粉碎及多段骨折治疗较横形多段骨折要复杂；尺桡骨近段骨折闭合复位的成功机会较少。

4. 治疗　前臂主要完成旋转功能，其对手部功能的发挥至关重要。因此，对前臂骨折的治疗，不应作为一般骨干骨折来处理，而应像对待关节内骨折一样来加以处理。这样才能最大限度地恢复前臂的功能。前臂骨折若治疗不当，可造成严重的功能丧失。即使骨折愈合很满意，也会发生严重的功能障碍。肱桡、肱尺、尺桡近侧、尺桡远侧、桡腕关节以及骨间隙必须恢复解剖关系，否则会导致功能部分受损。因为儿童尺桡骨骨干骨折极少需要手术治疗，因此在此主要围绕成人尺桡骨骨干骨折进行讨论。

除所有长骨骨干骨折常有问题外，尺桡骨骨干还存在一些特殊问题。除重建肢体长度、对位和轴线外，如果要恢复良好的旋前和旋后活动度，还必须达到正常的旋转对线。因为存在旋前和旋后肌，对成角和旋转有影响。要整复和保持两个平行骨骼的复位比较困难，所以更易发生畸形愈合和不愈合。由于这些因素，对成人有移位的尺桡骨骨干骨折，即使能够闭合复位，一般仍认为切开复位和内固定是最好的治疗方法。肱二头肌和旋后肌通过其止点对桡骨近侧 1/3 骨折施加旋转力。旋前圆肌在远侧止于桡骨干中段，旋前方肌止于桡骨远侧 1/4，都具有旋转作用和成角作用。尺骨骨折主要受成角应力的影响，因为近端骨折块常向桡骨移位。前臂近端的肌肉使闭合复位难以维持。桡骨远端骨折由于旋前方肌的活动和前臂长肌的牵拉，易向尺骨成角。虽然闭合复位可以获得愈合，倘若成角和旋转对线不良没有完全纠正，仍会发生某些功能障碍，使整体结果不满意。

（1）闭合复位外固定：在内固定物出现之前，闭合复位外固定是治疗的主要办法。时至今日，一些移位不显著或较为稳定的尺桡骨骨折，在有经验的医师手中仍然可以采用闭合复位外固定（夹板或石膏）的方法治疗，获得较好的结果。但桡骨上 1/3 骨折、不稳定骨折以闭合复位外固定方法来治疗则常会遇到困难，甚至失败。强求闭合复位，反复多次整复，常会事与愿违，甚至使创伤加重，肿胀严重，出现水疱。既未能达到闭合复位的目的，又失去了早期手术的时机，其结果将不如早期手术者。

正确的闭合复位应注意以下几点：①良好的麻醉，使患者在无痛的情况下能与术者满意的配合，并使肌肉松弛，减少整复时的困难，以臂丛阻滞麻醉最为常用。②纠正旋转畸形，由于前臂存在着旋前方肌、旋前圆肌、旋后肌以及肱二头肌等，故不同水平的骨折，两骨折端所处的旋转方位不同（受旋转肌牵拉之故），所以必须将前臂远折端置于近骨折端相同的旋转位置上，再开始复位。为此必须首先判明桡骨近端处于何种旋转位置。Evans 采用以肘关节正位片上，桡骨上端在不同旋转位置上的不同形态，来作为判断旋转位置的依据，曾在临床上广泛应用。我国学者采用了更为准确的判断方法——肘关节侧位片和腕关节正侧位片上桡骨结节和尺骨茎突的形态；下尺桡关节的形态不同来判断尺桡骨所处的旋转方位。③牵引纠正短缩、重叠、成角畸形，牵引应由 2 名助手进行（一人做牵引，一人做反牵引）。牵引时，远骨折段仍应保持在与近骨折段相同的旋转方位上。④分骨并纠正侧方移位，分骨是在远、近骨折端，尺桡骨之间的掌背侧以手指捏压，其目的是使尺桡骨之间距离加大，使骨间膜紧张，利用骨间膜对尺桡骨骨间距离的限制作用，使远近骨折端的尺桡骨骨间距离相等，旋转方位一致。在此基础上，纠正侧方移位，方能达到满意的复位。⑤外固定，在复位满意的基础上，应用石膏外固定，前臂中段以下的骨折可使用 U 形石膏夹，前臂中段以上的骨折，可使用长臂石膏前后托。在石膏凝固前，尺桡骨骨间掌背侧以手指指腹塑形，使呈双凹状，起到分骨的作用。

复位后的前臂应尽量固定于中立位，以利旋转功能的恢复。特殊情况下，必须置于非功能位时，应待骨折端初步粘连后更换中立位石膏。

应用小夹板固定时，应密切观察，随诊，及时调整松紧度。密切注意压力垫、分骨垫的位置及是否造成压疮。

闭合复位，石膏固定治疗前臂双骨折，其愈合情况并不理想。Knight 和 Purvi 报道的 41 例保守治疗者，不满意率高达 74%，功能优良者仅 3 例；Bolton 及 Quinlon 报道的 90 例中结果有功能障碍者 37 例（41%），不愈合为 4.4%，迟缓愈合为 4.4%。Bohler 报道的 165 个前臂骨折中 6% 不愈合。De Buren 报道的 131 个前臂骨折中 6.3% 不愈合。

闭合复位外固定治疗前臂骨折，其后果不理想，除方法本身所固有的弊病外，与对前臂功能的认识不深，可接受的整复标准过低也有密切关系（特别是对尺骨的成角畸形、旋转畸形的忽视）。

目前对尺桡骨骨干骨折有严格的复位标准：桡骨近端的旋后畸形不得大于 30°；尺骨远端的旋转畸形不得大于 10°；尺桡骨的成角畸形不得大于 10°；桡骨的旋转弓应予恢复。低于此种标准，将会造成明显的功能障碍。

总之，保守疗法治疗前臂骨折结果并不理想。因此，多数学者认为对成人前臂骨折的治疗应持积极手术的态度；保守治疗应仅限于移位不显著或稳定型的前臂双骨折；反对反复多次的闭合复位。

尺桡骨骨干骨折手术治疗需要满意的内固定装置，而该种装置必须能牢固地固定骨折，尽可能彻底地消除成角和旋转活动。学者们认为结实的髓内钉或 AO 加压钢板均可达到此目的。不结实的钢板螺钉或圆形弹性髓内钉的效果并不满意。选用钢板还是髓内钉取决于很多因素，因为每种内固定植入物都有其优点和缺点。

（2）钢板螺钉内固定：由于钢板质量问题，早年应用的钢板螺钉内固定治疗前臂骨折，其结果并不理想。后来钢板的质量和设计逐渐改进，治疗结果的满意率也逐渐提高。最近报道的结果为迟缓愈合和不愈合率为 2.3% ~4%，再骨折率为 1.9% ~30.4%，感染率 0.8% ~2.3%。

近 20 年的研究结果表明：内固定物愈坚固，迟缓愈合、不愈合率愈低。因而采用了坚实内固定，双钢板、加压钢板等。

自动加压钢板为 1949 年 Damis 首用。1951 年 Venable 应用了相似的加压钢板。1952 年 Boreau 和 Hermann 使用了另一类型的加压钢板。此后，1958 年 Muller、Allgower、Willenegger 开始使用 AO 钢板通过加压器加压。此种钢板为 Damis 钢板的改良，但更为坚固，能获得更大的加压力。1961 年 Hickes 采用坚固的 Lug 钢板于 66 例前臂骨折中，不愈合者 4 例（6.6%），此钢板强于普通钢板，而使用的螺钉也小于普通者，他认为这样可以尽少破坏骨质血供，利于愈合。1965 年 Sagent 和 Teipner 于 29 例前臂骨折中使用双钢板（AO 钢板）内固定，不愈合率为 0%，功能不满意率为 9.3%（活动范围损失 10°）。报道使用 AO 加压钢板治疗前臂骨折的不愈合率为 2%～2.7%，功能不满意率为 3.1%～6%（损失 10°～30°旋转活动）。目前使用最多的是 AO 3.5mm 动力加压钢板，这种钢板比半管状钢板更牢固，不需要再用管型石膏保护，不需要因标准加压钢板的加压装置而增加手术显露。此种钢板可用于尺桡骨任何部位的移位骨折，主要用于桡骨干远侧 1/3 或近侧 1/4 骨折和尺骨干近侧 1/3 骨折。建议使用 3.5mm 减压钢板而非 4.5mm 钢板是因为后者较大，产生应力遮挡过多。

使用钢板固定骨折，近年在观点上有较大变化，更多地强调生物学固定的原则。

为了减少对骨组织血供的进一步损伤，应尽量少地剥离骨膜，能放置钢板即可。有学者建议将钢板置于骨膜上，而不是骨面上。然而，Whiteside 和 Lesker 报道指出用这种显露方法比将骨膜同附着的肌肉一起剥离的显露方法更加影响血供。必须仔细地整复骨折，准确对合交错的骨折端。粉碎性骨折块即使没有软组织附着，也应尽可能地准确复位。在使用钢板前，可用拉力螺钉将较大的粉碎性骨折块固定在主要骨块上，达到骨块间加压的目的。尺骨和桡骨同时骨折时，在用钢板固定任一骨折前，应显露两个骨折处，并做临时性复位；否则，在试行复位一个骨折时，可使另一个已经复位和固定的骨折再脱位。必须将钢板的中心准确地置于整复的骨折处，钢板应有足够的长度，允许在骨折的每一侧放置至少 3 枚骨皮质螺钉。如果螺钉太靠近骨折处，在拧紧螺钉时或钢板加压时会造成骨劈裂。因此，略长的钢板比短钢板好。应将钢板塑形以适合骨的外形，特别是桡骨，因为要想恢复正常功能，必须维持正常的桡骨弓。

Hidaka 和 Gustilo 报道，取出加压钢板后，再骨折的发生率非常高。在 23 例患者 32 个前臂骨折中，取出钢板后发生 7 例再骨折。在临床和实验研究方面均已清楚地证实，坚强内固定钢板下的骨皮质由于应力遮挡而脆弱、变薄、萎缩，几乎具有骨松质的特征。如果软组织剥离范围大，缺血性坏死和再血管化可进一步削弱骨质皮。Bednar 和 Grandwilewski 认为术后 2 年内不应择期取出内固定钢板，推迟时间越长，再骨折的机会越少。还有学者建议不要常规取出前臂钢板，仅在因钢板位于皮下而引起症状时才取出钢板。一般钢板取出后须用石膏保护前臂 6 周，6 个月内避免过度的应力和扭转力。此外，应提醒要取出钢板的患者，即使在 6 个月后仍可能发生再骨折。Mih 等报道 62 例患者再骨折的平均时间是 6 个月，再骨折率为 11%。

目前，前臂尺桡骨骨折的手术治疗仍以钢板固定为主，因为钢板固定可以达到解剖复位和稳定、坚强内固定。

（3）髓内钉固定：Rush、Lambrinudi 首先使用克氏针做前臂骨折的髓内固定以治疗 Monteggia 骨折。骨折的髓内固定流行起来，各种尺桡骨髓内固定物相继出现。Smith 和 Sage 收集了 555 例前臂骨折髓内固定病例，使用的内固定物包括克氏针、Rush 针、史氏针、V 形钉、Lottes 钉。其总的不愈合率为 20%（克氏针不愈合率高达 38%，而其他更坚固的髓内固定物的不愈合率为 14%）。Sage 基于对尺桡骨解剖的认识，介绍了三角形剖面的 Sage 前臂髓内钉，尺骨者为直钉，桡骨者为弯钉以保持桡骨弓的存在。其不愈合率为 6.2%，迟缓愈合率 4.9%。唯其穿入技术较为复杂困难。Ritchey、Richardson、Thompson 使用硬三角钉治疗前臂骨折，与 Sage 钉有相似之处，并且不用外固定。Marek 使用方形髓内钉，但仍使用石膏外固定。所报道的 32 例虽全部愈合，但 4 例发生交叉愈合，功能结果差者达 16%。在处理前臂骨干骨折中，交锁髓内钉系统的出现扩大了前臂髓内钉的作用。如果存在骨缺损，压配型髓内钉一般不能维持骨的长度。用压配型髓内钉处理干骺交界部骨折难于控制旋转。

众所周知，使用髓内钉固定任何骨折时，髓内钉长度或直径的选择、手术方法和术后处理的错误都可导致不良的结果，也包括前臂髓内钉固定。在这种情况下，虽然髓内钉长度的测量错误并不常见，但常发生髓内钉的型号和髓腔不相称。如果髓内钉过小，可有侧向和旋转移位；如果髓内钉过大，可造成骨折进一步粉碎或另外的骨折。

虽然几乎所有的前臂骨折均可用髓内钉治疗，但必须指出，髓内固定对于尺骨骨折是适宜的，但对桡骨骨折则相当困难，这是由于桡骨存在旋转弓之故。使用髓内钉固定常可造成旋转弓消失，尺骨骨折端分离而造成不良后果。桡骨远端的钉尾也必将影响腕关节的运动。所以不得已的情况下（例如尺桡骨粉碎骨折，多段骨折），虽可应用髓内钉固定，但以往学者们都认为髓内钉固定绝不是桡骨骨折的首选内固定物。因此，髓内钉固定前臂骨折的适应证主要包括：①存在旋转不稳、桡骨旋转弓丢失或短缩。②多段骨折。③软组织损伤严重。④骨折不愈合或加压钢板固定失败。⑤骨质疏松。⑥病理骨折。⑦前臂大面积复合软组织损伤，在修复软组织缺损时，可使用不扩髓髓内钉作为内支架以保持前臂长度等。髓内钉固定的禁忌证包括：①活动性感染。②髓腔小于3mm。③儿童骨折，骨骺未闭。

目前前臂骨折髓内钉固定系统有多种，这些不同系统大多采用闭合髓内骨折固定技术。无论使用哪种髓内钉系统，尺骨髓内钉的入口均在尺骨近端。桡骨髓内钉的入口有所不同：Sage 髓内钉在桡侧腕长伸肌肌腱和拇短伸肌肌腱之间的桡骨茎突置入；Ture - Flex 和 SST 髓内钉入口在 Lister 结节尺侧的拇长伸肌腱下；ForeSight 髓内钉则从 Lister 结节外侧桡侧腕伸肌肌腱下置入。所有桡骨髓内钉均应在正确位置置入，以防止肌腱磨损和可能的断裂。

有多位学者报道了新型设计的髓内钉系统成功治疗前臂骨折，但这些髓内钉系统大多需要术中弯曲操作以使髓内钉能够符合前臂尺桡骨髓腔本身的解剖形态达到有效固定。2008 年，Lee 等使用新型的交锁髓内钉系统治疗前臂骨折，获得满意的临床效果。该髓内钉系统符合前臂尺桡骨髓腔解剖结构，并有控制旋转功能，具有较高的骨折愈合率以及较少的手术暴露和手术时间。

髓内钉优于加压钢板之处在于：①根据使用的开放或闭合穿钉技术，只需少量或不剥离骨膜。②即使采用开放穿钉技术，也只需要一个较小的切口。③如果使用闭合穿钉技术，一般不需要进行骨移植。因为在钉体置入前扩髓以及置入钉体时都会带来足够的植骨材料。④如果去除髓内钉也不会有骨干的应力集中，也就没有再骨折的危险。因而该髓内钉系统可以作为前臂骨折除钉板系统外的另一有效选择。

（4）预后：成人前臂双骨折的预后与许多因素有关，骨折是否开放性、损伤程度如何、骨折移位多少、是否为粉碎性、治疗是否及时适当、是否发生并发症。

成人有移位的前臂骨折以闭合复位方法治疗，通常结果并不理想，功能不满意率甚高；而以切开复位、坚强内固定治疗者愈合率可达90%以上，功能结果的优良率亦达90%以上。

开放骨折，合并严重软组织损伤，情况能为复杂，如果发生感染则预后不好。有时严重感染可导致截肢的恶果。

三、桡骨干骨折

单纯桡骨干骨折约占前臂骨折总数的12%，以青壮年居多。

直接暴力、传导暴力均可引起桡骨干骨折，骨折多数为横形、短斜形。因有尺骨的支撑，桡骨骨折的短缩重叠移位甚少，但常有桡骨骨折端之间的旋转畸形存在。

桡骨远端有旋前方肌附着，中段有旋前圆肌附着，近段有旋后肌附着。骨折后由于以上肌肉的牵拉，不同部位的桡骨骨折将出现不同的旋转畸形。如骨折在旋前圆肌止点远侧时，近折端受旋前圆肌及旋后肌牵拉，基本处于中立位，而远折端受旋前方肌牵拉处于旋前位；如骨折在旋前圆肌止点近侧时，近折端受旋后肌的牵拉处于旋后位，而远折端受旋前圆肌及旋前方肌的牵拉处于旋前位。

单纯桡骨骨折，多可闭合复位，因尺骨保持完好，故整复后有一定的稳定性。整复时应判明近折端的旋转位置，按照以远端对近端的原则，将远折端置于相同的旋转位置再于牵引下复位。

整复后应于透视下旋转前臂，判断桡骨骨折端间的稳定性，如远近端能同时旋转，很稳定，则外固定应固定于中立位。折端间稳定性差时，外固定的位置以近折端的旋转方位为准。

桡骨近1/3骨折，因局部肌肉丰满，闭合复位有一定困难，如不能手法复位，应切开复位短四孔钢板内固定。如钢板符合标准，术后不用外固定，早期进行功能锻炼，应能获得满意结果。

桡骨骨折的治疗中（保守治疗或手术治疗），应注意恢复桡骨旋转弓的形态。桡骨旋前弓、旋后弓的减少或消失，不仅影响前臂旋转力量，也将影响前臂的旋转范围。

桡骨中1/3处掌面较为平坦，此部位的桡骨骨折进行切开复位内固定术时宜用掌侧切口，并将钢板置于掌面。桡骨近侧宜用背侧切口进入，钢板置于背侧。

四、尺骨干骨折

单纯尺骨干骨折，多系直接打击所致。骨折线多为横形、蝶形或粉碎性骨折。骨折可为裂纹骨折，无移位，亦可发生侧方移位或成角。因有桡骨的支撑，无明显短缩重叠。

尺骨全长处于皮下、浅在，闭合复位多能成功。不稳定性骨折，经皮穿入克氏针是个简便有效的方法，但仍需应用石膏外固定。使用加压钢板可免去应用外固定，且有利于愈合和功能恢复。

尺骨下1/4移位骨折，因旋前方肌的牵拉，可造成骨折远端的旋后畸形，整复时将前臂旋前，放松旋前方肌，可以纠正远折段的旋后畸形，以利复位。

临床及尸体试验证明：尺骨的旋转畸形或成角畸形对前臂的旋转运动的影响，远大于桡骨的相应畸形对前臂旋转运动的影响。这与通常的看法恰恰相反。我们应该有个明确的概念——尺骨骨折成角畸形不得大于10°，旋转畸形不得大于10°，否则不能接受。

（李光曦）

第六节 桡骨远端骨折

桡骨远端骨折占所有骨折的15%~20%，其中50%为关节内骨折。Colles 于首先描述了这一骨折：这种骨折虽然愈合后无任何功能受限，但是畸形却伴随一生。此后，关于这种骨折有了更多的了解。随着对桡骨远端骨折了解的深入，以及内固定技术不断更新，桡骨远端骨折的治疗发生了很大的变化。

一、发病机制

大部分桡骨远端骨折由摔倒所致。好发于小孩和老年人，后者与骨密度下降相关。高能量损伤一般发生于年轻人，常常会造成桡骨远端的表层软组织损伤。也常发生于腕部需负重的运动者。

二、诊断

没有精确的诊断，任何分类系统和治疗原则都不能很好地应用。高质量的复位前和复位后放射线片是必需的。需要拍摄前后位、侧位和斜位片。有研究建议：侧方倾斜位和月骨窝面位可以作为补充。桡骨远端侧方倾斜位可以从腕关节垂直方向向上倾斜20°投照拍摄。这样就可以抵消桡骨茎突的20°倾斜，有效消除桡骨茎突的重叠影。这一影像可以更好地判断关节面，尤其是桡骨半月窝。这对于复位和应用内固定是很有用的，所以建议桡骨远端骨折应该常规拍摄侧方倾斜位片。

除了放射线平片以外，数字扫描对关节内骨折的并发症的评估很有好处。CT已经表明可以更好地测量关节对合不良，成角畸形，并且有助于进一步分型。CT对粉碎骨折的分析评估，以及制订治疗计划都很有帮助。MRI也被用于桡骨远端骨折的诊断。研究表明，MRI可以为骨折诊断提供很好的依据，同时可以检测软组织损伤情况。

三、分型

大部分临床医生用人名命名桡骨远端骨折。虽然像Colles骨折，Barton骨折或者Diepunch骨折这样的描述在临床上常用，但是它们提供的关于骨折特点的信息很少，几乎不能帮助选择治疗方案。已有分类系统是为了帮助临床工作和作为比较的工具而制定的。为了实用，分类系统应该简单并且和临床相关，能指导治疗，以及为了进行有意义的工作而可以再细分。桡骨远端骨折的分类系统很多，但是没有一种在骨科界得到普遍认可。目前较多采用的是AO/ASIF分型系统。

AO/ASIF分型系统将桡骨远端骨折分为三大类：A型是关节外骨折，B型是简单关节骨折，C型是复杂关节骨折（图4-10）。

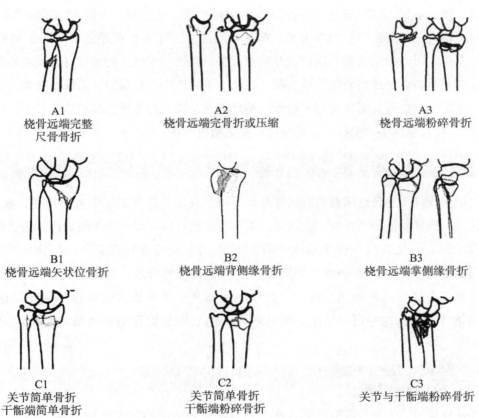

图4-10　AO/ASIF分型系统的骨折分类

四、预后

　　桡骨远端骨折的预后取决于关节面平整、足够的桡骨长度、合适的掌倾角以及稳定的下尺桡关节。遗留的关节面不平整可能是影响长期预后的最重要的因素。一项包括 40 例桡骨远端骨折患者的研究显示，65% 有创伤性骨关节炎的放射学证据；有关节面不平整的患者，91% 具有创伤性骨关节炎的放射学证据，而关节面平整的患者中只有 11%。关节面有 2mm 或者更大的台阶，预后就会差。有人甚至指出关节面有 1mm 的台阶就会影响整体预后。

　　桡骨长度和掌倾角的丢失会影响预后，而桡侧倾斜的恢复较少影响最后的功能。短缩会影响三角纤维软骨，而且明显改变腕关节和下尺桡关节的负重关系。桡骨短缩还会因为尺骨的影响产生疼痛，并且会造成握力和前臂旋转功能下降。已有研究显示，恢复桡骨长度明显改善预后，尤其是关节外骨折。

　　增加背倾，因为腕关节受力改变而产生疼痛，进而腕关节会发生退变。小于 10° 的背倾就可以造成背侧插入部分不稳定或者腕关节半脱位。一项有 13 例桡骨远端骨折并有背侧成角畸形愈合的研究中，所有患者都有背侧插入部分不稳定和持续疼痛。疼痛和畸形都可以通过截骨矫形得到减轻。尸体标本生物力学研究也发现背侧成角是有害的。背倾可以明显地影响腕关节运动和腕关节对线。

　　损伤的严重程度影响整体预后。一项有 18 例桡骨远端开放性骨折的研究总结了预后和并发症的发生率。Ⅲ型开放性骨折的患者比Ⅰ型和Ⅱ型患者预后更差，并发症发生率更高。功能要求低的患者，即使畸形很明显，预后更好。一项研究中，有 25 例对功能要求低的患者，他们进行了非手术治疗。最后，影像学结果差异很大，24% 的治疗结果为差。但是，功能上，好和非常好占了 88%。研究者指出，在这一年龄组患者中，影像学预后和功能预后并不相对应。虽然一半以上的患者有明显畸形，但是没有一个对临床治疗结果不满意。这些研究结果表明，在这一年龄组中，对功能要求低的患者，非手术治疗可以获得满意的结果。但是研究者也指出：桡骨远端骨折涉及关节并有严重移位的患者中，运动较多，年龄大于 60 岁时，是否建议手术治疗，运动量比年龄更值得考虑。

五、相关损伤

　　多种相关损伤或许使桡骨远端骨折的治疗和预后更加复杂。伴发的正中神经损伤，腕内韧带损伤，腕骨骨折以及下尺桡关节损伤已经被广泛报道。关节镜检查可以明确一些伴随损伤，包括舟月韧带和三角纤维软骨复合体。研究表明，60 个病人中有 68% 在关节镜检查时有关节内损伤。另一项研究中，利用关节镜辅助切开复位内固定桡骨远端骨折，有 54% 有三角纤维软骨撕裂，18% 有舟月韧带损伤。三角纤维软骨撕裂常常发生在周边。研究者建议尽快修复相关的软组织损伤，并且只有较好的修复才能有很好的治疗结果。这些研究结果表明这些相关的软组织损伤会明显影响桡骨远端骨折的整体预后。

六、并发症

　　畸形愈合是桡骨远端骨折最常见的并发症，而且畸形愈合可以严重影响腕关节和下尺桡关节的功能。外科治疗畸形愈合的方法有桡骨远端矫形截骨和尺骨远端缩短或切除术。虽然简单的腕关节畸形愈合可以通过截骨术得以纠正，但是复杂的关节面畸形愈合最好是做部分或全关节融合。骨不连是桡骨远端骨折很少见的并发症，这一并发症往往和损伤的程度、吸烟、感染以及因为内固定或外固定造成的医源性过度分离有关。桡骨远端骨不连的治疗比较困难。如果远端有至少 2cm 的骨片，那么可以做切开复位植骨术，如果不足2cm，为了获得稳定的愈合，就需要做腕关节融合术。

手术治疗和非手术治疗的桡骨远端骨折都可以发生肌腱断裂。原因是肌腱在钢板或骨片上的磨损。拇长伸肌腱断裂可以发生在无移位的桡骨远端骨折。如果患者诉说拇指运动时有捻发音或疼痛，就需注意是否要切开背侧第三伸肌肌间隔，以预防肌腱断裂。拇长伸肌腱断裂可以通过指固有伸肌腱移位得到很好的修复。

正中神经损伤在桡骨远端骨折中很常见，需要定期进行完整的神经系统检查。大部分神经损伤由闭合复位所致。正中神经损伤的症状在骨折复位后没有改善，就需要进行腕横韧带松解术。

局部疼痛综合征可以发生在桡骨远端骨折的治疗时。相关的原因包括：过度的延长牵引、过度位置固定、没有治疗的腕管综合征，以及经皮固定物损伤了桡神经。症状包括：剧烈疼痛、没有明显临床原因的肿胀。早期诊断和早期治疗对避免复杂局部疼痛综合征发生毁坏性结果很重要。

桡骨远端骨折的患者必须评价下尺桡关节是否稳定。下尺桡关节不稳定似乎常常伴随尺骨茎突基底部骨折的发生。但是，另一研究也有报道，下尺桡关节不稳定并无尺骨茎突骨折发生。大部分患者，旋后位夹板固定可以使尺骨远端得到稳定固定，并得到满意的愈合。持续的下尺桡关节不稳定应该考虑到修复撕脱的尺骨茎突或者三角纤维软骨。一项前瞻性研究中，对51例桡骨远端骨折造成下尺桡关节不稳定的患者用关节镜检查，结果有43例有三角纤维软骨周边撕脱。其中11例三角纤维软骨周边完全撕脱。一年以后，这11例中有10例发展成了慢性下尺桡关节不稳定。所有这些下尺桡关节不稳的患者预后都不好。

七、治疗

制订桡骨远端骨折的治疗方案必须考虑很多因素。医生必须仔细研究骨折的移位程度、粉碎程度、骨折类型、骨量丢失情况以及软组织损伤情况；必须考虑每个患者的健康状况、日常生活的需要以及运动量。

1. 非手术治疗　大部分桡骨远端骨折非手术治疗就可以获得满意结果。微小移位的骨折干骺端有稳固的支撑，可以选择非手术治疗。腕关节通过适当塑形的石膏或者夹板制动，直到骨折愈合。常规随访可以保证维持骨折对线。

移位或成角畸形的桡骨远端骨折应该进行复位。明显的骨折移位，关节内骨折移位大于1～2mm，缩短大于3mm，急性正中神经卡压等都需要进行骨折复位。

新鲜的桡骨远端骨折可以行血肿内阻滞麻醉后进行复位。24～48小时的损伤，血肿内阻滞非常有效。无菌操作条件下，直接向骨折部位注射0.5%利多卡因10～15mL。而超过48小时的骨折，就需要区域阻滞或全身麻醉。闭合复位技术要点：首先是纵向牵引，将嵌插的骨片拉出，将挛缩的软组织拉开。前臂旋前位有助于背侧移位的骨折块复位，远折端向掌侧移动有助于掌倾角的恢复，而腕关节尺偏有助于恢复桡骨远端的尺偏角。

复位后，就可以用良好塑形的石膏固定。一般建议于稍旋前、腕关节屈曲、尺偏位固定。但应避免腕关节极度屈曲和尺偏。

复位后应该拍片以评估骨折对线情况和石膏塑形的情况。可以接受的复位结果是：关节面移位小于2mm，适度的掌倾，以及桡骨长度的恢复。应该告知患者抬高患肢，并且活动手指。为了确保骨折复位后的维持，必须每周复查。骨折端复位丢失，是不稳定的表现。如果发生，就需要评估是否需要重新复位还是需要手术固定。

2. 手术治疗　不稳定的桡骨远端骨折需要手术，以维持复位后的位置。手术指征主要包括：骨折有严重的移位，粉碎骨折，以及复位丢失。另外，涉及关节的剪切骨折和关节的压缩骨折常常需要手术切开复位以恢复关节面的平整。

（1）经皮钢针固定：采用闭合复位经皮钢钉内固定治疗恰当的不稳定的桡骨远端骨折也可以获得满意效果。复位后，在 C 臂机监视下自桡骨茎突入克氏针突。背侧进针可以增加稳定性，但是需要注意避免伸肌腱损伤。骨折出现愈合前，需要石膏外固定予以保护，骨折愈合后就可以拔除克氏针，开始理疗。交叉克氏针固定是利用杠杆作用使骨折端复位固定。针要穿入对侧皮质，这样给骨折复位有个支撑。从桡侧和背侧进针可以分别减少桡偏和背倾。在只有一侧皮质粉碎骨折时交叉固定才有效。两侧或者更多的皮质粉碎骨折或者有明显的骨量丢失，建议使用交叉固定的同时使用外固定加以保护。

经皮钢针固定不适合所有的患者。当骨折并发骨量丢失和骨折粉碎严重，克氏针不能提供足够的支撑，可以导致固定失败和骨折的畸形愈合。另外还存在桡神经浅支损伤的风险。

（2）外固定支架：外固定支架可以对抗肌肉牵拉的力量，也可以通过牵拉韧带使骨折复位。即使存在严重的干骺端粉碎骨折，也可通过外固定支架维持桡骨长度。但应注意，牵拉可以复位主要的骨折片，但是不能使关节面骨折块复位。

桡骨外固定支架固定的标准方法是第二掌骨固定 2 根 Schanz 螺钉，近端桡骨干固定 2 个或 2 个以上螺钉。有研究表明，在桡骨远折端用一枚 Schanz 螺钉，无论是影像学检查还是功能都获得了更好的效果。为了减少外固定所生产的并发症，需要注意一些细节：进针点需要做足够长的切口，以避免桡神经浅支损伤。虽然屈腕是骨折复位所必需的，但是腕关节不宜过度屈曲位固定。另外不可过度牵引，月骨距离桡骨半月窝移位不能超过 1mm。

（3）切开复位内固定：切开复位内固定治疗桡骨远端骨折已经成为公认的有效的治疗手段。为桡骨远端设计的各种各样的支撑钢板，以及锁定钢板已广泛用于临床。

（4）掌侧钢板与背侧钢板：钢板应该放在桡骨掌侧还是背侧尚无统一意见，然而多数主张放在掌侧。相对于背侧，掌侧有更多的空间放置钢板，而且有旋前方肌的保护。在背侧放置钢板比掌侧更容易发生肌腱粘连和断裂。掌侧放置钢板对掌侧坚强皮质复位非常重要。另外，背侧皮质较薄，只能提供较小的内在支撑，而掌侧皮质较厚，骨折复位内固定后可以起到重要的支撑作用。

掌侧放置钢板最常用的手术入路是在桡侧腕屈肌鞘的桡侧切开。拉开旋前方肌就可以很好地暴露桡骨掌侧面。掌侧固定时，关节面复位比较困难。复位时应避免重要的关节韧带切开，在透视的帮助下，闭合复位多数可以成功。否则就要应用关节镜或切开关节进行直视下关节复位。

桡骨远端的背侧入路最好是从第三背侧伸肌间室切开。松解拇长伸肌腱后，腕和指的伸肌腱可以不用破坏腱鞘就可以拉开。背侧钢板可以直接支撑背侧边缘骨折和背侧成角的干骺端骨折。切开腕关节背侧关节囊可以更好地看见关节面。背侧放置钢板比较常见的一个问题就是发生伸肌腱功能障碍和断裂。

关节镜也是治疗桡骨远端骨折进行关节面复位的一种选择，而且可以评估并治疗相关的软组织损伤。一项研究中，33 例用钢针和外固定治疗的桡骨远端骨折，关节镜方便了复位，报道优良率为100%，桡骨远端关节面得到了很好的保持。这些患者中 54% 有三角纤维软骨边缘撕脱，同时得到了治疗。

（5）桡骨远端锁定钢板：人们对锁定钢板治疗桡骨远端骨折有相当大的兴趣。钢板可以允许带螺纹的针或螺钉锁定于钢板远端带螺纹的螺钉孔，构成了一个固定角度的装置，从而具有角稳定性。通过锁定钢板固定角度的螺钉固定远端骨片，使桡骨远端骨折背侧移位在掌侧固定成为可能。锁定钢板增强了对关节骨折块的支撑，并减少了骨移植的需要。掌侧和背侧都可以用锁定钢板。用锁定钢板可以允许早期活动，并且能维持解剖对位线良好，即使是有背侧移位的骨折。

（6）Trimed 内固定系统：Trimed 内固定系统是治疗桡骨远端骨折的一个新理念。此系统由 3 个组件组成，分别放置于桡骨远端骨折中桡骨茎突、背侧尺骨角、掌侧关节唇以支持上述部位骨折块。钢板虽然模量很低，但是固定却很牢固，其内固定的强度甚至超过了外固定，可以为早期活动提供足够坚强的支撑。

（李光曦）

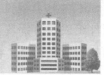

第五章

髋部疾病

第一节　髋臼发育不良

　　青少年及成人髋臼发育不良是常见的髋部疾病，也是髋关节炎的常见原因之一。由于发育不良造成髋关节负重时应力集中或异常应力是导致关节炎的重要病因。新生儿发生率约为1/1 000，女性多见，男女比为1∶5，而且第一胎发病率高，白人比黑人发病率高，中国人发病率相对较低。晚期关节炎常表现为进行性疼痛及活动受限，最终结果需行人工髋关节置换手术以改善功能。对于发育较差的关节而出现的骨关节畸形会给关节置换手术带来很大困难而增加手术风险，影响术后功能的改善。因此，早期纠正髋臼发育不良是预防由此而导致的关节炎的主要手段。一直以来，对于髋关节炎成因存在不同观点，有人认为是原发因素，但是近来更多学者认为真正原发的骨关节炎十分罕见，或者说根本就不存在。原发的髋关节炎多与髋关节创伤、髋臼盂唇损伤、髋臼发育不良、股骨头骨骺滑脱、Perthes 病、多发骨骺发育不良、髋臼撞击或其他髋关节结构异常有关。

（一）病理改变

　　一般认为，髋臼发育不良的典型表现为髋臼对股骨头的覆盖减少，导致股骨头与髋臼对应关系不良，由于缺乏正常应力刺激会出现继发股骨颈前倾角与颈干角异常改变，股骨髓腔变窄等，而股骨侧的变化更加重了在发育过程中髋臼的畸形。通常将髋关节发育不良分为髋臼发育不良、髋关节半脱位和完全脱位。近来趋向于将关节半脱位与完全脱位统一归为髋臼发育不良的不同阶段。发育不良导致应力异常分布于髋臼外上方，髋臼后倾导致髋臼与股骨颈发生撞击，应力分布异常是导致继发骨关节炎的原因。股骨头骨骺损伤会导致股骨头形态发育异常。撞击会导致髋关节盂唇损伤及股骨头颈交界的前外侧增生，继而加重髋关节不稳和退变。这些结构上的变化最终会导致关节一系列继发改变，包括股骨颈周围滑膜增生、股骨头颈交界区前外侧增生、关节内粘连、关节积液、关节两侧软骨下骨硬化、囊性变、髋臼缘以前内侧壁增生为主的骨赘生形成、卵圆窝内纤维脂肪组织增生骨化使之变浅、关节囊增厚、关节盂唇损伤等，并可出现骨盆形态异常改变，直至最终形成痛性关节炎及髋关节活动受限。对于早期单纯髋臼发育畸形形成的发育不良，X 线片上表现较为隐匿，需要有经验的医师才能做出正确判断。股骨头在半脱位时常呈扁平状，髋臼外上受到应力作用变形明显，软骨下骨囊性变或硬化，髋关节中心外移。对于完全脱位病人，髋臼明显变浅、变小，甚至呈锥形。在髋臼上方形成假臼。关节囊由于脱位导致增厚，脱位上移使关节囊冗长呈葫芦状，神经血管亦有短缩，臀中肌失效导致行走时髋关节摆动。

（二）临床表现

青少年早期髋发育不良多无临床症状，或仅有轻度不适感。运动或负重活动后症状加重，休息后缓解，或久坐、持续应力作用时出现症状，活动后减轻。多在 20～40 岁症状逐渐加重，表现为形式各异、程度不等的疼痛。疼痛多位于腹股沟内侧，以旋转活动时明显。如快速下楼梯，特别是旋转时加重，髋臼后倾或盂唇损伤病人常会活动时关节弹响、刺痛。疼痛可以放射至膝关节前内侧，表现为膝关节疼痛感，并不能找到膝关节压痛部位。症状明显时会有不同程度的关节活动受限。查体注意检查步态、下肢长度、股部是否存在肌肉萎缩及关节活动度，双侧结构是否对称。更重要的是检查受累关节的稳定性及是否存在撞击。常用的检查有 Trendelenburg 试验、撞击试验（图 5-1）和 Apprehesion 试验（图 5-2）。Trendelenburg 试验主要检查臀中肌肌力，对于髋关节稳定性判断十分重要；撞击试验阳性表现为腹股沟区锐痛。Apprehesion 试验用于检查髋臼前方不稳，外展外旋髋关节并伸髋病人有不适或不稳定感，前壁缺损呈阳性表现。临床检查早期髋臼发育不良多无关节活动受限表现。

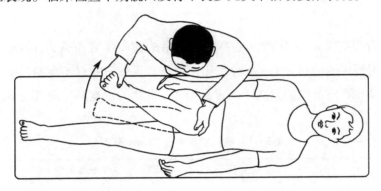

图 5-1　撞击试验

健侧卧位，髋关节屈曲 90°，内收并内旋，进一步内旋产生疼痛

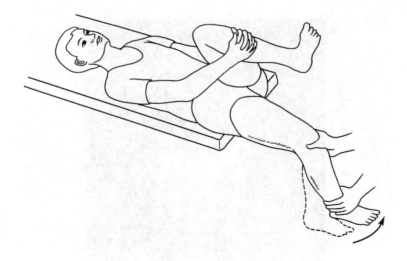

图 5-2　Apprehesion 试验

仰卧位，伸髋关节，患肢外展并外旋，产生不适或不稳定感

（三）辅助检查

模型显示不同的髋臼壁发育形态均是髋臼发育不良的表现形式。常规检查骨盆正位及蛙式位 X 线

片，了解髋臼与股骨头的对应关系是诊断髋臼发育不良及判断严重度，为选择术式提供依据的最基础影像检查手段。

在成年后骨骺闭合，X线片上应测量 Sharp 角及臼头指数，对于进一步了解头臼关系及髋臼发育不良程度亦有帮助。Sharp 角：对于成年人 Y 形软骨闭合病人，无法测量髋臼指数，本角度的测量可以有效替代了解髋臼对股骨头的覆盖情况和判断髋臼发育情况。正常情况下应该小于 45°。女性亦不应该超过 50°。臼头指数（AHI）：反映髋臼对于股骨头覆盖情况的重要参数，对于髋臼发育不良的影像分析较为直接。方法是由股骨头内缘到髋臼外缘垂线的距离（A）与股骨头最大横径（B）的比值，AHI = A/B×100%，正常范围为 84~85。

MRI 检查有利于发现关节盂唇继发损伤及关节囊改变、骨内信号改变等；CT 及影像重建对于分型与髋臼形态分析，前后壁缺损判断及髋臼边缘唇样增生程度与形态认识有帮助，对于术式选择及术中正确处理增生骨赘，减少手术后关节撞击的发生。

（四）分型

根据 X 线片常用分类有 Tonnis 分期，主要用于儿童的髋臼发育不良；Hartofilakidis 分型适用于成人。根据文献报道应用较多的分型是 Crowe 分型用于评价成人髋臼发育不良的程度并对手术方式选择提供依据：将股骨头下缘与真臼下缘的垂直距离定义为 A，骨盆的垂直高度定义为 B，分为 4 型（表 5 - 1 及图 5 - 3）。

表 5 - 1　髋臼发育不良 Crowe 分型

分型	A/B 比率关系
Ⅰ 型	A/B < 0.10
Ⅱ 型	A/B = 0.10 ~ 0.15
Ⅲ 型	A/B = 0.15 ~ 0.20
Ⅳ 型	A/B > 0.20

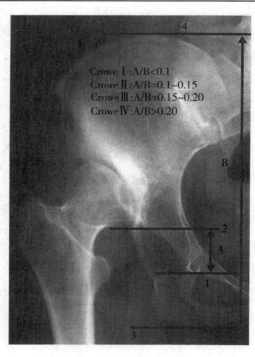

图 5 - 3　髋臼发育不良 Crowe 分型测量方法

（五）分期

根据股骨头上移程度也可分为4级：Ⅰ级少于50%的半脱位；Ⅱ级为50%～75%的半脱位；Ⅲ级为75%～100%的半脱位；Ⅳ级为大于100%的完全脱位。也有学者将Crowe分级改良为简化的3级：Ⅰ级为髋臼发育不良、半脱位或髋臼上缘骨缺损；Ⅱ级为髋关节完全脱位并形成假臼，假臼位于真臼之上，两臼之间有浅沟连接；Ⅲ级为重度发育不良，髋关节完全脱位形成假臼，假臼与真臼之间无连接。由于本法较为简单，多数人喜欢采用3级分类方法。在成年人髋臼发育不良晚期的手术治疗中多采用此方法进行分类指导手术计划。

（六）诊断

根据临床表现及辅助检查等确诊。

（七）鉴别诊断

需要与股骨头缺血性坏死、髋关节近关节骨囊肿、外伤后继发髋关节炎、股骨头骨骺滑脱后继发关节炎、关节盂唇损伤、关节原发的关节炎及关节内滑膜增生性病变等鉴别。这些疾病均可导致头臼关系的改变，或呈现髋臼晚期的继发病变，加之髋臼周围过度骨性增生，导致与髋臼发育不良晚期关节增生退变相近的病理及影像变化和相似的临床症状。鉴别的目的也有利于手术方法的选择及手术中正确纠正关节病理状态，获得更好的手术效果。

（八）治疗原则

非手术治疗功能锻炼对于早期并无明显症状的髋臼发育不良有较好效果，可以延缓甚至免于手术治疗。功能锻炼提倡不负重功能锻炼及保护下负重活动相结合，不做关节过度的负重活动，特别是扭转应力下的负重活动。减少髋关节过大范围活动，注重髋部周围肌力锻炼，特别是外展肌力训练，有利于稳定关节，即使今后需要手术，也为术后功能康复奠定基础。

二、手术治疗

对于已经存在轻度临床症状，或虽然无症状但关节影像检查已经存在明显病理变化及发展趋势的关节应该采用手术治疗。手术目的是改变髋关节的异常应力环境，恢复髋臼与股骨头正常的对应关系。

（一）Chiari 骨盆截骨术

骨盆截骨术用以增加髋臼对股骨头的覆盖。Chiari骨盆截骨术是经典的手术之一。该手术在1955年由奥地利骨科医师Chiari首先报道，其目的在于增加股骨头在髋臼前后及侧方的覆盖，消除髋臼半脱位的畸形状态，减小髋关节负荷，分散过小的髋臼负重区应力，使截骨与股骨头之间的关节囊向纤维软骨转化。但髋臼盂唇仍然位于主要负重区，承受慢性剪力。主要用于Crowe分期Ⅰ型或Ⅱ型，且无明显髋臼前后壁发育异常病人。该手术使髋关节轴心至身体中心间的杠杆臂减小，增加了臀肌力臂，减轻了髋关节的异常负载，纠正异常的偏心距，使症状缓解，步态改善。Nishin报道当存在盂唇损伤时，失败率达50%。而且所形成的纤维软骨比正常透明软骨承受应力能力较差。该手术不能提供髋臼存在前后倾畸形时的最佳覆盖。陆军总医院自1976年开始针对早期轻度畸形及并发早期关节炎病人采用本术式，总结30年近200例截骨经验认为手术成功的必要条件是截骨远段内推后，髋臼缘与造盖缘平滑一致，待截骨后形成一层纤维软骨，与股骨头关节面相适合。如此要求截骨线的部位在臼上2～4mm为最佳，过高使股骨头与造臼间隙加大，作用变小；截骨方向即内推之方向为外低内高10°～15°，斜度过大内推后造成股骨头与髋臼间隙变小，易于引发关节炎；斜度过小则内推后关节间隙增大，等于截骨提高，难以达到覆盖股骨头稳定关节的目的。关于病人的选择，Chiari 指出该截骨的适应年龄大于 6 岁，向上不受年龄限制，但是限于没有或轻度关节炎病人。术中截骨后一般可采用克氏针经髂嵴固定 1~2 枚以稳定截骨线。术后患肢保护或外展支架 6 周左右均可获得骨性愈合。本手术创伤小于其他多向截骨方式，但对于手术技术要求较高，需要对髋臼解剖有较好理解及操作技术，为实现准确截骨，手术宜透视辅助进行。

（二）股骨粗隆下截骨术

Crowe 分期 III 型病人，均存在不同程度的关节脱位，股骨头上移，单纯髋臼截骨手术均不能恢复正常头臼关系。因此，均应采取股骨粗隆下截骨。根据股骨侧存在的畸形不同，可采用内翻、旋转和短缩截骨，截骨后可用 LCP 钢板或钛质接骨板固定，并需要将接骨板预塑形以利截骨后角度的维持。在髋臼侧，采用再定位手术，改变髋臼关节面位置，同时注意纠正髋臼前后倾畸形，在绝大多数病人中髋臼前下象限有足够的关节面允许再定位手术，提供更多负重关节面以维持关节稳定。这类手术包块单相、双相及三相截骨术和髋周截骨术。单相截骨术的代表术式为 Salter 截骨术，多用于 5 岁以下儿童，详见儿童髋脱位。双相截骨术如 Greenfield 术式，还包括了耻骨联合截骨，但是应用较少；LeCoeur 三相截骨术在髋臼顶的截骨同时进行耻坐骨截骨，使髋臼失稳，有利于髋臼角度的改变，但是受到肌肉韧带，特别是骶骨骨盆韧带的限制。Tonnis 推荐的三相近关节截骨可真正完成髋臼再定位，避免了骨盆骶骨韧带的限制，但术后稳定性差，多需要术后髋人字石膏固定。自 1983 年后 Bernese 设计髋臼周围截骨，优点是保留了骨盆后柱的完整性，保留了髋臼截骨后血供；扩大了再定位范围；不改变真骨盆大小，对于女性不影响分娩；有利于早期术后功能锻炼；髂腹股沟入路减少了出现术后髋关节周围异位骨化的发生；减少了髋关节活动受限的概率；有限的内固定即可获得较稳定的术后效果。缺点是手术技术难度较大，需要在透视下完成截骨；术中出血量大；禁忌证包括年纪小，髋臼骨骺尚未愈合；髋关节活动度受限大于 50%；外展位 X 线片上股骨头变形明显，髋臼与股骨头的对应关系差，预测术后头臼对合关系仍不能达到满意；X 线片上骨性关节炎较重，关节间隙狭窄；髋臼内侧壁较薄的病人。Ganz 医师利用 Smith - Peterson 入路完成了这一手术。此后有人通过改良 Smith - Peterson 入路、髂腹股沟入路或 Smith - Peterson 和髂腹股沟联合入路进行手术。

（三）经髂腹股沟入路（骨盆内）手术

随着髂腹股沟入路在髋臼骨折复位内固定术中的广泛应用，人们发现这一入路对骨盆内髋臼的显露满意，而且对臀中肌的干扰小，髋关节周围骨化性肌炎的可能性小，术后病人恢复快，因此有人开始使用髂腹股沟入路做 Ganz 髋臼周围截骨术。

1. 手术方法　病人平卧位。自髂嵴中前 1/3 处沿髂嵴向前做一弧形切口，通过髂前上棘、腹股沟，在耻骨结节上缘 2cm 处止于耻骨联合中点。切开皮下脂肪显露腹外斜肌腱膜。在切口外侧部分将髂肌从髂骨内板推开至骶髂关节前方和弓状线水平。在腹股沟管上方 1cm 处沿皮肤切口方向自髂前上棘至腹直肌前鞘切开腹外斜肌腱膜和腹直肌前鞘。此时腹股沟管已被打开，并见腹股沟韧带。屈髋以保护股外侧皮神经。清理腹股沟韧带表面的结缔组织纤维，显露精索或圆韧带，并用橡皮条悬吊。劈开腹股沟韧带，要小心防止损伤腹股沟韧带下方的股神经和血管鞘。在腹直肌止点上 1cm 处横断腹直肌前后鞘并显露耻骨联合。用钝性剥离法在耻骨联合与膀胱之间找到耻骨后隙。此时可见腹股沟韧带下方的髂腰肌腱、股神经以及髂外动、静脉及其淋巴管（不要试图剥离显露这些结构）。在切口的外侧半通过髂骨内板可以显露骨盆侧壁至弓状线水平，在切口的内侧半通过耻骨后隙可以显露耻骨后面、闭孔和髋臼的内壁。在耻骨后方注意结扎髂内动脉和髂外动脉的吻合支。此时髂腹股沟入路完成。

分别在髋臼上方1.5cm处和耻骨粗隆处用克氏针标定截骨位置，C形臂X线机透视确定定位是否满意。截骨位置标定满意后开始截骨。首先暴露耻骨支的外侧部和耻骨粗隆。根据定位点在耻骨粗隆外侧做耻骨截骨。注意保护闭孔神经。截骨点起自髂前上棘下方，用电锯沿定位方向截开髂骨，接近弓状线时弧形越过弓状线到骨盆内壁（髋臼上缘截骨）。用Diver拉钩保护髂外血管束，通过耻骨后间隙使用Cobb骨膜分离器显露及骨膜下剥离髋臼后壁及骨盆的四边体、坐骨大边迹、坐骨棘和闭孔后外缘。找到弓状线处的截骨端，使用30°骨刀在距离坐骨大边迹边缘1~1.5cm将截骨线延续至坐骨棘处（髋臼后缘截骨），然后成90°角转向闭孔（髋臼下缘截骨）。确认截骨处骨完全分离后，在弓状线处截除一30°，底边厚3~4mm楔形骨片，使髋臼旋转后截骨面接触满意。将髋臼向外方向旋转，C形臂X线机透视确定位置满意后使用螺丝钉内固定。在髋臼骨块的内上方使用3.5mm直径骨皮质螺丝钉1~2枚加垫圈与骨盆后壁做固定（拉力螺钉固定法）；自髂骨翼向髋臼外缘使用4.5mm直径骨皮质螺丝钉做阻挡固定。一般仅需2~3枚螺丝钉固定即可。当无法确认螺丝钉是否进入关节时，要在C形臂X线机透视下确认（图5-4）。

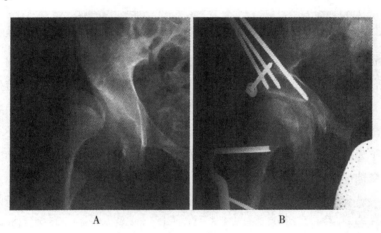

图5-4　Bernese截骨术及股骨近端内翻截骨术（男，16岁）

A. 右髋严重发育不良；B. 术后3年随访结果骨性愈合良好

完成截骨后冲洗伤口，逐层缝合各层组织。注意缝合的严密性，防止术后切口疝的发生。放引流管1~2根或血液回输装置。腹带加压包扎。

2. 术后处理

（1）术后第2天拔引流管。术后3天扶拐免负重行走。6周部分负重行走。8~12周X线片开始出现骨性连接。术后3个月弃拐行走。

（2）对于不能实现坚强固定的病人应该进行髋人字石膏固定6~8周，固定4周后可拆除石膏前半，使病人能够进行髋屈曲活动。对于较稳定的病人，可术后采用皮肤牵引或外展支架固定，有利于减少术后髋关节异常活动及应力，有利于截骨面的愈合。鼓励病人进行自主肌力训练，有利于功能恢复及预防下肢血栓。

3. 预后与随访　髋臼发育不良的自然病程约30%最终发展为关节炎。截骨手术治疗使应力分布及髋关节形态得到改善，有助于预防和延缓关节炎的发生。但是并非所有关节发育不良病人手术后都能恢复满意效果，高并发症及截骨方式的选择等均对预后有明显影响。大约30%的截骨手术后病人仍不可避免地发展到因发育不良导致的关节炎及退变性增生，包括术后功能恢复不好，出现术后活动受限及疼痛。因此对于这类病人应该进行不少于 10 年的术后随访，不但注重功能的康复，还要注重术后关节对应关系的状态。由于人工关节置换手术的成功应用，成为人类终末疾病最成功的治疗方法之一。各种特殊及定制假体的应用使许多中晚期髋臼发育不良病人得到了较好的术后功能。

（臧铭鉴）

第二节　注射性臀肌挛缩症

有学者于 1978 年报道注射性臀肌挛缩症 20 例，当时称为注射性臀大肌挛缩症，经过 20 多年的病例积累及临床治疗经验，对此病的认识又进一步深入，相继有多篇实验研究及临床经验报道。根据陆军总医院 246 例观察证实注射后发生挛缩的肌肉，不只限于臀大肌，其中有部分病例累及臀中肌及臀小肌，故此病称为注射性臀肌挛缩症更为贴切。近年来，由于临床用药途径的改变，该病发生率已明显降低。1978 年陆军总医院首次报道本病之后，又有许多医院也相继发现此病，并发表多篇论文。

一、病因

注射性臀肌挛缩症是一种医源性疾病，多发于儿童期，是由反复多次臀部肌内注射药物引起的，常因患儿家长发现其步态特殊，坐位时双膝不能靠近而来就诊。患儿接受肌内注射抗生素的主要原因为上呼吸道感染、支气管炎、急性扁桃体炎、肺炎等。接受臀部肌内注射频率最高时年龄为出生至 5 岁，平均为 1.5 岁，而发现臀肌挛缩症的年龄为 1~11 岁，平均为 4.9 岁。注射的药物 68.3% 为青霉素，其中有明确记载用苯甲醇作为溶剂的有 10 例。有 52% 的患儿同时接受两种或两种以上抗生素肌内注射。其臀肌注射次数与臀肌挛缩的发生成正比关系。

二、病理改变

主要病理变化是在臀大肌的上半部分肌肉组织发生纤维瘢痕化，肌肉组织完全被纤维瘢痕组织所代替。病变累及范围 2~7cm 宽，深度累及肌肉全层。纤维挛缩带与正常肌肉之间的界限不清，参差不齐。纤维挛缩带的方向与臀大肌纤维走行方向完全一致。这些病理变化为绝大多数病例的典型表现，随着治疗病例的增加，还发现一些非典型的病理变化。根据陆军总医院 246 例臀肌挛缩病例手术中所见，有 4 例肌肉纤维挛缩病变累及了几乎整块臀大肌，很难分辨挛缩带的界限。有 11 例为单纯臀中肌挛缩，有 5 例合并臀小肌挛缩，有 11 例发现臀肌筋膜增厚而臀大肌本身的病理变化并不严重。值得一提的是有 3 例发现坐骨神经与挛缩的臀大肌粘连在一起，而致坐骨神经在臀部一段走行发生变位。

三、发病机制

根据学者在尸体解剖观察，标准的臀部肌内注射部位为臀部外上 1/4，也称为外上象限。这一区域正是臀大肌上半部分，臀部肌内注射时如操作正确，针头刺入深度适宜，药液注入臀大肌内是肯定无疑的。在动物及尸体上，学者还观察到注进肌肉的药液是沿肌肉纤维走行方向扩散，而不是呈环状向四周扩散的。这就是臀大肌的挛缩总表现为与肌纤维方向一致的束带状，而不是团块状的原因。

任何注射用药剂都有刺激性，但由于药物分子结构及分子团大小不同，其对人体组织的刺激程度各异。青霉素类药物，特别是苯甲醇作为溶剂，虽然它有暂时局部镇痛作用，但该溶剂对肌肉组织具有很强的刺激作用。反复多次注射，可引起局部化学性炎症，相继发生机化，纤维组织增生，最后形成纤维瘢痕挛缩束带。由于双侧臀部接受肌内注射的机会往往相等，故多双侧发病。

四、临床表现

（1）步态异常，特别是跑步时，双下肢呈轻度外旋、外展状。由于屈髋受限，步幅较小，犹如跳跃前进，称此为"跳步征"。

（2）站立时，双下肢不能完全靠拢，轻度外旋。由于臀大肌上部肌肉挛缩，肌肉容积缩小，相对显现出臀部尖削的外形，称此为"尖臀征"。

（3）坐位时，双膝分开，不能靠拢，不能跷"二郎腿"。

（4）蹲位时的体征有两种表现：①患者在下蹲过程中，当髋关节屈曲近90°时，屈髋受限，不能完全蹲下，此时双膝向外闪动，画一弧形后，双膝才能靠拢，完全蹲下。②患者下蹲时双髋呈外展、外旋位，双膝分开，症状如蛙屈曲之后肢。前一种体征称"画圈征"，后者称为"蛙腿征"（图5-5）。这两种不同的临床表现是由于病变程度及范围不同所致。后者的病变往往较前者严重而广泛。

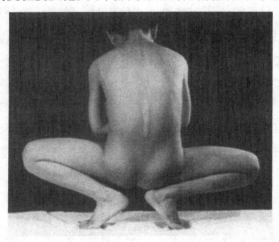

图5-5 注射性臀大肌挛缩症患儿蹲位时体态

（5）髋部弹响，屈伸髋关节时，在股骨大粗隆表面有索带滑过并产生弹响。

（6）臀部可触及一条与臀大肌纤维走行方向一致的挛缩束带，当髋关节内旋、内收时更为明显，其宽度为2~7cm。

（7）骨盆X线片可见"假性双髋外翻"，股骨颈干角大于130°，股骨小粗隆明显可见。

五、手术治疗

如果臀肌挛缩已形成，可采用臀大肌挛缩带部分切除术，臀大肌部分止点松解术。病人取侧卧，沿臀大肌走行方向做斜切口，至股骨大粗隆顶端，切口转向与股骨上端一致。显露挛缩带及股骨大粗隆下方一段髂胫束，分离挛缩带，在靠近髂胫束处切断挛缩带，并切除2~3cm一段挛缩带。松解臀大肌上半部与髂胫束相联结的腱膜部分，达到部分延长臀大肌止点的目的。手术结束前，在手术台上，术者要被动活动患肢，证明屈髋自如，无弹响后，即结束手术，否则应考虑行臀大肌骨性附着点处肌腱Z形延长术（切不可完全切断臀大肌肌腱）。在手术中，手术者操作范围必须在靠近臀大肌附着点这一区域内，切不能在臀大肌中间部分切断肌肉，否则将致大量出血，又极易损伤坐骨神经。如发现臀大肌挛缩范围广泛，在松解手术之前，先将坐骨神经暴露出来，再进行下一步操作，以避免损伤坐骨神经。在一般情况下应在一次麻醉下，完成双侧手术，在完成一侧手术后改变病人体位重新灭菌铺单。术后双下肢并拢固定两周，即可开始功能活动。一般术后半年至一年完全恢复正常步态。

近年来，国内许多学者开展了关节镜下臀肌挛缩松解术，该手术具有创伤小、出血少、术后恢复快等优点。国内学者刘玉杰等报道108例在关节镜下，应用等离子刀臀肌挛缩松解术，取得满意疗效。微创手术松解臀肌挛缩是应该赞同和推广的方法。但也应考虑到在关节镜下的一个比较局限的视区范围内操作，很难显露臀肌挛缩带的全貌及很精确判定坐骨神经由于臀肌挛缩带粘连造成的移位。故在确定手术方法时，应针对不同的病情及病变程度选择不同的手术途径。

（臧铭鉴）

第三节　弹响髋

髋关节在活动中出现弹响，有两种情况：①为髋屈曲，外展外旋位，再伸直时，出现弹响，在髋前系髂腰肌腱膜在耻骨上支上滑移所致。当屈髋外展、外旋时，髂腰肌向外移动，于此位伸髋并内收时，髂腰肌由外向内沿耻骨上支内移而可出现滑动响声，多无症状，且不在走步中出现，故无重要性。②常见者为阔筋膜张肌紧张所致之弹响髋，这正是本节所要介绍的。

一、发病机制

弹响部位在大粗隆处，正常走步时，阔筋膜张肌的腱膜向下为髂胫束，其在该肢向前迈步到支撑期。该肌腱膜在大粗隆外有向前向后之滑动。当阔筋膜张肌紧张时，在该肢向前迈步摆动期中，该筋膜向前至大粗隆前方，至站地支撑期时，则向大粗隆后方滑动，由于该肌紧张，使该腱膜在大粗隆滑动出现响声及弹动，即为弹响髋。

二、临床表现

弹响髋出现在走步中，每走一步该髋即弹响一下，伴有酸痛，或走数步出现一次弹响，并伴酸痛，致不能快走。如检查者将手置于大粗隆处，令患者正常走步，可触及阔筋膜张肌在该处弹跳并响，Ober征，病人侧卧，病髋在上，检查以右手握住病人小腿近膝部，先屈髋，而后外展并稍后伸，再将该肢放下，即使内收，此时间阔筋膜张肌紧张，而不能内收，为Ober征阳性。再做健侧腿Ober征阴性。

三、治疗原则

先行非手术治疗局部理疗、热疗等，若无效再行手术治疗。

四、手术治疗

通常采用半身麻醉或局部麻醉。侧卧位，患肢在上，患肢整个消毒包扎，以便术中做Ober试验。在大粗隆外侧横切口，显出阔筋膜张肌，先将前方腱膜做横切口至该肌前后两侧，筋膜裂开，将该下肢后伸内收，看还有何处紧张，如该肢仍不能内收，则由阔筋膜张肌后缘分离其后方筋膜，将紧张处横断，直至该髋（下肢）可内收为止。缝合皮下及皮肤，压迫包扎。术后患肢皮牵引1周左右，拆线后下地活动。

（臧铭鉴）

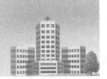

第六章 下肢损伤

第一节　股骨颈骨折

股骨颈骨折占全部骨折总数的 3.58%，常发生于老年人，随着人的寿命延长，其发病率日渐增高。其临床治疗中存在骨折不愈合（15% 左右）和股骨头缺血坏死（20%～30%）两个主要问题。至今，股骨颈骨折的治疗及结果等多方面仍遗留许多未解决的问题。

一、致伤原因、分型与诊断

（一）致伤原因

造成老年人发生骨折有两个基本因素：内因骨强度下降，多由于骨质疏松；双光子密度仪证实股骨颈部张力骨小梁变细，数量减少甚至消失，最后压力骨小梁数目也减少，加之股骨颈上区滋养血管孔密布，均可使股骨颈生物力学结构削弱，使股骨颈脆弱。另外，因老年人髋周肌群退变，反应迟钝，不能有效地抵消髋部有害应力，加之髋部受到应力较大（体重的 2～6 倍），局部应力复杂多变，因此不需要多大的暴力，如平地滑倒、由床上跌下或下肢突然扭转，甚至在无明显外伤的情况下都可以发生骨折。而青壮年股骨颈骨折，往往由于严重损伤如车祸或高处跌落致伤，偶有因过度过久负重劳动或行走，逐渐发生骨折者，称之为疲劳骨折。

（二）分型

对骨折进行分类可以反映骨折移位程度、稳定性，推测暴力大小，也可估计预后，并指导正确选择治疗方法。

1. 按骨折部位分类（图 6-1）

（1）股骨头下骨折：骨折线位于股骨头与股骨颈的交界处。骨折后由于股骨头完全游离，可以在髋臼和关节囊中自由旋转移动，同时股骨头的血液循环大部中断，即使圆韧带内的小凹动脉存在，也只能供应圆韧带凹周围股骨头的血供；若小凹动脉闭塞，则股骨头完全失去血供，因此此类骨折愈合困难，股骨头易发生缺血坏死。

（2）股骨颈头颈部骨折：骨折线由股骨颈上缘股骨头下开始，向下至股骨颈中部，骨折线与股骨纵轴线的交角很小，甚至消失，这类骨折由于剪力大，骨折不稳，远折端往往向上移位，骨折移位和它所造成的关节囊，滑膜被牵拉、扭曲等改变，常导致供给股骨头的血管损伤，使骨折不易愈合和易造成股骨头坏死。

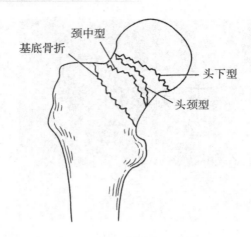

图 6 - 1　股骨颈骨折按部位分类

（3）股骨颈中部骨折：骨折线通过股骨颈中段，由于保存了旋股内侧动脉分支，骺外侧动脉，干骺端上及下侧动脉，经关节囊的滑膜下进入股骨头，供应股骨头的血液循环，因此骨折尚能愈合。

（4）股骨颈基底部骨折：骨折线位于股骨颈与大转子之间，由于骨折两端的血液循环良好，骨折容易愈合。

2. 按骨折线的方向分类（图 6 - 2）

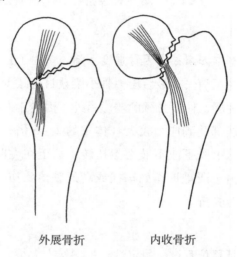

外展骨折　　　　　内收骨折

图 6 - 2　股骨颈骨折按骨折线的方向分类

（1）股骨颈外展骨折：在跌倒时下肢常处于外展位。两折端之间呈外展关系，压力骨小梁折断向内成角，颈干角加大，骨端嵌插，位置稳定，骨折线的 Pauwell 角小于 30°或者 Linton 角小于 30°。这种骨折端的剪力小，骨折比较稳定，同时由于髋周围肌肉张力和收缩力，促使骨折端靠拢并施以一定压力，有利骨折愈合。

（2）股骨颈内收骨折：在跌倒时下肢常处在内收位。股骨头呈内收，骨折远端向上错位，骨折线的 Pauwell 角大于 50°或 Linton 角大于 50°。此种骨折端极少嵌插，骨折线之间剪力大，骨折不稳定，多有移位，远端因肌肉牵拉而上升，又因下肢重量而外旋，关节囊血供破坏较大，因而愈合率比前者低，股骨头坏死率高。

这种分类由于股骨头的移位和旋转，往往使骨折线走行难以判断。

3. 按骨折移位程度分类

Garden 等根据完全骨折与否和移位情况分为四型，见图 6－3。

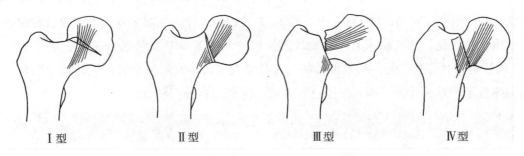

Ⅰ型　　　　　Ⅱ型　　　　　Ⅲ型　　　　　Ⅳ型

图 6－3　股骨颈骨折 Garden 分型

（1）Ⅰ型：骨折没有通过整个股骨颈，股骨颈有部分骨质连接，骨折无移位，近折端保持一定血供，这种骨折容易愈合。

（2）Ⅱ型：完全骨折无移位，股骨颈虽然完全断裂，但对位良好，如系股骨头下骨折。仍有可能愈合，但股骨头坏死变形常有发生。如为股骨颈中部或基底骨折，骨折容易愈合，股骨头血供良好。

（3）Ⅲ型：为部分移位骨折，股骨颈完全骨折，并有部分移位，多为远折端向上移位或远折端的下角嵌插在近折端的断面内，形成股骨头向内旋转移位，颈干角变小。

（4）Ⅳ型：股骨颈骨折完全移位，两侧的骨折端完全分离，近折端可以产生旋转，远折端多向后上移位，关节囊及滑膜有严重损伤，因此经关节囊和滑膜供给股骨头的血管也容易损伤，造成股骨头缺血坏死。

Garden 的分类型是目前应用比较广泛的一种，但在 Frandsen 等的研究中，多个观察者能对股骨颈骨折的 Garden 分型达成完全一致意见的仅占病例的 22%，有移位的和无移位的骨折之间的区别非常一致。Nieminen 比较诸分类法，认为 Garden 分类法对估计预后较为合理。

（三）临床表现

1. 症状　老年人跌倒后诉髋部疼痛，不敢站立和走路，应想到股骨颈骨折的可能。

2. 体征

（1）畸形：患肢多有轻度屈髋屈膝及外旋畸形。

（2）疼痛：髋部除有自发疼痛外，移动患肢时疼痛更为明显。在患肢足跟部或大粗隆部叩打时，髋部也感疼痛，在腹股沟韧带中点下方常有压痛。

（3）肿胀：股骨颈骨折多系囊内骨折，骨折后出血不多，又有关节外丰厚肌群的包围，因此，外观上局部不易看到肿胀。

（4）功能障碍：移位骨折患者在伤后就不能坐起或站立，但也有一些无移位的线状骨折或嵌插骨折病例，在伤后仍能走路或骑自行车。对这些患者要特别注意，不要因遗漏诊断使无移位稳定骨折变成移位的不稳定骨折。患肢短缩，在移位骨折，远端受肌群牵引而向上移位，因而患肢变短。

（5）患侧大粗隆升高，表现在：①大粗隆在髂－坐骨结节连线（Nelaton 线）之上。②大粗隆与髂前上棘间的水平距离缩短，短于健侧。

（四）辅助检查

最后确诊需要髋正侧位 X 线检查，尤其对线状骨折或嵌插骨折更为重要。X 线检查作为骨折的分类和治疗上的参考也不可缺少。应提起注意的是有些无移位的骨折在伤后立即拍摄的 X 线片上可以看不见骨折线，当时可行 CT、MRI 检查，或者等 2~3 周后，因骨折处部分骨质发生吸收现象，骨折线才清楚地显示出来。因此，凡在临床上怀疑股骨颈骨折的，虽 X 线片上暂时未见骨折线，仍应按嵌插骨折处理，3 周后再拍片复查。另一种易漏诊的情况是多发损伤，常发生于青年人，由于股骨干骨折等一些明显损伤掩盖了股骨颈骨折，因此对于这种患者一定要注意髋部检查。

二、治疗

股骨颈骨折的最佳治疗方法是手法复位内固定，只要有满意复位，大多数内固定方法均可获得 80%~90% 的愈合率，不愈合病例日后需手术处理亦仅 5%~10%，即使发生股骨头坏死，亦仅 1/3 病例需手术治疗。因此股骨颈骨折的治疗原则应是：早期无创伤复位，合理多钉固定，早期康复。人工关节置换术只适应于 65 岁以上，Garden Ⅲ、Ⅳ型骨折且能耐受手术麻醉及创伤的干扰者。

（一）复位内固定

复位内固定方法的结果，除与骨折损伤程度，如移位程度、粉碎程度和血供破坏与否有关外，主要与复位正确与否，固定正确与否，术后康复情况有关。

1. 闭合复位内固定

（1）适应证：适于所有各种类型骨折，包括无移位或者有移位。

（2）治疗时机：早期治疗，有利于尽快恢复骨折后血管扭曲、受压或痉挛。在移位骨折中，外骺动脉（股骨头主要血供来源）受损，股骨头的血供主要由残留圆韧带动脉、下干骺动脉及周围相连软组织和骨折断端的再生血管供养。据动物实验，兔的股骨头完全缺血 6 小时，就已造成成骨细胞不可逆的损伤。缺血股骨头成骨细胞坏死，组织学上一般需 10 天左右才能观察到，所以有人提出，股骨颈骨折应属急症手术（24~36 小时以内），不超过 2 周仍可为新鲜骨折。

（3）麻醉：以局麻为主，个别采用硬膜外麻醉。用 0.5% 普鲁卡因 50~100mL，做粗隆外侧浸润麻醉直达骨膜下，再向股骨颈骨折间隙和关节内注射。

（4）骨折复位：准确良好的复位是内固定成功的重要条件。骨折内固定后，应力的 75% 由骨本身承受，内固定只承受应力的 25%。

①复位方法：Whitman 法，牵引患肢，同时在大腿根部加反牵引，待肢体原长度恢复后，行内旋外展复位。Leadbetter 改良了 Whitman 法，主要是屈髋屈膝 90° 位牵引；Flymn 则在屈髋屈膝超过 90° 位牵引。有人比较以上三种复位手法后认为，三种手法的疗效并无差别，目前许多学者主张先用缓慢的皮牵引或骨牵引数日，待骨折复位后再手术，因为这样创伤可小些。我们多采用患者仰卧于骨科牵引床上，健肢固定于足板上。患肢固定于另一足板上，在外旋位，外展患肢 20°，给予足够牵引，使之达到稍超过正常长度，然后内旋患肢，直至股骨内旋 20°~30°。复位操作在 C 形臂 X 线机监视下进行。各种手法只要操作得当，即足够牵引及内旋，绝大部分骨折可达良好复位，复位好坏与预后密切相关。如果手法仍不能复位时，应考虑近侧骨折端可能插入关节囊，或有撕裂的关节囊碎片嵌插在骨折线之间，此种情况见于青壮年患者，应考虑切开复位。

②复位判断标准：多用 Garden 对线指数判断复位，即根据正侧位 X 线片，将复位结果分为四级。

正常正位片上股骨干内缘与股骨头内侧压力骨小梁呈160°交角，侧位片上股骨头轴线与股骨颈轴线呈一直线（180°），如图6－4。

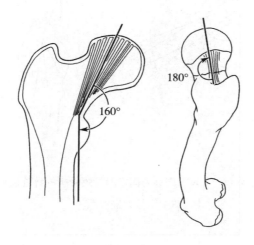

图6－4　Garden 对线指数

Ⅰ级复位，正位呈160°，侧位呈180°；Ⅱ级复位，正位155°，侧位180°；Ⅲ级复位，正位小于150°，或侧位大于180°；Ⅳ级复位，正位150°，侧位大于180°。如果髋正位像上，角度小于160°表明不可接受髋内翻，而大于180°表明存在严重髋外翻，由于髋关节匹配不良，将导致头缺血坏死率及骨关节炎发生率增高。侧位像上，仅允许20°变化范围，如果股骨头前倾或后倾大于20°范围，说明存在着不稳定或非解剖复位，而需要行再次手法复位。Garden 等报道的50例中，复位Ⅰ～Ⅱ级者，仅26%发生头塌陷，而Ⅲ级者则有65.4%发生股骨头塌陷，Ⅳ级者有100%发生股骨头塌陷。

（5）手术方式：股骨颈骨折治疗方法选择，取决于患者年龄、创伤前患者的身体情况、骨折移位程度、骨折线的水平及角度、骨密度及股骨颈后方的粉碎程度。由于特殊解剖部位，股骨颈骨折闭合复位内固定要求固定坚强，方法简单，对血供破坏少，符合局部力学特征。骨折固定失效，增加骨不连、股骨头坏死的发生率。内固定的选择需要能够抗剪切力、抗剪曲力，同时负重时能够承受一定的张力和抗压缩力。临床常用的固定材料为6.5～7.3mm空心钉，其固定理念基于多枚斯氏针固定治疗股骨颈骨折。

① 4枚斯氏针闭合复位内固定治疗股骨颈骨折：局麻后，患者置于骨科牵引床上，健肢外展牵引，患肢内收内旋位牵引，C臂透视复位后，按第一枚斯氏针的要求位置，正位透视下沿股骨距进入压力骨小梁，注意根据患肢内旋角度调整前倾角，直到股骨头软骨面下5mm，侧位透视如斯氏针位于股骨颈和股骨头内即可，如不满意，注意调整前倾角，同样的方法钻入第2、3、4枚斯氏针，其进针点、进针方向见图6－5。注意调整不同的前倾角，使斯氏针在股骨颈和股骨头的分布均匀。针尾埋于阔筋膜内，术后穿防旋鞋，2周后扶双拐足内侧缘部分负重（图6－6）。

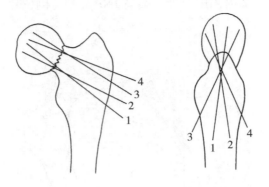

图 6-5　4 枚斯氏针内固定股骨颈骨折的针位设计

图中序号为进针顺序

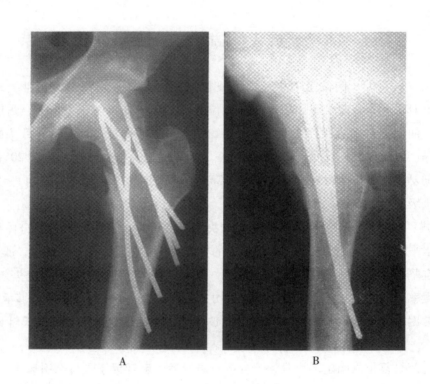

图 6-6　骨圆针固定股骨颈骨折

A. 正位；B. 侧位

②空心加压螺丝钉固定方法：沿股骨颈前面放一根 3.2mm 导针，在 X 线电视机辅助下，使此导针接近股骨颈内侧皮质，在股骨外侧皮质骨中点，并与前面导针平行，钻入 1 枚导针经股内侧皮质，股骨颈入头，至股骨头软骨下 5mm，导针前倾角控制在 10°以内，使导针位于股骨头后方，在稍上方再穿入第 2 枚导针，第 3 枚导针经大粗隆基底处，沿张力骨小梁，经颈入头，前倾角控制在 5°以内，使导针侧位像显示偏股骨头前方。从穿入导针，测量每个空心钉所需长度，沿导针先下，后上旋入相应长度空心钉，拔除导针 X 线机 C 形臂电视下，核实螺钉位置（图 6-7）。

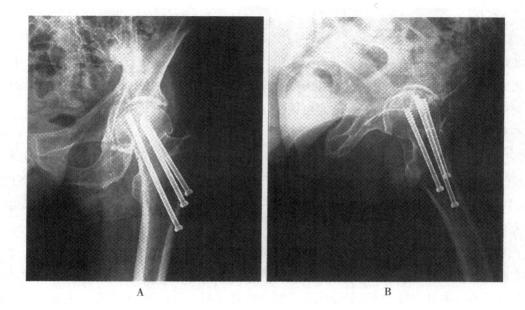

图6-7　空心钉固定股骨颈骨折

A. 正位；B. 侧位

2. 空心钉固定失败原因

（1）进针方向错误：没有掌握骨小梁系统特点，空心钉与股骨夹角太大或太小，夹角太大容易穿过股骨颈内侧骨皮质；夹角太小容易穿过股骨颈外侧骨皮质。正常股骨颈前倾角15°左右，没有将肢体固定在内旋位，使股骨颈变成水平位，穿针时容易穿过股骨颈后侧。空心钉方向过于朝前，针容易穿过股骨颈前侧骨皮质。处理方法：空心钉旋入前，应将骨折复位，然后固定在内旋位，消除股骨颈前倾角，打钉时注意在水平位，朝腹股沟韧带中点。空心钉固定位置不好，应将其拔出，重新固定。

（2）空心钉穿过关节面：术前没有根据X线片，选择长短合适空心钉，使用钉过长；术中没有反复比较股骨头颈长度，使用空心钉长短不合适；没有使用X线机透视监视。处理方法：术前根据X线片，术中根据头颈长度选择空心钉，一般是可以避免的。如有条件，最好术中使用X线机，边旋入空心钉边透视。术后拍片，如空心钉已穿过关节面，可在局麻下切开，将空心钉拔出少许，其拔出长度根据X线片而定（表6-1）。

表6-1　空心钉的进针分布

针序	进针点	进针方向	股骨头分布		进针深度
	大粗隆尖下（cm）		正位	侧位	cm
1	10	经股骨距及压力骨小梁	中内1/3	偏后	0.5～1.0
2	8	骨小梁交叉处	中1/3	居中	0.5～1.0
3	6	经张力骨小梁	中外1/3	偏前	0.5～1.0

3. 切开复位内固定

（1）内固定方法

①单纯切开复位，空心钉固定

A. 适应证：经过1～2次轻柔的闭合手法复位未获得成功或复位后不能接受者，应考虑切开复位内

— 121 —

固定。

B. 方法：一般选择 Watson – Jones 入路外侧切口，向近端和前侧稍延伸，切开皮肤、皮下阔筋膜，剥离并向前牵开部分股外侧肌，向后牵开臀中小肌，显露关节囊，切开关节囊及清理血肿，直视下解除关节囊嵌入或者股骨颈前、后缘骨折尖端插入关节囊等影响复位因素，用骨刀插入前面的骨折间隙撬拨复位。当复位满意后，插入导针，行空心螺钉固定。

②切开复位，空心钉固定及股骨颈植骨术

A. 适应证：50 岁以下尤其青壮年的股骨颈头下型或头颈型骨折，骨折不易愈合并有股骨头坏死的可能者，或陈旧性股骨颈骨折不愈合者，可以采用开放性多根针或空心钉固定加股骨颈植骨手术。

B. 方法：植骨方法多采用带肌蒂骨瓣或带血管蒂骨瓣，如股方肌骨瓣移植或带旋髂深血管的髂骨瓣移植较为常用。

（2）内固定术式

①股方肌蒂骨瓣移植术：手术在硬膜外麻醉下进行。患者取健侧卧位，按髋后侧切口由髂后上棘与股骨大粗隆顶点连线中点开始，经大转子顶点再转向股骨外侧下，长 15cm 左右，逐层分开。暴露出诸外旋肌和坐骨神经。股方肌位于闭孔外肌与最小的上、下肌之间，游离股方肌至股骨粗隆后侧的止点，在肌止点四周用电刀切开骨膜约 1.5cm×6cm 范围，再用骨刀在切开骨膜处凿取约厚 1.5cm 的长方形骨块，并与股方肌保持连接，切断闭孔内外肌与下肌止点，向内侧翻开，暴露关节囊后壁，沿股骨颈方向切开关节囊，暴露股骨颈和股骨头，将骨折复位，沿股骨颈长轴凿一骨槽约 1.5cm×5cm，深 1.5cm，在骨槽的近端向股骨头内用骨刀挖一骨穴约深 1cm 多，将带股方肌蒂的骨瓣嵌插在股骨颈的骨槽内，其骨瓣的粗隆端插入股骨头的骨穴内，稍加锤击后即可嵌紧（图 6 – 8）。

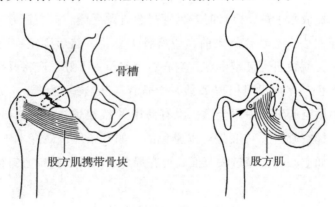

图 6 – 8　股方肌骨瓣移植治疗股骨颈骨折

在股骨大粗隆以下的股骨外侧，在直视下插入空心钉或多枚针固定。行多枚针固定时，亦可在嵌入植骨前，将计划经植骨槽外的 3 枚针插入，3 枚针的位置是骨槽前、上、下各 1 枚。应行 X 线片或电视核查内固定的位置。

②带旋髂深血管蒂的髂骨瓣转位移植术：手术在硬膜外麻醉下进行，患者取平卧位，臀部垫高，取髋前外侧切口（S – P 切口）。

A. 游离旋髂深血管及髂骨瓣：在切口中部向内侧游离皮瓣，暴露腹股沟韧带，在股动脉或髂外动脉上寻找向外上方走行的旋髂深动脉及伴行静脉，亦可不显露股动脉，直接在腹股沟韧带下找寻旋髂深血管。向外分离时，切断腹内斜肌和部分腹横肌，最后可见血管进入髂肌，在向髂骨分离时尽量保留髂肌。在接近髂前上棘时，有股外皮神经由动静脉之前穿过，注意勿损伤。旋髂深动脉在距髂前上棘上方内侧6cm处，分出数支穿支进入髂骨。以此血管束为中心，设计取骨范围，骨膜下显露外板，一般取6.0cm×1.5cm×1.5cm全层骨块，保留血管束周围的髂肌和骨膜，防止损伤进入髂骨的血管支。切取的带血管蒂骨块应有鲜血溢出。用盐水纱布包绕骨块待用。

B. 暴露股骨颈：分开缝匠肌与阔筋膜张肌间隙，切断股直肌的止点下翻暴露髋关节囊，沿股骨颈的方向切开关节囊暴露股骨颈，切除股骨颈骨折间隙内的纤维瘢痕组织，并进行骨折复位。

C. 股骨颈骨折固定：在X线电视指导下或直视下多针或2或3枚空心钉由股骨大粗隆外侧切口进行插针固定。3枚针的位置是股骨颈后面，上下各1根；在股骨颈的前侧，沿其长轴凿一骨槽，宽深各1.5cm，长6cm，并在骨槽上端向股骨头挖一骨穴，约深1cm，将带血管蒂髂骨瓣移植股骨颈骨槽内。注意血管蒂不能扭转，骨块外层皮质向上，将骨块一端插入股骨头的骨穴内，再将其余部分嵌插在骨槽内，轻轻捶击使骨块固定牢固。为防止骨块滑脱，可用螺丝钉固定或用粗丝线缝合股骨颈骨膜固定（图6-9）。

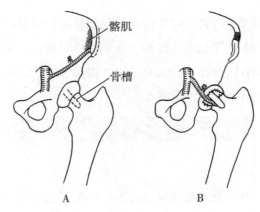

图6-9　带旋髂深血管蒂的髂骨瓣移植治疗股骨颈骨折

（二）人工假体置换术

1. 适应证　自从Moore和Thompson报道人工股骨头置换术治疗股骨颈骨折以来，人工假体置换术治疗股骨颈骨折已成为一种重要方法。其原因：假体置换后，可允许老年患者立刻负重并恢复活动能力，有利于预防卧床和不活动引起并发症；假体置换消除了股骨颈骨折的骨不连接和缺血坏死，对于有移位股骨颈骨折，假体置换与内固定相比，可减低再手术概率。但假体置换也有其不足：假体置换手术比一般的复位内固定术显露大、出血多；假体置换术后，当出现机械失败及感染时，处理方法比较复杂。基于上述的优缺点，对于移位股骨颈骨折行人工假体置换有以下适应证。

（1）55~65岁间骨质疏松明显，骨折不能得到满意复位及内固定者。

（2）65岁以上的股骨颈头下骨折，GardenⅢ、Ⅳ型骨折。

（3）年龄大于60岁的陈旧股骨颈骨折未愈合者，或者患者因并存症多，一般情况差，不能耐受第二次手术。

2. 手术入路　由于后入路并发症发生率高，尤其是脱位及感染，笔者大多选择改良的外侧入路，并发症发生率低。具体手术方法见关节置换章。

3. 假体选择　对于仅可在室内活动且预计寿命在2年以内患者，笔者主要采用单极半髋个体置换，对于活动范围较大且又有假体置换适应证的患者采用全髋关节置换。

股骨颈骨折的重要并发症为股骨头缺血性坏死和骨折骨不连，其发生率和患者年龄、损伤的能量、骨折的部位、移位程度、复位程度、固定程度等相关。早期的解剖复位，骨折的加压固定可促进骨折愈合，减少股骨头的血供破坏。因此，早期的闭合牵引复位空心钉内固定是目前常用的方法，但对于外展型股骨颈骨折不强求牵开短缩的骨折端，防止进一步损伤股骨头血供。复位的标准为 Garden 指数，可接受的复位为：正位股骨头内侧骨小梁和股骨干内侧皮质夹角介于 160°~180°，侧位股骨头前倾、后倾小于 20°。准确复位和可靠固定是良好预后的重要因素。对年轻患者更是如此，如复位不能接受，可考虑切开复位空心钉内固定、股方肌蒂骨瓣移植术。

陆军总医院骨科 5 年共治疗的 245 例股骨颈骨折中，55 岁以上者 221 例，平均年龄 67 岁，189 例采用空心钉固定治疗，即使 Garden Ⅲ、Ⅳ型的骨折大多数也可顺利愈合，而头坏死的概率并不高，且多数对功能影响不大。在这组病例中，因为固定失败或骨不愈合行二次手术人工关节置换者 3 例，因头坏死影响功能而行人工关节置换者 5 例。我们认为，一般来说对于老年股骨颈骨折应首先考虑选择空心钉固定的方法，该方式为微创方式、安全性高，疗效较满意；对人工关节置换的选择不能仅以年龄、骨折类型作为依据，还应根据患者预计寿命、功能活动状况和要求、全身状况等综合考虑，慎重选择。尽管假体的使用避免了骨不连和缺血性坏死等并发症，且早期效果较好，但存在手术创伤较大、晚期假体松动或感染等风险。虽然人工关节置换技术已经有了很大提高，但是近年来我们仍然看到了越来越多的假体晚期松动失效的病例，补救措施较为复杂棘手。

三、并发症

（一）股骨颈骨折不愈合

股骨颈骨折由于解剖、生物力学及局部血供的特点，发生不愈合是比较常见的并发症，一般文献报道股骨颈骨折不愈合率为 7%~15%。股骨颈骨折不愈合率是四肢骨折中发生率最高，尤其随着人口老龄化，已成为严重的社会问题。

1. 影响因素

（1）年龄：大多数学者认为年龄过高是影响骨折愈合的一个因素，在国外以 75 岁为界，不愈合率为 32%~41%；75 岁以下为 18%。因此 75 岁以上高龄患者其不愈合率显著上升。原因可能与骨质疏松及并存症多有关。

（2）骨折移位程度：骨折移位越严重，其愈合越困难，这已是公认的规律，而且是影响骨折愈合的最重要因素。外展型及内收型轻度移位者，愈合率 96.6%，中度移位者为 85.7%，严重移位者为 59.2%。

（3）骨折部位：目前多数人认为除股骨颈基底骨折以外，单以囊内骨折而论，高位头下骨折发生不愈合率高。

（4）骨折部位粉碎：粉碎性骨折多发生于股骨颈后侧，且在复位前 X 线上难以发现，多于复位后，侧位像上呈现一典型的蝶形骨片。近年来，不少报道对颈后折片的发生机制及临床意义进行探讨，大多数的学者认为是一个影响骨折愈合的因素。在 Garden Ⅲ、Ⅳ型的骨折中，轻度粉碎者的不愈合率为 5%，中度粉碎者为 21.3%，严重粉碎者为 75%。后缘粉碎影响内固定的坚固性也是一个因素。

（5）骨折线的倾斜度：关于 Pauwell 和 Linton 角测量的临床意义，目前把骨折线倾斜度作为单独因素来判定骨折愈合，根据是不足的。骨折线倾斜度对骨折愈合并无明显影响。

（6）骨折复位不良：股骨颈骨折复位不良会阻碍头血供重建，减少骨折远、近端的接触及固定后造成力学不稳定。复位质量通常以 Garden 复位指数表示，即以股骨头颈中的压力骨小梁，在正位片呈 160°，在侧位片呈 180°，以 160/180 表示，说明复位良好。Garden 和其他学者都认为超过 20° 的外翻复位会使头坏死率增加，复位后存在任何程度的内翻畸形将增加不愈合率。Lowell 指出髋内翻增加 20°，则 52% 不愈合，向前向后成角超过 10° 是不能接受的，特别是骨质疏松患者，因为骨骼强度弱，存在成角增加骨折再移位和不愈合危险。

（7）过早不合理负重：虽然空心钉等固定方法提供了较满意的生物力学方面的强度，但当早期负重时骨折局部仍会承受较大的剪切力，尤其在骨折类型为头下型或骨折严重疏松时，过早不合理的负重可能会导致内固定的失败。一般应于术后 2 周内卧床活动，2 周后离床双拐部分负重，然后依据骨折复位、固定及愈合情况，再完全负重。

2. 临床表现　患髋疼痛多不严重，患肢无力和不敢负重，患肢短缩，下肢旋转受限等。

3. X 线表现　①骨折线清晰可见。②骨折线两侧骨质内有囊性改变。③有部分患者骨折线虽说看不见，但连续拍片过程中，可见股骨颈渐被吸收变短，以致内固定钉突入臼内或钉尾向外退出。④股骨头逐渐变位，股骨颈内倾角逐渐增加，颈干角变小。

4. 治疗　手术是目前主要治疗方法。手术治疗的目的可概括为矫正负重力线，消除或减少骨折端剪应力；骨折复位内固定与植骨，以增强骨的再生修复能力；采用人工关节置换术或种种髋关节重建术，以恢复患髋负重行走的功能。患者的年龄与全身情况，股骨头形态与股骨颈被吸收的程度，是决定手术方法选择的主要依据。不愈合可同时并发股骨头坏死，也可不伴坏死，若发生不愈合，再次手术之前应行 MRI 检查，以了解股骨头血供状况，具体手术选择如下：①对于年龄超过 65 岁，能以在住家附近步行活动者，可行全髋关节置换术。②对年轻患者，可行粗隆间外翻截骨或粗隆间截骨并再次行内固定。③对年轻患者合并股骨头坏死，且股骨头塌陷的不愈合者，应行全髋关节置换术。

多数不愈合都有某种程度的内翻成角，行粗隆间外翻截骨可使骨折端产生压力负荷，促进骨折愈合，麦氏截骨术 - 股骨粗隆间内移截骨术，适用于股骨颈骨折未愈合的患者，股骨头未坏死，股骨远端上移不多，小粗隆尚在股骨头下方，全身情况尚可中老年患者。孟氏截骨术，适用于股骨颈骨折颈未吸收的不愈合，无硬化及头坏死，有髋内翻畸形或颈后骨粉碎者。亦可采用各种植骨术，常用方法有带股方肌蒂骨块移植，带旋髂深血管髂骨移植，带臀上血管髂骨移植及带缝匠肌蒂骨块移植，辅以内固定。此方法由于需要切开复位，手术创伤比单纯内固定大，适用身体健康，无严重内脏疾病患者。尚永安等报道，用不同植骨方法治疗 3 周以上的陈旧性股骨颈骨折 168 例，其中缝匠肌骨块植骨三翼钉固定 48 例，愈合 39 例，不愈合 9 例；股方肌骨块植骨加三翼钉 35 例，34 例骨折愈合，1 例不愈合。单纯三翼钉固定 31 例，骨折愈合 18 例，不愈合 13 例。Langer 等用高选 DSA 证明带蒂髂骨块植入股骨颈有 82% 存在供血。

（1）股骨粗隆间内移截骨术

①适应证：本手术适用于股骨颈陈旧骨折未愈合的患者，股骨头未坏死，骨折远端上移不多，小粗隆尚在股骨头下方，全身情况尚可的中老年患者。

②原理

A. 截骨远端内移顶住股骨头，可减少股骨颈骨折所受的剪力作用。有利于骨折愈合并且改变髋负重力线使之内移。

B. 截骨处可吸收一部分下肢剪力，从而减少下肢活动时对骨折愈合的不利影响。

C. 截骨术后使股骨干增加20°~30°外展，当骨折愈合后，患肢中立到内收时，拉大粗隆下移，可使因骨折远端向上移位而变松弛的臀中肌重新被拉紧，不仅可恢复臀中肌的张力，也可增加髋的稳定性，并可减少跛行。

③手术方法：仰卧位，臀稍垫高，髋关节外侧切口，显露股骨上段大粗隆基底和小粗隆上缘，以大粗隆基底下方约2cm处为标志向小粗隆上缘引一斜线，即为截骨线，选用薄而锐利的窄骨刀凿开小粗隆上缘的骨皮质，或于此处先行钻孔钻透骨皮质，再行截断，以防骨皮质劈裂而妨碍内推。再从股骨大粗隆下的标志斜行凿至股骨内侧，如有气锯或电锯则直接截骨。完全截断后可保留截骨刀于原位。助手将小腿向下牵引，使截骨面稍微离开，并使该肢外展，手术者自股骨外侧捶击股骨干上端，截骨后的远折端即向内移和托住近断端截骨面的内2/3，并位于股骨头颈下方（图6-10），如有条件，则可用L形钢板固定，缝合伤口。无内固定者用髋人字形石膏固定在轻微外展位；有内固定者，行骨牵引8周，截骨愈合后，可用拐负重走步。

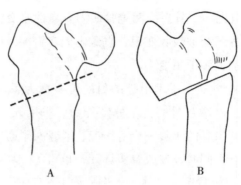

图6-10 McMurray 截骨

A. 截骨线；B. 截骨后

（2）孟氏截骨术

①适应证：崔甲荣报道用孟继懋截骨术治疗股骨颈骨折28例，适用于股骨颈骨折颈未吸收的不愈合，无硬化及头坏死，有髋内翻畸形或颈后骨粉碎。

②手术方法：患者平卧于骨折台上，髋外侧切口，直接显露股骨粗隆部，截骨自大粗隆股外侧肌嵴以下开始，斜向下内至小粗隆下方，截骨时将内侧皮质保留一薄层，先内收使皮质折断保留骨膜，再外展以使断端的尖端能插入近断端髓腔之中，插入方法是助手将患肢向远侧牵拉，使远断端的尖端拉至近断端的截骨斜向中下部，术者用一骨钩子钩住大粗隆尖处，向下牵拉使髋关节内旋，则将远断端之尖端插大粗隆骨松质中，此时助手在牵引下将患肢缓缓外展，以使其尖端插入股骨颈方向。在术者向下拉大粗隆情况下，助手放松牵引并改向近端嵌插，至远断端深深插入近断端中（图6-11），缝合切口，单侧髋人字石膏固定8周，然后去石膏练习活动。或行内固定，骨牵引6~8周，平均随诊7.1年，82%获优良结果。

（3）股骨粗隆下外展截骨术

①适应证：本手术适应于各种年龄的股骨颈陈旧性骨折，骨折移位较小，已纤维愈合或部分骨性愈合，颈干角减少（髋内翻），全身健康状况尚好的患者。其机制：①纠正髋内翻，而且可以轻度外翻，恢复臀中肌的张力。②使骨折面倾斜角减少，因而使骨折所承受的剪力减少，有利于骨折的愈合。

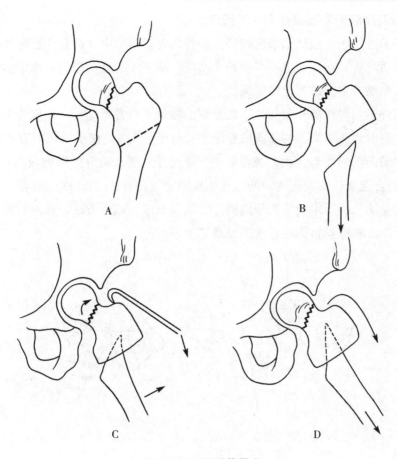

图6-11 孟氏截骨术

A. 截骨线；B. 截骨后；C. 截骨远端插入粗隆间；D. 向下牵拉大粗隆

②手术方法：患者体位及切口暴露同粗隆间截骨术。露出大粗隆及股骨干上部外侧骨皮质，参考 X 线片选定截骨部位，在小粗隆下方约 1cm 处进行截骨。为了使截骨后的两断端密切接触，可截除一基底在外的楔形骨块，尖端的角度是 30°。截骨后使患肢外展 30°。用预先弯好的六孔钢板固定或重建钉，截骨处可放些碎骨片，以促进截骨处愈合。植骨可取自同侧髂骨翼或利用切除的楔形骨块，缝合伤口。术后用皮牵引 6~8 周（图6-12）。

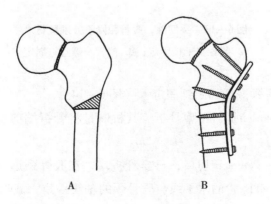

图6-12 股骨粗隆下外展截骨术

A. 截骨线；B. 截骨后钢板固定

（4）股骨头切除及粗隆下外展截骨术（贝氏手术）

①适应证：本手术适用于一般健康情况较好，股骨颈骨折未愈合，股骨头已坏死变形，远断端上移位较多而要求髋关节活动者，在职业上不需要长久站立，或不太肥胖的患者。本手术优点是关节活动功能较好；缺点是患肢短缩较多，跛行比较明显。

②手术方法：髋外侧切口或前外侧切口，先显露出股骨头及骨折部分，由股骨头和髋臼之间深入弯剪刀，剪断圆韧带，将股骨头取出，再显露股粗隆部及骨干上 1/3。在小粗隆下方预定的截骨线上进行截骨，并截除一块尖端向内的楔形骨块。截骨后使下肢充分外展，截骨处向内成角在 45°以上，并内旋15°，然后将截骨面对合起来，用预先弯好的六孔钢板固定（图 6 - 13），逐层缝合。术后牵引 8 周，然后用拐下地活动。为免除二次手术摘取钢板内固定，陈景云改进截骨方法，从大粗隆至小粗隆下斜行截骨，然后进行嵌插，以 2 枚螺丝钉固定，术后处理同上。

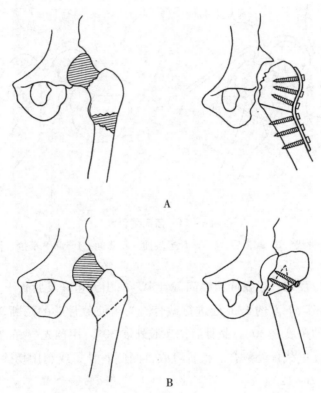

图 6 - 13　头切除，股骨粗隆下外展截骨术

A. 截骨及钢板固定；B. 截骨及螺丝钉固定

（5）股骨颈 U 形截骨、头颈嵌插加圆针固定术（图 6 - 14）

①适应证：本手术适用 Garden Ⅲ、Ⅳ型骨折。其机制是将骨折端剪切应力转变为压缩应力的折端嵌插复位，保证骨折愈合。

②手术方法：采用 Smith - Peterson 切口，显露骨折端，在股骨颈远侧断端的上方截除股骨颈断面上 1/2，截除长度为 1 ~ 2cm，截除骨的水平线与股骨颈的轴线一致，截除骨的上、下面与骨折线平行，股骨颈面下 1/2 修成 U 形，以能和股骨下端紧密接触为标准，股骨头端的断面与股骨颈上部截骨面嵌插，股骨头与大转子间用 2 枚骨加圆针固定。术后穿防外旋鞋，外展 30°固定。经 65 例临床观察 2 年，骨折全部愈合，功能恢复满意。

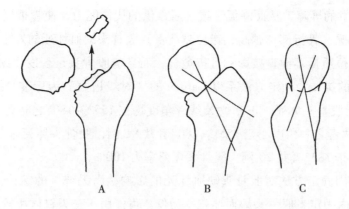

图 6 - 14　股骨颈 U 形截骨，头颈嵌插骨加圆针固定术

A. 去除股骨颈骨块；B. 固定后正位像；C. 固定后侧位像

（二）股骨头缺血坏死

股骨头缺血坏死是股骨颈骨折常见的并发症。近年来，随着治疗的进展，骨折愈合率可达 90% 以上，但股骨头缺血坏死率迄今仍无明显下降。股骨头缺血坏死成为决定预后的主要问题。

1. 发生率　关于股骨颈骨折后股骨头缺血坏死的发生率，各家报道相差悬殊。究其原因是多方面的，诸如年龄、骨折类型、治疗方法、诊断标准，随诊例数和年限均不相同。一般文献报道股骨颈骨折股骨头缺血坏死为 10% ~20%。今收集文献报道中有随诊结果达百例以上者共 3 043 例，其中股骨头缺血坏死 710 例，发生率为 23.3%；另随诊结果 50 例以上者共 557 例，其中股骨头坏死 120 例，发生率为 21.5%。全部病例共 3 600 例，其中股骨头坏死 830 例，总发生率为 23%；股骨头缺血坏死的发生率，在未移位骨折为 10% ~20%，移位骨折 15% ~35%。Barnes 统计，股骨头缺血坏死的发生率在 Garden Ⅰ 型骨折为 16%，Ⅲ、Ⅳ 型骨折为 27.6%。

2. 发生时间　股骨颈骨折后何时发生股骨头缺血坏死，目前临床诊断主要依据 X 线片表现。发生时间最早者为伤后 1.5 个月，最晚者伤后 17 年；其中 80% ~90%，发生于伤后 3 年以内。蔡汝宾等报道，发生于 1 年以内占 19.6%，2 年者 39.2%，3 年者占 23.5%，4 年者占 8%，即 98% 发生在 5 年以内。因此，股骨头缺血坏死的随诊时间，应在伤后 2~3 年内严密观察，随诊至伤后 5 年较为合适。

3. 坏死原因　通常认为是股骨头血液供应受到损害，如股骨颈支持带下血管断裂，股骨颈支持带血管因关节囊内血肿压迫阻断血供，股骨头髓内血管损伤，再加上骨折复位不良和固定的稳定性不佳，至骨折再移位和假关节形成，进一步影响血供。血管的伤害发生于骨折之时，因此，股骨头的命运在此时就已注定。但这种理论却难以解释为什么在骨折愈合数年后会发生坏死，必定还有其他因素。

4. 影响因素

（1）年龄：儿童和青壮年人股骨颈骨折后，股骨颈缺血坏死率较老年人高，约为 40%。

①儿童和青壮年骨质坚韧，需较大暴力才能发生骨折，因而往往骨折错位及血管损伤均较严重，是造成股骨头缺血坏死的主要原因。

②复位及内固定均较老年人困难，不但不易造成嵌插，且在固定手术中极易发生骨端分离，从而进一步损伤股骨头血供。

③儿童期圆韧带动脉常供血不足，且与股骨头内动脉之间很少有吻合支。

④骺软骨板形成血供的屏障，从而降低了损伤后血供的代偿能力，使骨折近侧股骨颈缺血。

（2）骨折局部的状况：骨折部位越高，错位越严重，股骨头缺血坏死的发生率越高。

（3）复位质量：复位质量不但直接影响骨折愈合，而且与股骨头是否发生缺血坏死亦有密切关系。影响最明显的为股骨头的旋转，判定方法系以 Garden 的"对线指数"为标准。据该作者报道，对线指数正常者共 57 例，均无股骨头坏死。正侧位 X 线片角度均在 155°～180°之间者共 242 例，股骨头坏死率为 6.6%；正侧位片两者之一角度小于 155°～180°者共 81 例，股骨头坏死率为 65.4%；正位片角度小于 155°及侧位角度大于 185°者共 26 例，股骨头坏死率为 100%。

（4）内固定方法：内固定方法对股骨头缺血坏死的影响，尚无统一的结论。但由治疗结果看，多针内固定大多较三刃钉内固定者股骨头缺血坏死率为低。可能由于三刃钉体积较大，进一步损伤股骨头内的血供所致。通过动物实验和临床测定发现，关节囊内压力如超过局部血管内的压力，亦可造成股骨头内血供障碍。

（5）早期负重：早期适度负重可刺激骨折愈合，修复期负重将导致塌陷。

5. 病理改变　当股骨头缺血后，依照胥少汀的实验研究及临床观察，其演变过程大致可分为三个阶段，即坏死期、修复期和股骨头塌陷期。

（1）坏死期：缺血 12～24 天，除软骨外，坏死区内所有骨细胞均死亡，于缺血后 1～2 天发现骨髓细胞、毛细血管内皮细胞及骨细胞相继发生固缩、变形或溶解，陷窝内空虚，4 天后约 60% 骨细胞陷窝空虚。

（2）修复期：大约于 2 周开始，与坏死过程交错进行。最早出现的修复反应是在骨小梁之间的原始间叶细胞和毛细血管的增生，伤后数日即可开始，并逐渐扩展，8～12 周可遍及坏死区的大部分。在坏死骨小梁表面的间叶细胞逐渐分化为成骨细胞，并合成新骨，这种分化主要在坏死骨小梁的表面进行，远离坏死骨小梁处则很少分化，这种现象称为极向分化。新生骨最初以编织骨的形态覆盖整个坏死骨小梁，逐渐增厚，继而表面变为板样骨，使单位体积内的骨密度增加。未分化的间叶细胞和破骨细胞穿入死骨区进行吸收清除，并由新生骨代替后完全变为活骨，称为"爬行替代"过程，再经过漫长的晚期塑造，变为成熟的骨小梁。

关节软骨只是在修复晚期才开始出现变化，一方面致密骨中的修复组织直接侵犯软骨，另一方面滑膜反应所产生的血管翳样的结构由周缘向中心侵犯，逐渐破坏关节软骨。

髋臼软骨的变化不是由于血管的侵入，而是一种继发改变，主要是由股骨头机械性能和形态改变所引起的力学和应力改变所致。

（3）股骨头塌陷期：在整个修复过程中均有可能发生塌陷，在"爬行替代"过程中新生血管已长入，但尚未骨化之际，形成一个软化带，在遭受髋臼压力时即可能塌陷。临床上亦发现坏死塌陷均在坏死骨与正常骨交界处，因此塌陷是以修复为前提的，修复能力越强，可能塌陷率越高。事实上青年人的股骨头坏死塌陷率比老年人为高，而一个完全坏死的股骨头，如果没有任何修复活动，则不发生塌陷。

6. 临床表现

（1）症状：股骨头缺血坏死早期往往缺乏临床症状。

①疼痛：骨折愈合后又逐渐或突然出现髋痛，疼痛为间歇性或持续性，行走活动后加重；有时为休息疼痛，呈针刺样，钝痛或酸痛不适，常向腹股沟、臀后侧或外侧甚至膝内侧放射。

②关节僵硬与活动受限：患髋关节屈伸活动不灵活，早期出现的症状为外展、内外旋受限明显，例如骑自行车时不能上车；坐位时，患髋不能盘腿。

③跛行：为进行性短缩性跛行。早期往往出现间歇性跛行。儿童患者则更为明显，由于髋痛及股骨头塌陷或晚期出现髋关节半脱位所致。

（2）体征：早期为髋内旋受限，在髋伸直位及屈曲90°位均障碍。局部深压痛，内收肌起点压痛，4字试验（＋），托马斯征（＋），艾利斯征（＋），托仑德兰堡试验（＋）。外展、外旋或内旋活动受限，患肢可缩短，肌肉萎缩，甚至有半脱位体征，纵向叩击试验有时（＋）。

7. X线检查

（1）早期：股骨头密度相对增高，呈斑点状或一致性增高，但整个股骨头的骨纹理结构正常。此期股骨头处于完全缺血，无血供重建，尚无肉芽组织伸入死骨区，无成骨活动，骨小梁仍保持原有骨架。

（2）中期：早期在股骨头内出现软骨下囊性变或新月征，然后在负重区出现阶梯状塌陷。此期病理特点是，在坏死的区域，由于修复过程开始，新生肉芽组织伸入死骨区，死骨被破骨细胞清除，肉芽组织被纤维组织所替代，但尚未形成新骨而呈囊变区，或由于软骨下骨小梁纤细骨折，与软骨下板分离，出现新月征裂隙，负重使不成熟的骨组织受压，发生X线上的阶梯状塌陷。

（3）晚期：全头或部分区域出现不均匀的硬化、死骨破碎，头呈肥大蘑菇状或蕈状变形，以至继发骨关节炎表现。

8. 分期　结合临床与X线表现，Marous将本病分为六期（图6－15）。

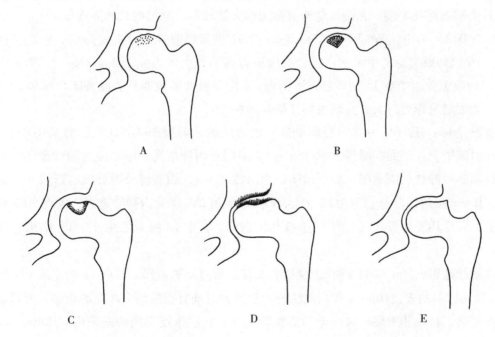

图6－15　股骨头坏死的临床及X线分期

A. Ⅰ期及Ⅱ期；B. Ⅲ期；C. Ⅳ期；D. Ⅴ期；E. Ⅵ期

Ⅰ期：髋无症状，X线片上无表现或有轻微密度增高（点状密度增高）。

Ⅱ期：仍无症状或轻痛，X线密度增高，头无塌陷。

Ⅲ期：症状轻微，有软骨下"骨折"或新月征一般多见"扇形骨折"，而新月征较少见到。

Ⅳ期：髋痛，呈阵发性或持续性跛行及功能受限，股骨头扁平或死骨区塌陷。

Ⅴ期：疼痛明显，死骨破裂，关节间隙狭窄，骨质密度更加硬化。

Ⅵ期：疼痛严重，有的疼痛较Ⅴ期减轻，但股骨头肥大变形，半脱位，髋臼不光滑，甚或硬化增生。

需要指出的是，临床症状与X线并非完全一致，X线的表现常比实际临床严重得多，因此放射线上的判断必须与临床征象相结合。X线片上密度增高有两种情况：当股骨头缺血时，骨量不减少，而其周围骨组织有血供，因骨折而失用性稀疏。相比之下缺血区的密度有增高，为相对密度增高。当死骨区有血管再生时，骨小梁加粗加厚，显示密度绝对增高。

9. 诊断

（1）股骨头塌陷：已经缺血坏死的股骨头存在着塌陷的可能性，X线检查仍是主要依据，问题在于如何能更早地发现塌陷的征象，以便早期处理，提高疗效。蔡汝宾等通过103例的随访观察，提出早期预测股骨头塌陷的方法：取正位髋关节X线片，由小粗隆上缘（O）至大粗隆连一线成OB线，再由O向上与OB线垂直相交于股骨头表面（A），按X线片日期顺序，分别测量AO和OB比值，如比值下降，说明股骨头高度有变低现象；如果股骨头高度动态递减就能更早地显示塌陷。在符合测量要求的48例，有33例由此法得到提前诊断，平均提前12.8个月。此外，笔者还提出骨折愈合后，出现"钉痕"，钉移动及断裂，以及出现硬化透明带，即可认为有股骨头早期塌陷开始，应及时采取预防措施。

（2）股骨头缺血坏死早期：预测股骨头有活力的方法较多，常见的几种简述如下。

①髓内压（IMP）测定：Arnoldi和Linderhdm对92例新鲜股骨颈骨折复位后，做了股骨头和颈部的IMP测定，16例外展型骨折中4例，股骨头内压力高于颈内压力大于20mmHg，表明头内有静脉回流不良。61例内收型骨折中有15例动脉波形消失，8例动脉波形减弱且静脉梗阻，结果29.8%股骨头有循环紊乱。此测定只作为对股骨头缺血坏死诊断的参考。

②骨内静脉造影：用60%～76%泛影葡胺，泛影酸钠注射液3mL，注入股骨头中心后立即摄片，以显示骨静脉引流情况。如通畅时即为阳性（+），表明有两种情况，一是通过圆韧带和闭孔静脉；二是通过股静脉和旋股静脉引流通畅；如不通畅即为阴性（－），表明骨外静脉没有形成新的血管，无侧支循环形成。Herog报道诊断符合率为86.7%，Eberle报道280例骨内静脉造影，发现90%骨外静脉没有血管形成者，以后均发生骨坏死。有一组43例的造影，其中12例为阳性（+），结果它们均发展成股骨头坏死。

③选择性动脉造影：Mussbichler对21例股骨头坏死做过动脉造影，其中13例显示上干骺动脉充盈迟延，1例旋后动脉影消失。Hipp也曾用此法显示过旋股后动脉破裂致头坏死的病例，但目前临床由于逆行插管操作复杂，易致并发症；又由于局部血管变异大，临床还不能普遍采用。Hulth（1970）发现1/3的动脉造影片不能做出圆满解释，其真正的价值尚难定论。

④闪烁摄影：有学者对130例缺血性股骨头坏死进行核素显像观察，用^{99m}Tc 370～550MBq（10～150mCi）做静脉注射，于1～4天内进行闪烁摄影。^{99m}Tc进入血流后皆聚集在矿物质化的骨组织内，表现为闪烁点。闪烁点的浓度与活骨组织的量成正比。完全无血供死骨区，闪烁点消失，称为冷区；而死骨在修复过程中由于大量新生骨的堆积，活骨组织量超过正常而表现为闪烁点浓集，称为热区。在闪烁摄影正位图像上，对比双侧股骨头闪烁点的稀疏与浓集清晰可辨。用这种方法早期诊断股骨头缺血坏死，准确率可达95%，且比X线诊断更早。

⑤图像处理技术：将普通髋正位X线照片输入多光谱彩色数据系统经"图像归一化""标准色阶板""集体目视判定"三校正步骤，将反差不同的X线照片变成可供比较的标准彩色X线片，因股骨

颈骨折后股骨头的血循环障碍所致的股骨头缺血局部密度增高，可被高分辨率多光谱彩色处理系统分辨，并根据密度不同，示以不同颜色。股骨头缺血坏死区呈现不规则形状的浅蓝色至深蓝色，以其范围及颜色浓度表示诊断股骨头缺血坏死程度及范围。笔者用此法对 54 例股骨颈骨折后头坏死进行检测，在早期坏死的 4 例比 X 线平片提前 9 ~ 18 个月明确诊断。对骨折愈合后的 6 例晚期坏死可提早 1 年做出诊断。并对股骨头坏死显示各种图像，经 1 ~ 5 年随诊，发现无坏死，点片状、新月形坏死面积较小，无发展成临床股骨头坏死可能；橄榄形、扇形坏死面积较大，有 24% ~ 25% 演变为全头坏死，并出现临床股骨头坏死。全头坏死则有 80% 成为临床股骨头坏死。

⑥CT 及磁共振（MRI）：对常规 X 线检查不能显示出来的细微的股骨头表面塌陷或早期坏死征象，能较早发现，并且可靠，是当前较先进的手段。

10. 治疗　股骨颈骨折后发生股骨头坏死的患者中，不一定都有严重症状，一般而言，患者的功能要求愈高，对症状的耐受越差。临床症状与 X 线片表现也不一定完全符合，Calandraccio 发现约 50% 的股骨头坏死患者没有严重的疼痛和功能丧失，而不需第 2 次手术。Bames 报道了 181 例股骨头坏死患者中，无症状者 24.3%，功能可接受者占 46.4%，功能完全丧失者占 29.2%。

治疗方法的选择取决于患者症状、年龄、职业及 X 线片上头坏死程度和范围，也取决于股骨头坏死的期别及类型，其治疗原则与方法亦异。

（1）塌陷前期：X 线片上出现塌陷前，实际上一些坏死骨小梁已折断，治疗之目的是预防塌陷与促进坏死区恢复，可选择方法。

①非手术治疗：这种治疗方法是希望缺血坏死的股骨头能够自行修复，让患者用双拐，长期不负重，以防止股骨头塌陷。但缺血坏死的股骨头即使不负重，仍遭受相当大的肌肉压力，而致股骨头塌陷，失去良好的治疗时机。因此，这种方法应仅限于高龄患者且没有条件进行手术治疗者，对中青年患者应考虑手术治疗。

②手术治疗：在股骨头塌陷以前，采用果断的手术治疗，可促进股骨头坏死的修复，有可能获得满意的结果。

A. 钻孔术：用 4mm 直径空心环锯，钻入股骨头坏死区，即可取得"骨岩心"做病理检查，又可对坏死区减压使血供进入。如无环锯，可用长钻头由粗隆部向股骨头内钻多个孔道，最好在 X 线电视监视下进行，以保证孔道进入坏死区，达到与活骨区沟通，以利于血管长入和修复的目的。

B. 血管束植入术：早在 20 世纪 60 年代前有人研究用血管移植促进骨生长和修复，当时用狗的股动脉或股深动脉移植于股骨头内，发现因无静脉回流，效果不佳。近年来用末梢小血管束（包括动、静脉及少量疏松结缔组织）移植，由于末梢小动脉、静脉之间有许多微细交通支，可以回流，移植后很快有新生毛细血管长入坏死区，因而获得较好疗效。

取髋前内或外侧切口，找出旋股外动脉、静脉，并小心游离其分支，旋股外动脉有三个分支，上行为升支，常越过髋关节前方向上进入髂骨嵴；向侧方为横支，进入阔筋膜张肌；下行为降支，与膝部血管吻合。一般用升支，剥离时不分离动静脉，并附带薄层结缔组织，向上游离直达进入髂嵴处，在游离末端时尽量附带小片骨质，以便于送入股骨头内。切开关节囊，由股骨头下向前上方坏死区钻一隧道，隧道直径应能允许血管束自由通过，并深达坏死区，然后将血管束送入隧道内，直达坏死区，于入口处用细丝线缝合于附近软组织上固定。

C. 游离植骨术：由大粗隆下向股骨头内坏死区打通隧道，由胫骨取长条骨两条植入。Bonfiglio 曾报道用此法治疗的成功率达 80.2%，但其中大多为骨折不愈合及股骨头缺血坏死。胫骨条有一定支撑作用，有利于骨折愈合，对骨折愈合后的头坏死，用髂骨条状骨或带血管蒂髂骨条更为合适。

D. 带股方肌肌蒂骨瓣植骨：Meyers 自 1967 年开始用于治疗股骨颈骨折，可使愈合率提高至 90% 以上，后发现股骨头缺血坏死率亦随之降低，因而用以治疗早期股骨头缺血坏死，取得满意的疗效，亦可用缝匠肌髂骨瓣移植。姚树源 1994 年报道带旋髂深血管蒂髂骨植骨治疗股骨头缺血坏死 51 个髋中，26 个髋随访 3 年以上，临床优良率为 88.5%，X 线修复率为 92%。

（2）坏死股骨头塌陷：坏死的股骨头一旦塌陷，无论采用何种方法治疗，均难以恢复髋关节原有功能，可根据塌陷的严重程度分别采取以下某种措施。

①截骨术：用截骨术将股骨头内收或外展或旋转，以使股骨头已塌陷的部分离开髋负重区，正常关节面达到负重区，改变与增大负重面积，从而改进髋功能，减轻症状。为此，术前应照髋关节内收、外展及侧位 X 线片，显出较正常的股骨头部分，作为选择内收、外展、外旋转截骨的依据。

②Pauwell 改向截骨法：取患髋中立位正位及侧位 X 线片。可见股骨头塌陷区与髋臼不对称，用透明纸描其轮廓，将纸上的股骨头根据内收或外展 X 线片，股骨头的位置于髋臼内对关节面获得最大的对称面积。即头的正常部分在臼顶负重区之下，而又是展、收所能达到的位置。两影的股骨干轴线所成的角度即为截骨角度，截骨始于大粗隆下，根据截骨角度，行楔形截除，上截骨面与股骨干轴线垂直。截骨后用钢板内固定及外固定至骨愈合。笔者设计斜行截骨术可满足内收外展或屈曲、后伸截骨术的要求。

③Sagioka 前旋截骨术：适用于塌陷局限在股骨头前上方者，手术设计的主要原理是经粗隆截骨术，将股骨头围绕股骨颈纵轴向前旋转，使塌陷区由负重部移至前下方，而股骨头后方的正常关节面移至负重区。

手术自侧方入路，将大粗隆连同臀中、小肌附着点截骨，向近侧翻开显露关节囊，由粗隆间嵴外约 1cm 处与股骨颈纵轴垂直方向截断，沿关节盂唇环形切开关节囊，在截骨面两侧各插一斯氏针，使之均在股骨颈纵轴线上且平行于截骨面。然后持斯氏针将股骨头向前旋转至塌陷部分离开负重区，一般旋转角度（即两针夹角）不超过 55°，则无损于血供，可视为安全界限。最后，至少用两枚长螺丝钉行内固定。笔者开始用于治疗原发性股骨头缺血坏死塌陷，获得较好疗效，以后又应用于创伤性股骨头缺血坏死，并认为比原发者更为合适。因为创伤者前旋后的新负重区再塌陷的机会较少。

这种方法对中年以下的患者较为适用，如获成功将比人工关节置换更为优越；但此手术损伤大，操作较困难，技术要求较高，故应持慎重态度。

④软骨下修复或软骨移植术：对于塌陷区以外股骨头软骨面较平滑完整者，手术使股骨头脱位，将塌陷软骨掀起，刮除坏死区肉芽至骨面出血，植入适当大小骨块，关节软骨复回原位使关节面平滑。如塌陷区靠近软骨边缘，亦可自头的软骨边缘掀起软骨面至坏死区，刮除肉芽死骨，植骨充填，将关节软骨面复平。术后关节可活动，但不能负重，直至愈合。如果塌陷软骨已破坏，色泽变黄坏死，则需要连同坏死区刮除，植入带血供骨块。对塌陷区较大，软骨磨损者，可切除软骨面，刮除坏死区，在顶区植入软骨或带血管蒂大转子骨块。术后牵引 3 周，3~4 个月后经骨扫描或 X 线片观察植骨成活者，可下地活动。

⑤自体软骨膜或骨膜移植：国内外均进行了实验研究及临床观察，适用于股骨头塌陷变形，不适于做前述局部修复者。将股骨头脱位，软骨与坏死骨切除，修整成圆形，取自体肋软骨膜或胫骨骨膜，贴骨面向外，环绕股骨头粘着固定，复位。术后用活动架活动关节。半年后才可行走。实验观察移植骨膜或软骨膜，可转变为近似透明软骨。

⑥异体骨软骨移植：异体骨软骨移植见于 Meyers 的报道，适应证较为广泛，如髋臼基本完好，即使对晚期病变亦可施行。

异体骨和软骨取自死亡 6 天内的供体股骨头，按无菌手术操作，去除软组织，勿损伤软骨面，放入双层消毒瓶中，内含林格液每升有庆大霉素 10mg 和头孢菌素 II 100mg，在 4℃ 下贮存，72 天以内使用，不需要免疫处理。

手术用髋前外切口，将股骨头脱位，直视下切除坏死塌陷部分直至骨床有活跃渗血为止。按缺损范围和形状由供体股骨头截取骨软骨块，修整使软骨下仅带有 5mm 厚度的骨松质。由髂骨取小骨松质片植入缺损底部，嵌压紧，将备妥的骨软骨块嵌入缺损处，使稍高于受体股骨头的软骨面，术后由于髋臼的继续嵌压使关节面完全变平，将股骨头复位后甚为稳定，无须内固定，术后亦不用外固定。

⑦关节融合术：对于青壮年患者，如股骨头及髋臼皆已明显破坏，已失去截骨术和骨软骨移植条件者，可行髋关节融合术，应注意融合位置。骨性融合后，由于骨盆代偿作用，步态好，不痛，可获得长期稳定的较好的结果。如对侧髋关节正常，仍可从事体力劳动。其缺点是失去正常的蹲、坐能力，为日常活动带来不便。

⑧人工关节置换术：股骨头缺血坏死塌陷以及继发骨关节炎的患者如已超过 60 岁，则适于行人工关节置换术，以满足老年患者的活动及生活需要。如髋臼基本完好，可选用人工股骨头置换；如髋臼亦破坏，则宜行全髋关节置换。

⑨其他髋关节成形术：如股骨头颈切除和贝氏截骨术等已很少应用，仅限于个别无条件施行其他手术者。

（米博斌）

第二节 股骨粗隆间骨折

一、概述

股骨粗隆间骨折，又名股骨转子间骨折，是老年人常见的低能量损伤。随着社会的老龄化，人均寿命的延长，股骨粗隆间骨折的概率呈上升趋势。髋部是老年骨质疏松性骨折的好发部位，粗隆间骨折患者平均年龄比股骨颈骨折患者高 5~6 岁，90% 发生于 65 岁以上老人，70 岁以上发病率急剧增加。老年人由于视觉、听觉以及运动功能的下降，全身各个系统的综合反应能力降低，发生外伤的概率也明显增高，同时粗隆间以骨松质为主，骨质疏松使骨小梁微结构破坏，轻微暴力即可造成骨折。高龄患者长期卧床引起并发症较多，病死率为 15%~20%。

（一）致伤机制

粗隆间骨折常由间接暴力引起，多数发生于患侧的滑倒摔伤。姿势和步态的紊乱、视力和听力的下降、使用强效镇静药物等使老年人摔倒更为频繁。在患者跌倒过程中，转子间区承受了较大的扭转暴力，同时由于软组织不能恰当吸收或传递能量以及骨结构强度的不足，剩余的能力在粗隆间区的释放，造成应力集中区的骨折。由于髂腰肌和臀中小肌的反射性收缩导致大小粗隆的骨折。

（二）分型

转子间骨折的分类方法很多，目前临床广泛应用的分型为 Evans 分型和 AO 分型，其简单实用，可指导治疗并提示预后。

1. Evans 根据骨折线方向分型　分为两种主要类型：Ⅰ型，即顺粗隆间骨折，骨折线从小粗隆向上外延伸；Ⅱ型为逆粗隆间骨折，骨折线反斜行，从小粗隆向外下延伸，由于内收肌的牵拉，股骨干有向内侧移位的趋势。其中Ⅰ型1度和Ⅰ型2度属于稳定型，占72%；Ⅰ型3度、Ⅰ型4度和Ⅱ型属于不稳定型，占28%。Evans 观察到稳定复位的关键是修复股骨转子区后内侧皮质的连续性，简单实用，并有助于我们理解稳定性复位的特点，准确地预见股骨转子间骨折解剖复位和穿钉后继发骨折移位的可能性（图6－16）。

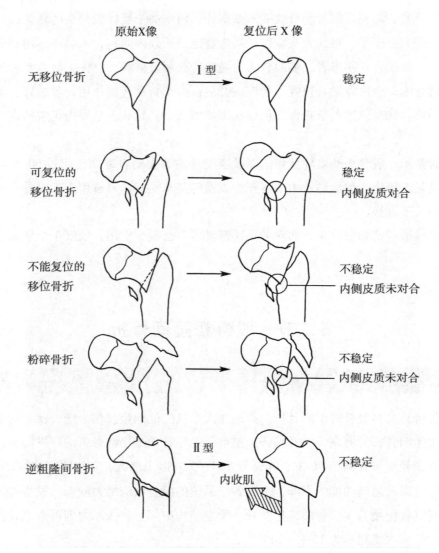

图 6－16　粗隆间骨折 Evans 分型

1975 年，Jensen 认为，Evans 没有考虑到大小粗隆，随着大小粗隆受累，骨折数的增加，骨折的稳定程度也随之降低。Jensen 提出改良 Evans 分型。Ⅰ型：即顺粗隆间的两部分骨折，ⅠA 为骨折无移位；ⅠB 为骨折移位；Ⅱ型：顺粗隆间三部分骨折，ⅡA，三部分骨折包括一个游离的大粗隆；ⅡB，三部分骨折包括一个游离的小粗隆；Ⅲ型：即包括大小粗隆游离的四部分骨折（图6－17）。

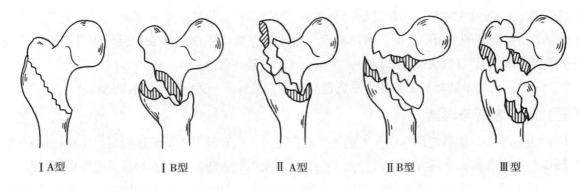

ⅠA型　　　　ⅠB型　　　　ⅡA型　　　　ⅡB型　　　　Ⅲ型

图 6 – 17　粗隆间骨折 Evans – Jensen 分型

以上各类型骨折中，一类中Ⅰ型与ⅡA型骨折小粗隆上缘骨皮质无压陷者，骨折移位和髋内翻畸形不显著，为稳定骨折，髋内翻的发生率很低。ⅡB和Ⅲ型小粗隆上缘骨皮质压陷者、多发生移位及髋内翻畸形，为不稳定性骨折。

2. AO 分型　将股骨粗隆间骨折纳入其整体骨折分型系统中，全部为 A 类骨折（图 6 – 18）。

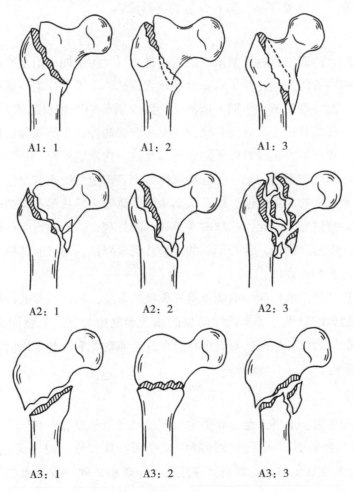

A1：1　　　　　　A1：2　　　　　　A1：3

A2：1　　　　　　A2：2　　　　　　A2：3

A3：1　　　　　　A3：2　　　　　　A3：3

图 6 – 18　粗隆间骨折 AO 分型

（1）A1 型：经转子的简单骨折（两部分），内侧骨皮质仍有良好的支撑，外侧骨皮质保持完好。

①沿转子间线。②通过大转子。③通过小转子。

（2）A2 型：经转子的粉碎骨折，内侧和后方骨皮质在数个平面上破裂，但外侧骨皮质保持完好。①有一内侧骨折块。②有数块内侧骨折块。③在小转子下延伸超过 1cm。

（3）A3 型：反转子间骨折，外侧骨皮质也有破裂。①斜型。②横型。③粉碎型。

（三）临床表现与诊断

患者多为老年人，伤后髋部疼痛，不能站立或行走。下肢短缩及外旋畸形明显，无移位的嵌插骨折或移位较少的稳定骨折，上述症状比较轻微。检查时可见患侧大粗隆升高，局部可见肿胀及瘀斑，局部压痛明显。叩击足跟部常引起患处剧烈疼痛。一般在粗隆间骨折局部疼痛和肿胀的程度比股骨颈骨折明显，而前者压痛点多在大粗隆部，后者的压痛点多在腹股沟韧带中点外下方。摄标准的双髋正位和患髋侧位，正位时应将患肢牵引内旋，消除外旋所造成的骨折间隙重叠，从而对于骨折线、小粗隆、大粗隆粉碎、移位程度作出正确的判断。同时健侧正位有助于了解正常股骨颈干角、髓腔宽度及骨质疏松情况，为正确选择治疗方法和内固定材料提供依据。侧位有助于了解骨折块的移位程度，后侧壁的粉碎程度。一般而言，普通 X 线片即可明确诊断。对于无移位或嵌插骨折，临床高度怀疑，可行 CT 或 MRI 或制动后 2 周复查 X 片，但一定需要制动，防止骨折的再移位。

（四）治疗原则

随着现代医学的发展，内固定材料及手术方法的改进，以及围术期诊治水平的提高，内固定手术不仅能降低病死率、减少髋内翻的发生，使手术安全性显著提高，手术治疗适应证相对扩大，早期康复水平、生存质量明显提高；而且可使患者早期下床活动，减少因长期卧床引起的并发症。因此，近 20 年来，主张积极早期手术，缩短骨折愈合时间，减少并发症，提高患者生活质量已被人们广泛接受。如无明确手术禁忌证，国内外骨科界多主张对转子间骨折行复位与内固定治疗。

在外科治疗方面存在两个方面的困难：①老年或高龄患者，全身健康状况差，往往伴有心及脑血管疾病、糖尿病、呼吸功能或肾功能的衰退，以及认知功能障碍等多种或多系统的内科病症，增加了外科治疗的困难与风险，使治疗过程复杂化，往往需要多科协同处理；②骨骼组织的退化，骨量减少和骨微结构破坏，使骨的物理强度显著降低，骨折固定的可靠性明显降低，而且假体植入的松动率也增高，骨质疏松性骨折的骨愈合过程相应迟缓。

对老年人转子间骨折的手术治疗应采取既慎重又积极的态度，制订综合的治疗计划和措施，早期康复训练等能使治疗取得理想的效果。手术治疗的目的是准确复位骨折，坚强固定，使患者早期离床活动，防止长期卧床引起的致命性并发症。对健康状况允许，能耐受麻醉和手术治疗的各种类型的转子间骨折均可考虑采用手术治疗。

（五）非手术治疗

转子间区局部的肌肉丰富、血供充足，非手术治疗也能使骨折愈合。传统的治疗方法是卧床牵引，可于胫骨结节或股骨髁上骨牵引，维持患肢外展中立位和肢体长度。对于无法耐受牵引的患者可穿"丁"字鞋使患肢维持于外展中立位。治疗期间应注意加强观察护理，按摩和主、被动活动肢体，预防下肢深静脉血栓形成。应定期测量肢体长度，避免过度牵引及发生短缩、内翻及旋转畸形。牵引期间摄床边 X 线片，8～10 周后应经临床检查与 X 线摄片确定骨折已骨性愈合，可下床负重行走。

尽管随着内固定器械的不断革新及手术技术的提高，越来越趋向于手术治疗，但对于有多种并发症，伴有重要脏器功能不全或衰竭，短期内难以纠正者；或是伤前活动能力很差或长期卧床，已失去了负重和行走功能，或存在严重意识障碍者，以及预期生存期不超过9个月者，仍不失为一种可以选择的治疗方法。但长期卧床牵引有可能引发各种全身性并发症。Davirson报道一组老年患者髋部骨折经非手术治疗后1年病死率为26%，对存活者随访1~2年后发现有疼痛者为27%，而功能受限者达60%。在创伤后的2周之内，因免疫功能下降，肺炎及感染性疾病的发生率较高；在长期牵引过程中患肢制动，较易发生压疮、泌尿系统疾病及下肢深静脉血栓，使护理工作量加大。骨折愈合后，全身功能也会明显下降，出现肢体肌肉萎缩、关节僵硬或认知障碍等，康复水平和生活质量大幅度降低；此外，也易发生髋内翻畸形及肢体短缩、外旋畸形。1966年Horowitz报道骨牵引的病死率为34.7%，而手术治疗为17.5%。Hornby等对60岁以上转子间骨折随机进行加压螺钉固定和骨牵引两种方法的对照治疗研究结果显示，牵引者多有膝关节功能受损，更多丧失了独立生活能力。

（六）手术治疗

随着人口呈现老龄化趋势，股骨粗隆间骨折的发生率也逐年增高。早期手术固定、早期恢复伤前活动已成为多数医师的共识，但对围术期安危、术前评估、手术时机、手术方法的选择以及内固定效果等尚有不同意见。

股骨粗隆间骨折多为高龄、高危患者，常合并多种或多系统的内科病症，最常见为心及脑血管疾病、糖尿病、肺及肾功能不全以及认知功能障碍等，同时由于骨质疏松，增加了内固定选择、手术抉择的矛盾与危险。手术时机、方式的选择需要考虑如下三个因素：伤害控制学（DCO）理念、美国麻醉医师学会（ASA）评估系统以及Evans分型。

DCO的理念基于最大限度地减少手术过程对全身生理状况的影响，减少并发症，提高生存率和治疗效果。外伤骨折"第一次打击"使退化的内脏器官、生理功能储备能力毗邻失代偿的边缘。不恰当的手术时机、方法的"二次打击"对患者将带来灾难性的后果。老年粗隆间骨折多为低能量损伤，但文献报道致残、致死率很高。因此利用DCO理念，可以帮助我们在理论的高度选择合理的手术时机和恰当的治疗流程。

1. 手术时机　研究显示，即使是因为程度不重的创伤而接受外科手术治疗的老年人，其术后病死率和并发症的发生率均显著高于中青年患者。其原因在于各系统器官功能趋于减退，创伤对机体生理状况的影响和发生多器官功能障碍的可能性更大。因此，以伤害控制原则指导老年创伤患者的救治，即在一定的时限内对老年患者进行充分的复苏以恢复创伤应激储备，提高手术耐受力，对于减少因手术引发的高并发症率、高病死率有着非常重要的意义。通常认为伤后24小时内手术病死率明显增加，卧床大于1周全身并发症发生率大大增加，因此多数作者认为72小时到1周内手术更符合DCO理念。

2. 术前评估　这是选择手术方式的关键。高龄高危患者评估分级很多，如Goldman心脏风险指数、Child肝功能分级、肾功能分级、肺功能分级等，都针对患者某一重要脏器进行评价。美国麻醉医师协会（ASA）评估系统能够比较全面、准确评估患者的全身情况。本组应用ASA术前综合系统评估高龄、高危粗隆间骨折患者，考虑到了患者重要脏器状态及手术类型、时间等因素，能相对反映手术风险程度。ASA属于半定量术前综合评估系统，受临床工作者或患者主观意识支配，带有一定的主观性。精确地预测老年粗隆间骨折患者手术风险性，还需要继续探索。

无论采取何种内固定方法，绝大多数患者需要闭合复位或半闭合复位。麻醉后，将患者放置专门骨折的牵引床上，双下肢通过足部支架牢固固定。健侧肢体外展牵引，患肢内旋内收牵引，透视复位。如果内侧或后侧有裂纹或重叠，可进一步调整牵引或内外旋患肢位置达到标准复位。对于粉碎骨折，远折端后倾，有时复位较困难，可以采用克氏针撬拨复位，必要时行切开复位，使用持骨器，上提骨折远端纠正。复位良好标准：前后位像可见到内侧皮质骨接触良好，且侧位 X 线片显示后侧皮质接触良好。

二、外固定支架固定

外固定支架操作简便迅速，可局部麻醉下进行闭合复位骨折固定，固定后患者可进行早期功能锻炼。艾纯华等使用多功能单臂外固定架治疗股骨粗隆间骨折，认为其有手术切口小、操作简单、手术时间短、并发症少等优点。该方法适用于 Evans Ⅰ 、Ⅱ 、Ⅲ A 型较稳定的股骨粗隆间骨折，对 Evans Ⅳ 型及逆粗隆间骨折应慎用。刘瑞波等采用的力臂式外固定架，针对顺粗隆间稳定型骨折、顺粗隆间不稳定型骨折、反粗隆间骨折，分别设计交叉穿针等不同的穿针法。尤其是反粗隆间骨折，此型骨折穿针困难及不稳定，曾经是外固定器治疗的禁忌证，其设计的绞手架式穿针法组成了一个牢固的几何不变体系，能较稳定地维持骨折于良好对位，扩大了外固定架的治疗范围。但外固定架因力学稳定性不如髓外钉板和髓内钉内固定系统，螺钉经过阔筋膜和股外侧肌而阻碍了髋、膝关节的伸屈活动，活动时的牵涉痛和外固定架本身对患者产生的生理压力而妨碍了康复锻炼，患肢膝关节都存在不同程度的永久性伸屈受限，且钢钉外露也易合并钉道感染，故多限于在多发伤或全身情况差不能承受其他较大手术的患者中应用。

三、闭合复位空心加压螺丝钉固定

（一）适应证

Evans Ⅰ 、Ⅱ 型稳定骨折以及高龄高危难以耐受常规手术的 ASA Ⅲ 、Ⅳ 型患者。该方法为微创手术，闭合复位，经皮进钉固定，出血少，对髓腔干扰少，手术安全性高，但对骨折的固定强度不及其他手术方法，可早期床上活动，负重活动应推迟，一般在 3 周后酌情开始负重活动。

（二）手术方法

可以选择局麻、硬膜外阻滞或口咽通气道麻醉。在骨科床上牵引复位及 C 形臂 X 线机监视下手术，具体方法同空心钉固定股骨颈骨折。其不同点是第 1、2 针的进针点较股骨颈骨折者为低，分别在粗隆顶点下 10 ~ 12cm 处，因粗隆间骨折较股骨颈骨折的部位为低。为加强对远骨折端的固定，需使下位 2 针经过小粗隆内侧骨皮质旁股骨距，至股骨头压力骨小梁中，故进针点较股骨颈骨折者为低，另 1 针在大粗隆下经张力骨小梁中入股骨头。3 枚针在头中则前后交叉分布。

四、滑动加压螺钉固定

加压滑动鹅头钉（DHS），又称 Richard 钉，具有加压和滑动双重功能，允许近端粉碎骨折块压缩，使骨折端自动靠拢并获得稳定，对稳定性粗隆间骨折具有早期活动和负重的优点，虽成为股骨粗隆间骨折的常用标准固定方法，但随着髓内固定的不断涌现，DHS 仅限于稳定粗隆间骨折的固定。加压髋螺钉由套筒式钢板，近端拉力螺钉及远端多枚螺钉组成，近端套筒与钢板呈130°或135°，套筒长度为25 ~ 38mm，当中可通过拉力螺钉插入股骨头中，通过滑动将折线加压，钢板有 2 ~ 14 孔（60 ~ 300mm 长），拧入螺钉后可自动加压。

（一）麻醉

全麻，心肺功能不全可考虑硬膜外麻醉。

（二）体位

平卧位，手术牵引台复位，由 C 形臂 X 线机增强透视机监视手术，复位 + 牵引 + 手法，维持长度及力线即可。

（三）切口

大粗隆下外侧切口 6～15cm，沿股外侧肌间隔进入。

（四）手术方法

1. 手术要点　以 150°钉板为例，大粗隆基底下 3cm 安放导针，导针位置在正位股骨头中央或偏头内下，侧位略偏头的后部或中部，依据导针钻孔扩髓 4.6mm，至导针深度及攻丝，为防止钻孔及攻丝中骨折旋转，可在导针上方 1.5cm 处插入 1 枚 3.2mm 导针临时固定，选择合适拉力螺钉及钢板，沿导针拧入拉力螺钉，贴附钢板，持骨器固定，调整骨折位置，钢板钻孔依次拧入自攻骨皮质螺丝钉。冲洗，留置负压引流管，分层缝合，腹带加压包扎。术后 2 周扶拐部分负重。

2. 手术技巧

（1）滑动加压螺丝钉的位置，应尽量在置于压力骨小梁和张力骨小梁的交界处形成股骨头中心骨松质致密区；螺丝钉尖最好位于软骨下 5mm。

（2）结构上无有效的抗旋转作用，必要时在加压滑移螺丝钉的上方拧一枚空心螺丝钉。

虽然 DHS 临床疗效肯定，但由于钢板位于负重线外侧，使固定螺钉承受的剪切应力较大，当应用于粉碎性不稳定粗隆间骨折时，由于内侧皮质缺损，压应力难以通过股骨距传导，内翻应力加于内固定器上，加之骨质疏松因素，使螺钉切割股骨头的风险增加，同时易导致钢板疲劳断裂或钢板处螺钉滑出。对于逆粗隆间骨折，由于逆粗隆骨折本身有向外移位的倾向，而 DHS 系统又是通过近端骨块向外下移动加压获得稳定的，因此极易导致固定的失败。故在逆形粗隆间骨折或合并粗隆下骨折时，不适宜应用 DHS。

五、髓内固定

髓内固定是目前最为广泛应用的固定方法。由于在临床实践中的不断改进，形成了不同名称的固定系统。最早应用的为 Gamma 带锁髓内钉。Gamma 形钉由三部分组成，近端头颈加压螺丝钉，弯形短髓内针及远端两枚锁钉。头颈加压螺钉尾部呈套筒状，可与髓内针呈 130°交角锁死在髓内针近端孔内，并可随意回缩加压。髓内针长 180mm，直径有 11mm、12mm 及 13mm，髓针近端有接口与近端加压螺钉及远端锁钉的瞄准器相连。

患者仰卧牵引台上，C 形臂 X 线机监视下手术，臀部垫高约 20°，躯干向健侧倾斜 30°牵引，手法复位达对线可接受即可，不必顾及骨折块移位。大粗隆上纵向切开 6cm，分离浅筋膜及肌肉，暴露大粗隆，在股骨大粗隆顶端稍内侧用骨锥钻孔，放导针进股骨近端髓腔，股骨扩髓远端比使用髓钉远端大 1mm，近端髓腔扩大 15～16mm，γ 钉插入，用手旋转力插进，不能用锤子，插入拉力螺钉，依靠瞄准器，打入导针，要求位置前后位必须在头内下方，以 130°为宜，侧位在股骨头中央，选择合适长度加压螺钉拧入，长度应突出外侧皮质 5mm，防止拉力螺钉旋转及套叠。依靠瞄准器打入二枚远端锁钉，最后在 γ 钉上方拧入紧固螺钉，使其位于拉力螺钉 4 个槽中的一个，防止旋转，允许拉力螺钉在一个方向活动，使骨折块加压，最后封闭近端钉帽。

Gamma 钉自 1980 年在北美问世以来曾得到广泛应用。因其主钉经髓内插入，近端固定交锁螺钉与主钉间的力臂较 DHS 短，从而使其承受的剪切应力减少，同时髓内固定也使骨折远端的固定效果增加，生物力学上的优势使其可以应用于各种类型的粗隆间骨折。后来许多医师通过长期随访观察发现，Gamma 钉在治疗中也存在一些问题。比如，生物力学研究发现其近端直径较大，虽然加强了固定，但固定后股骨近端所受应力明显减少，而股骨远端所受应力则增加，因此，靠近钉尾部的股骨远端常发生继发骨折。此外，其头钉较为粗大，又只是单枚螺钉，所以抗旋转能力较差，螺钉在股骨头中的切割仍时有发生。为克服这些不足，经改进又出现了 PFN（股骨近端髓针）。

PFN 系统在设计上增加了一枚近端的防旋螺钉，使近端固定的稳定性增加，同时远端锁定螺栓距钉尾较远，从而减少了因股骨远端应力集中造成继发骨折的风险，取得了较好的治疗效果。但由于粗隆间骨折多为伴有严重骨质疏松的老年人，即便如此仍时有螺钉切割、近端螺钉松动后退等问题发生，为此，近年来又出现了 PFNA（股骨近端防旋髓针）系统。

PFNA 是 AO 在 PFN 的基础上主要针对老年骨质疏松患者研制而成的股骨粗隆间骨折的新型髓内固定系统，在生物力学方面显示了满意的效果。与传统固定方法比较，主要有以下优点：①由于 PFNA 固定时只需在打入主钉后在股骨颈打入一枚螺旋刀片，并在远端再打入 1 枚锁钉即可完成操作，大大减少了手术时间。与 Gamma 钉和 PFN 相比，PFNA 操作简便，创伤小，出血少，缩短了手术时间，减少了手术并发症。②打入螺旋刀片的骨质横切片显示的是四边形的骨质隧道，而不是螺钉旋入时的圆形骨髓道，因此有较好的抗旋转作用。另外，由于螺旋刀片可以自动锁定，一旦打入并锁定后，自身不会再旋转，也不会退钉，也防止了股骨头的旋转。1 枚螺旋刀片起到了 PFN 中打入股骨颈的 2 枚螺钉所起的作用，这对于股骨颈细小的女性患者避免了两枚螺钉难以打入的问题。③螺旋刀片以压紧骨松质形成钉道，骨量丢失少，明显提高了刀片周围骨质的密度和把持力，生物力学实验已经证实，被压紧的骨松质能更好地为螺旋刀片提供锚合力，提高其稳定性，很好地防止旋转和塌陷，与螺钉固定系统相比，抗拔除力明显提高。④由于采用了尽可能长的尖端及凹槽设计，使 PFNA 插入更方便，并避免了局部应力集中，有效地降低了迟发性股骨干骨折的发病率。缺点主要为费用比较昂贵，难以为所有患者接受。

六、人工假体置换术

高龄股骨粗隆间骨折患者普遍存在着骨质疏松，为避免内固定困难，减少畸形愈合，有学者认为，即使行髋部骨质重建，其骨内也不同程度地存在容积性骨质缺损，这就为骨水泥型假体的应用提供了适宜的条件，人工髋关节置换术是较好的选择。Haent Jens 等认为，本法术后可早期活动，较早恢复伤前功能，压疮、肺部感染、肺不张较内固定组显著减少，可用于高龄严重骨质疏松的不稳定骨折，也可用于骨不连及内固定失效患者。手术多选用骨水泥型假体，骨质缺损严重的要选用肿瘤性股骨假体，待手术创伤反应后，患者即可负重，并发症的发生率及病死率会大大降低。但此观点立即遭到其他学者的反对，他们认为股骨粗隆间骨折，即便是不稳定型和高龄患者，也不是人工关节置换的适应证，因为粗隆间骨折很少发生不愈合和股骨头坏死，经其他恰当治疗很易愈合，很少引起髋关节功能障碍，他们提出：能用自己的关节尽量不用人工关节，因为人工关节置换有许多并发症，这些并发症甚至是灾难性的。适应证的选择应慎重，原则上不宜作为转子间骨折治疗的基本方法。

对转移瘤引起的转子间病理性骨折，为改善患者生存期生活质量，也可以对骨折部位行内固定治疗或人工股骨头置换术。至于是选择人工股骨头置换还是全髋人工关节置换，主要根据髋臼有无变形破坏。若髋臼基本完整，多主张人工股骨头置换，因单头置换可节约手术时间、减少出血，且高龄患者术后活动较少，应能满足其日常生活的要求。

七、术后康复与骨质疏松的治疗

（一）术后康复

术后康复对于治疗结果有重要影响，一套完善的康复治疗计划不仅能使伤肢功能得到早期恢复，而且对患者体能与各脏器功能的恢复至关重要。对于老年患者也应同样重视肢体的功能康复与体能康复。有些老年患者骨折已基本愈合，但仍不能负重和行走，原因是身体健康状况不佳，体力尚未恢复以致影响康复进程及最终治疗结果。术后应及时发现并纠正重要脏器的功能障碍，使之尽快恢复到正常生理功能水平。补充必要的营养素与能量，全身性支持疗法对老年体弱患者尤为重要。此外，还要进行必要的心理治疗与心理护理。体能的恢复是全身健康水平改善及心理康复的综合性标志。术后应尽早开始肢体的康复训练，早期行肌肉 CPM 锻炼，不仅能使关节、肌肉在活动中恢复功能，还能预防下肢深静脉血栓形成。肌肉的等长收缩与等张收缩、关节的被动与主动运动不仅对肢体运动功能的恢复有利，而且对骨折的愈合也有益。转子间骨折患者术后负重时间应依据骨折类型、移位程度、骨的质量及内固定质量来决定。有严重骨质疏松的Ⅲ、Ⅳ型不稳定型骨折不宜早期负重，否则无论内固定多么坚强，都不可避免地导致内固定物松脱或股骨头被切割、穿透等并发症。

（二）骨质疏松的治疗

老年转子间骨折患者一般都伴有骨质疏松症，此种骨折是老年退化性骨质疏松症（Ⅱ型骨质疏松症）的主要并发症之一，老年人伤后摄食减少，吸收功能低下，加之长期卧床，骨折后势必加重全身骨质疏松，延缓骨折愈合过程。故除对骨折部位进行必要的内固定术外，继续给予全身抗骨质疏松等综合治疗也是十分必要的。否则随着增龄，骨质量进一步退化，将导致其他部位的骨折发生及已愈合部位的再骨折。治疗包括：①补充足够的钙和维生素 D，应常规给予维生素 D400～800U/d，钙 1 500mg/d。②降钙素的应用，可以抑制骨吸收，减轻疼痛。降钙素 100 单位/次，皮下或肌内注射 1～2 天 1 次，至少用药 3 个月后，改维持量 100 单位/次，每周 2～3 次。③雌激素替代治疗，适用于绝经后妇女，可选用天然雌激素（倍美力、倍美安、倍美盈等）或半合成、合成雌激素（尼尔雌醇、炔雌醇、己烯雌酚等）。④适当运动和锻炼，手术后患者应早期下床，患肢不负重锻炼，或借助于拐杖活动和功能锻炼以帮助康复。

八、并发症防治

股骨粗隆间骨折发病年龄较股骨颈骨折大 7～8 岁，并发症多且重，术后病死率在 5%～30%。其原因主要为股骨粗隆间骨折患者平均年龄在 76 岁左右，体质差，并发症多。因此，必须严格掌握手术适应证，应该按以下标准选择手术对象：①心肌梗死病情稳定至少 3 个月，心功能衰竭病情稳定至少超过 6 个月，无严重的心律失常，心律失常 <6 次/分钟；伤前可步行上楼。②屏气时间 >30 秒，吹蜡烛距离 >50cm，无咳痰、哮喘、气促，且动脉血气 PO_2 >60mmHg，PCO_2 >45mmHg，FVT_1 <70%。③血压 <160/90mmHg，有脑缺血、脑栓塞时，病情稳定至少超过 6 个月。④尿蛋白 <（＋＋），尿量 >1mL/（kg·h），BUN <80mmol/L。⑤肝功能转氨酶不超过正常值的 1 倍。⑥空腹血糖 <8.0mmol/L。此标准一般病例能顺利通过手术关。⑦选择创伤小的手术和经皮穿针内固定。

内固定物失效，招致股骨粗隆间骨折发生髋内翻畸形愈合或不愈合。内固定成功取决于稳定的骨连接，牢固把持骨折远近端固定能力，又取决于骨折类型、固定器械设计，固定器械正确使用、骨质疏松的程度及术后合理功能锻炼。

1. 原因

（1）与骨折类型有关：在稳定骨折中，后内侧支撑完好或轻度粉碎，骨折块塌陷极小，变位或重建内侧皮质的接触良好，骨折可获稳定，则发生内固定失败少，髋内翻发生率低。相反，在不稳定骨折中，后内侧有大块游离骨块，后方粉碎，骨折复位后，仍极不稳定，要依靠内固定支撑维持，易造成内固定失效及髋内翻发生，约占粗隆间骨折的80%。

（2）与内固定设计及操作不正确有关

①髓内式固定系统：髓内钉出现术中及术后并发症原因，术中及术后继发股骨骨折是髓内钉手术主要的并发症，此骨折以发生在钉尖部位的股骨骨折为特征。原因主要是钉体和骨质弹性模量不一，固定后如果髓内钉的位置不在正中，很容易在钉尖部位形成应力集中，再加上老年人骨质疏松和一定暴力即可造成此部位骨折；造成近端锁钉固定后位置不在正中有两个原因：一是主钉入口位置选择不当；另外就是骨折复位不良。

②加压螺钉穿出股骨头或加压螺钉位置不佳造成髋内翻畸形，多由技术及经验不足所造成。

③空心钉固定：空心钉固定发生并发症原因，主要为术中钉位不佳、适应证选择不当及术后早期负重。

2. 治疗　老年患者的髋内翻畸形，一般无须治疗。对青壮年，髋内翻畸形严重者，可行粗隆楔形外展截骨术，术后选择滑动加压螺钉或髓内钉系统内固定。对极少见股骨粗隆间骨折不愈合者，可采用内移、外翻截骨治疗—粗隆间截骨，使股骨干内移，近端骨块外翻位固定，骨折线周围植骨。

3. 预防

（1）选择正确的治疗方法：治疗者应了解当前各种内固定系统的适应证，应当根据患者年龄、骨折类型、骨质疏松情况及全身情况合理选择，如滑动加压螺纹钉更适合于年轻的、髓腔狭窄患者；髓内固定系统适于髓腔粗大的骨质疏松患者；空心钉内固定更适于高龄、全身情况差、不宜大手术者。

（2）掌握各种内固定物正确的置入技术：各种内固定发生并发症原因，除自身设计结构不合理外，多由操作技术及经验不足引起。为避免并发症的出现，应当注意各自内固定置入特点及方法。

①滑动加压螺钉置入。应注意：①螺钉位置，应尽量置于压力和张力骨小梁的交汇处形成股骨头中心骨松质致密区。②螺钉尖最好位软骨下5mm。③对于骨质疏松者，只能允许部分负重。

②Gamma钉置入。应注意：①正确选择Gamma钉入口，以梨状窝稍低为宜。②安放髓内针时用手逐渐转动推入，切忌锤击。③加压螺钉位置正确，防止钉从股骨头穿出或靠近股骨头上部钻入，如果位置不佳，患者下地要晚。④骨折愈合后尽早拔钉。⑤远端只锁1枚锁钉。

③多枚钉置入。应注意：①下位针或空心钉的进针点，应在大粗隆下11～13cm经股骨矩，人头内压力骨小梁，与股骨成角约160°。②针或钉在头内分布合理，正位X线片上显示内、中、外，侧位片显示为前、中、后的分布。③针在头内双双交叉，即1、2针交叉（上位针），3、4针（下位针）交叉。空心钉，即上位空心钉入张力带骨小梁，下位钉交叉进入压力骨小梁系统。④合理负重，骨质疏松者，3～4周床上活动，4周后部分负重。

（米博斌）

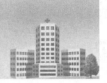

第七章　膝部疾病

第一节　半月板损伤与疾病

一、半月板损伤

半月板损伤是膝部最常见的损伤之一，多见于青壮年，男性多于女性。国外报道内、外侧半月板损伤之比为 4 ∶ 1~5 ∶ 1，而国内报道其比例为 1 ∶ 2.5。

（一）损伤机制

半月板承受膝关节的部分应力，具有一定的移动性，随着膝关节的运动而改变其位置与形态。最易受损伤的姿势是膝关节由屈曲位向伸直位运动，同时伴旋转。膝关节在半屈曲位时，关节周围的肌肉和韧带都较松弛，关节不稳定，可发生内收外展和旋转活动，容易造成半月板损伤。膝半屈曲外展位，内侧半月板向膝关节中央和后侧移位，如同时股骨下端骤然内旋，半月板即被拉入股骨内髁和胫骨平台之间，由于旋转力和挤压，都会使半月板破裂。当膝半屈曲位和内收时，股骨猛力外旋，外侧半月板也会破裂，跑步改变方向，受到损伤的机会常是运动中。另外，当膝关节交叉韧带断裂，特别是前交叉韧带断裂，病人在运动时经常会出现膝关节的错动，其剪切应力作用于半月板，容易造成半月板损伤，特别是内侧半月板后角损伤。除外力之外，半月板自身的改变也是破裂的重要原因，如半月板囊肿形成，或原先就有半月板疾病存在，轻微损伤即可使半月板损伤；半月板的先天畸形，尤其是外侧盘状半月板退变和损伤的倾向。半月板损伤可发生在外侧、内侧或内外两侧。我国外侧半月板损伤多见，与欧美不同，这可能与国人外侧盘状软骨多发有关。

（二）分型

依据半月板损伤的形状、部位、大小和稳定性，分为退变型、水平型、放射型、纵型（垂直型）、横型、前后角撕裂型、边缘型和混合型（图 7 - 1）。

1. 退变型　多发生在 40 岁以上，常伴有 X 线片示关节间隙变窄，难以辨别其症状来源于退变或半月板病变。

2. 水平型　多自半月板游离缘向滑膜缘呈现水平撕裂，形成上、下两层。其症状常由其中一层在关节间隙中滑动而引起。

3. 放射型　又分斜型和鸟嘴型，常使沿周缘走向排列的环形纤维断裂，当此放射裂或斜裂延伸至滑膜时，则半月板的延展作用完全丧失，大大影响到载荷的正常传导。

4. 纵型　又分垂直型和桶柄型，可以是全层的，也可以仅涉及股骨面或胫骨面，多靠近后角，如其纵长大于 1.5cm 为不稳定者，即"桶柄"，易向中间滑动，常与前交叉韧带断裂合并发生。

5. **横型** 自游离缘横向断裂，多位于体部，如伸至滑膜缘，则环形纤维完全断裂。

6. **前后角撕裂型** 易进而变为部分边缘。

7. **边缘撕裂型** 前后角完整，游离的半月板可滑至髁间窝形成交锁，常合并前交叉韧带断裂。

8. **混合型** 上述两种类型以上兼而有之。

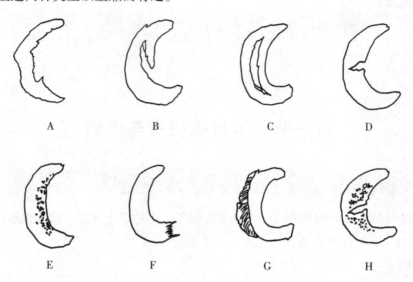

图 7-1 膝半月板损伤类型

A. 退变型；B. 放射（斜）型；C. 纵（桶柄）型；D. 横型；E. 水平型；

F. 前（后）角撕裂型；G. 边缘型；H. 混合型

（三）临床表现

半月板损伤多见于青壮年、运动员和矿工。详细了解病史与认真的临床检查对半月板损伤的诊断有同等重要意义。

1. **症状** 半数以上的病例有膝关节"扭伤"史，伴有膝关节肿胀、疼痛和功能障碍。疼痛是常见的表现，通常局限于半月板损伤侧，个别外侧半月板撕裂可伴内侧疼痛，有的病人自觉关节内有响声和撕裂感，膝关节不能完全伸直。膝部广泛的疼痛者，多与积液或关节积血使滑膜膨胀有关，这种疼痛可逐渐减轻，但不能消失。肿胀见于绝大多数病人，损伤初期肿胀严重，随时间的推移，肿胀逐渐消退，以后发作肿胀减轻。即使没有积液和没有肿胀史，也应慎重考虑诊断半月板损伤。有的病人，由于半月板被嵌夹住和突然疼痛，引起股四头肌反射性抑制，发生膝关节松动或膝软。病人在走平路或下楼梯时，膝关节屈曲位负荷增加时，半月板后角易被夹住，常出现弹拨发作。"交锁"现象见于部分病人乃因半月板部分撕裂所致，常常是撕裂的桶柄部分夹在股骨髁前面，膝关节突然不能伸直，但常可屈曲，自行或他人协助将患肢在膝旋转摇摆后，突然弹响或弹跳，然后恢复，即"解锁"。久病者患肢肌肉，特别是股四头肌逐渐萎缩。半月板瓣可被卷入股骨髁的侧沟内，具有游离体的一些性质。多数病人走路时有关节不稳定或滑落感，尤其在上下楼梯或行走于高低不平的路面上，但这并非为半月板损伤独有的症状。

2. **体征** 肿胀、压痛和股四头肌萎缩是常见的现象。肿胀多半由于积液，并局限在滑膜腔内呈特有的表现。广泛的肿胀是由于关节周围组织受累，产生水肿和出血的结果。积液久者，则滑膜增厚。少量积液时通过抚平内侧沟的液体，呈现空虚状，压迫髌上窝或由下向上挤压关节的外侧，可产生小的可见的液波。大量积液时，浮髌试验表现为阳性，容易看到在髌骨下有横跨性波动。压痛可局限在外侧或内侧关节缝隙或膝眼部与半月板损伤部位有关。关节积液时有广泛的压痛。股四头肌萎缩系由于疼痛限制膝部活动，特别是伸直受限时萎缩明显，这种萎缩在股内侧肌最易看到。患膝常有轻度活动受限，膝关节不能完全伸直，被动伸展时可引起疼痛。

（1）被动过伸和过屈痛。做过伸试验时，一手托足跟，一手置胫骨上端前方向后压。做过屈试验时一手持踝部，用力后推，使足跟尽量靠近臀部。此试验还可将足控制在外或内旋位检查，如出现疼痛，提示可能分别为半月板前角或后角损伤。

（2）麦氏试验：又称旋转挤压试验，是检查半月板有无损伤最常用的方法，尽管对其检查方法和意义的看法不尽相同，一般认为如检查过程中将膝关节充分屈曲，外展外旋小腿或内收内旋小腿，出现疼痛、弹动感或咔嗒声，分别提示外侧和内侧半月板有损伤的可能，若发生在膝近全屈位为后角损伤，发生在接近伸直位为前角损伤。此试验记录应为：内收（外展）内（外）旋位自屈而伸至××位，外（内）侧出现××及××。以供分析判断。McMurray 试验阳性，弹响位于间隙是半月板撕裂的辅助证据，但该试验阴性也不能排除半月板撕裂。

（3）研磨试验：病人俯卧屈膝90°，通过胫骨长轴保持压力下，左右旋转胫骨，如病人有研磨感，有时引起疼痛，表明为半月板损伤。

（4）侧方挤压试验：嘱病人患膝伸直，检查者站在病人患侧，将两手分别置病人患肢膝、小腿下端相对侧，向相反方向加压，如被挤压关节间隙有疼痛，可能有半月板损伤。

（四）辅助检查

1. X 线片　对半月板损伤很少有肯定性的意义，主要价值是：①除外骨软骨损伤、剥脱性骨软骨炎、游离体、骨肿瘤和应力性骨折。②检查骨性关节炎的严重程度，有助于选择治疗方案。骨性关节炎较严重的膝关节一般不宜手术。

2. 关节造影　是一种有创性检查，其阳性率较现在的核磁共振（MRI）检查低。这种方法在临床上应用越来越少。

3. MRI 检查　MRI 的诊断价值已被公认，半月板损伤的确诊率可达90%～95%，特别是急性期。在 MRI 图像上，正常半月板都是低信号的结构，如果半月板内有与关节相通的高信号征象，可能是半月板损伤的表现。建议外伤后膝关节肿胀病人早期行 MRI 检查，及早发现半月板损伤，为修复半月板创造条件（图7-2）。

4. 膝关节镜　自问世以来，膝关节镜成为一种检查及治疗膝关节某些疾病的有效方法，尤其是对半月板损伤有着较高的准确率，可直观地了解半月板损伤的类型，同时在关节镜下进行半月板缝合、成形等治疗，从而使关节镜检查的适应证大大拓宽。

（五）诊断

根据临床表现、体征及结合辅助检查结果等诊断并不困难。

（六）鉴别诊断

1. 侧副韧带损伤　当应力作用于损伤的韧带时出现疼痛，有压

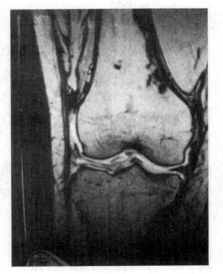

图7-2　外侧半月板损伤（MRI）

痛但疼痛的范围不局限于关节线上，韧带两端的骨附着点压痛更明显。

2. 膝部滑囊炎　在膝关节内侧韧带的浅层和深层之间有多个滑囊，发炎时可出现疼痛。与半月板损伤的鉴别方法是向滑囊内注氢化可的松，滑膜炎的症状常得以缓解或消除。

3. 髌骨疾病　髌骨软化、髌骨对线不良和退化性关节炎，常有髌前部疼痛，髌下区有较局限性压痛，研髌试验阳性，髌骨外缘压痛等。

4. 关节游离体　关节内游离体可发生与半月板损伤相同的交锁症状，但应用 X 线片不难鉴别。

5. 滑膜皱襞综合征　髌内侧滑膜皱襞有时会引起膝关节交锁的症状，与半月板损伤出现的交锁类似，其鉴别点为屈膝 20°～30°时髌骨内下方压痛明显。

（七）治疗原则

早期手术，尽量保全半月板。半月板成形优于切除。

（八）非手术治疗

不伴有其他病变的不完全半月板撕裂或小的（5mm）稳定的边缘撕裂，发生于半月板边缘有血管供应部分的稳定的垂直纵裂常可自然愈合。应用长腿石膏或膝关节固定器固定伸膝位 4～6 周，当病人恢复对石膏（或固定器）内肢体的主动控制时，允许病人扶拐杖负重，多能治愈。在固定期间嘱病人行股四头肌锻炼，有助于病人康复，促进关节积液的吸收。

（九）手术治疗

1. 适应证　①非手术治疗无效，包括改变运动方式和习惯，药物和康复治疗。②半月板损伤的症状影响日常生活、工作或运动。③阳性的临床体征，包括 McMurray 试验阳性、关节线压痛等。④呈交锁状态或经常发生交锁。⑤合并有交叉韧带损伤病人。

2. 禁忌证　损伤严重的半月板经过较长岁月，其本身已变性，对关节软骨造成较严重的磨损破坏，或关节有明显的退行性改变，除非严重症状确系半月板损伤所致，应慎用半月板切除术，否则将可能使症状加重；膝部皮肤有擦伤或体内有感染灶者，应延期手术。

3. 术前准备　对股四头肌萎缩明显的病人，术前嘱其积极锻炼股四头肌。

4. 术式选择

（1）半月板全切除术：鉴于半月板的功能非常重要，尽量不将半月板完全切除，因其完全切除后的效果往往早期满意，若干年后由于关节退行性病变，膝关节不稳定及慢性滑膜炎满意率逐渐下降。半月板完全切除仅适用于半月板实质部严重损伤而不能愈合者，其碎裂严重造成膝关节严重的功能紊乱者。半月板全切除，可采用的切口有多种，常用前外或前内斜行切口。对内侧间隙较窄，切除完整的内侧半月板有困难时应加用内侧副韧带后缘纵向切口，如此较易分离半月板后角。外侧半月板切除应注意保护勿伤腘肌腱。半月板切除后，应依次检查关节内的软骨关节面、交叉韧带是否正常，有无游离的组织碎屑，如有反复冲洗，彻底清除。

（2）部分半月板切除术：适用于桶柄状破裂、纵行破裂或横行破裂。只切除撕裂的中央部分，留下较稳定的周围半月板袖或边缘，对胫股关节起明显的稳定作用（图 7-3）。如果半月板的中央部撕裂进入髁间窝，先横行切断中央部与周围部分在前面的连接，然后钳住中央部前端，拉向髁间窝中，在直视下切断中央部与半月板后角的连接。

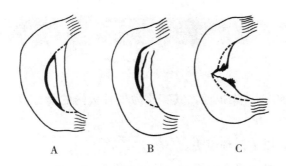

图7－3　部分半月板切除术（虚线为切断处）
A. 桶柄状破裂；B. 纵行破裂；C. 横行破裂

（3）半月板修复术。半月板修复的标准有：①超过1cm的全层纵裂。②撕裂位置在靠近半月板滑膜缘的3~4mm。③撕裂的半月板不稳定。④准备缝合的半月板质地良好。⑤膝关节的稳定性好，或者已经进行了韧带重建手术。如果符合上述标准，就可以采用以下方法修复：①开放式。②关节镜下全内缝合。③关节镜下自外而内式。④关节镜下自内而外式。缝合的方式有垂直褥式、垂直分层式、水平褥式、结式等。

（4）异体半月板移植：适用于半月板切除后的年轻病人，无明显骨性关节炎发生者。由于半月板大小配型及其愈合问题，目前在国内也只有少数几家医院在临床开展，例数不多。临床效果有待长期观察。

目前许多基层医院都已有膝关节镜。膝关节半月板损伤早期最好在关节镜下检查，并进行相应的微创治疗，病人恢复及治疗效果较好。

（十）术后处理

1. 术后用大棉垫加压包扎膝部和大腿，患腿抬高。2天后解除包扎。

2. 麻醉过后即开始股四头肌收缩锻炼，负重直腿抬高。术后2~3天就可扶拐负重行走，尽快恢复病人独立行走。

3. 半月板修复术者，用长腿石膏或膝关节固定器固定膝关节于伸直位4~6周。在固定期内行股四头肌等长锻炼，去除外固定后加强关节功能锻炼，逐步增加负重。8~10周后完全负重。

（十一）主要并发症

1. 关节积液　可因操作粗暴、止血不彻底或术后下地负重活动太早引起。一般加强股四头肌抗阻力等张收缩，避免伸屈膝活动，晚负重即可消退。如积液较多，可在严格无菌操作下抽出液体后用弹力绷带加压包扎。

2. 关节积血　多见于外侧半月板切除术中损伤膝外下动脉所致，或因膝部包扎过紧、静脉回流受阻引起。未凝固的血可抽出，凝固的血块要切开清除，结扎止血。

3. 关节感染　一旦感染后果严重，其原因可为操作不当或体内有感染灶。处理的方法是早期在全身应用抗生素的同时，关节镜下关节冲洗。晚期病人需切开排脓或关节镜下冲洗，冲洗干净后并置管用含抗生素的溶液冲洗。下肢制动，待感染消退后再开始活动。

4. 关节不稳和疼痛　多因股四头肌萎缩引起。一般通过股四头肌锻炼和物理疗法可好转。

5. 神经疼痛　常见内侧半月板手术后，损伤隐神经髌下支产生神经瘤引起，明确后切除瘤体症状即可消失。

二、半月板疾病

（一）半月板囊肿

半月板囊肿由 Ebner（1940）首先报道，其实质为半月板内的囊性改变，多见于半月板边缘，也可见于半月板内。好发于男性青壮年。

1. 病因　关于形成原因有以下几种说法。

（1）创伤造成半月板组织内的挫伤和积血，从而导致黏液样退变。

（2）随年龄发生的退变造成局部坏死和黏液退变成为囊肿。

（3）半月板组织内形成的滑膜细胞包涵体或组织化生细胞分泌黏液导致囊肿形成。

（4）滑膜细胞经纤维软骨的微小撕裂移位到半月板内，导致酸性黏多糖蛋白分泌，形成半月板囊肿的内容物。首先在无血管区内出现较小的囊肿，以后由于关节活动滑膜液抽吸的泵作用，结果使小囊肿向膝关节周围移行，较多的液体进入囊肿使体积不断增大。

2. 临床表现　半月板囊肿的主要症状是慢性关节疼痛，有的像牙咬般疼痛，活动时加重，有的夜间疼痛。多数病人在关节间隙能见到明显的肿块，一般伸膝时增大，屈膝则变小，甚至消失。囊肿存在和增大，损害了半月板的活动性，增加了半月板的撕裂机会，当囊肿伴有半月板撕裂的特征，可出现交锁、咔嗒声、打软腿和弹响等典型的半月板撕裂症状。

3. 辅助检查　部分病人在 X 线片上显示有骨性压迹。膝关节 MRI 可清楚显示半月板囊肿部位及大小，表现为半月板边缘有 T_2 高信号囊性包块，多合并有半月板损伤信号改变（图 7 - 4）。

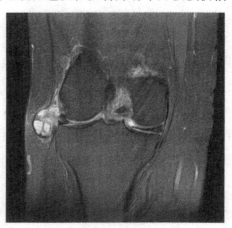

图 7 - 4　外侧半月板损伤伴囊肿形成

4. 鉴别诊断　半月板囊肿应注意与边缘性外生骨疣和横跨关节线上的半月板瓣相鉴别，因三者呈现类似的体征。有时易与关节周围其他囊肿（如滑囊和腱鞘囊肿）相混淆。

5. 治疗　许多早期囊肿可反复出现，其疼痛呈间断性者，可予观察，无特殊处理。如症状转为持续性则应手术切除囊肿，早期病人，最好术前施行关节镜检查，如半月板无撕裂和退变，表面及关节囊附着处正常者，可将关节囊做一小切口，将囊肿小心地解剖出来并切除之。如果囊肿已进入半月板，并有撕裂者，探明半月板撕裂的情况，行半月板部分切除和半月板囊肿减压术，对半月板有放射状撕裂，将其修剪至稳定的边缘。如果撕裂为稳定的水平撕裂，在轻轻修整上叶后仅切除下叶，从外面挤压囊肿可能把囊肿内容物挤入关节内，使囊肿减压。单纯切除囊肿，可使膝关节功能康复顺利，康复期短。保留半月板，可避免或延缓骨关节炎的形成。对半月板实质确有多发裂隙状撕裂者，整个半月板连同囊肿一并切除。

（二）盘状软骨

盘状软骨是指半月板的形态发生异常，不同地区或种族之间盘状软骨发病率差异很大，在国外报道中发病率很低，不到1%。但在我国、韩国和日本则发生率很高，约占半月板手术数的26%~50%。男性多于女性。发病多为青壮年，左右两膝发病率相近，不少双侧同时发病，多见于外侧，内侧罕见。

1. 病因　盘状软骨的病因尚不清楚。有的学者认为盘状软骨系膝关节胎生软骨盘发育障碍的遗迹，半月板系股骨和胫骨中胚叶细胞分化而成。胎生时期，膝关节内外软骨板相连成盘状。在胎儿发育过程中，软骨板的中央部分逐渐吸收，形成典型的半月板，如某种原因，这种生理吸收过程中断，就造成盘状软骨。但近些年来国内外有的学者对胎儿半月板的观察得出与以上相反结论，即在胚胎发育早期，内外侧半月板即呈现典型半月板形状，并未见盘状软骨，但在尸体解剖和临床病案资料中却有盘状软骨存在，因此，提出盘状软骨可能是出生后在幼儿时期逐渐发育形成的。其真正的病因，尚待进一步研究。

2. 分型　盘状软骨可有圆形、方形、盘形、肾形等不同的形状，大致分为三型（图7-5）。

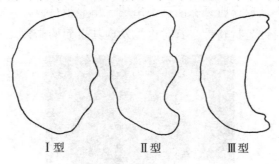

图7-5　盘状软骨的病理分型

Ⅰ型：完全为圆盘状或方形，厚而大，内侧部分存在，有时厚达8mm，盘的外缘和内侧厚度相差很少。整个股骨和胫骨平台相隔开。

Ⅱ型：亦呈盘状，半月板的边缘肥厚，内侧较薄。内侧游离缘有双凹陷的切迹，两凹陷之间有一凸出朝向关节中心。

Ⅲ型：在结构方面前后宽窄与正常半月板相接近，只是中央部分较薄。

3. 临床表现　盘状软骨较正常半月板宽大而厚，表面不光滑，边缘附着坚固，因而在关节内活动受限，在活动过程中各种应力的作用下，极易受伤，发生磨损，变性或撕裂，故临床上约1/3的病人并无外伤史。盘状软骨不一定都有症状，症状的出现多见于青壮年，但儿童不罕见。最常见的膝关节症状和体征如下：

（1）关节弹拨：系膝关节盘状软骨特异性体征，出现率高达95%，对诊断有决定性的意义，卧床屈伸膝关节可以出现清晰的响声，伸膝比屈膝更为明显，并可看到关节跳动，小腿旋转，如外侧盘状软骨伸膝至20°左右位时呈外展外旋，屈膝在120°左右位时相反。关节弹拨并不一定伴明显的疼痛，其发生的机制可能是因盘状软骨表面不平，上有嵴形隆起，或盘状软骨本身撕裂所致裂隙或重叠，膝关节屈曲活动股骨髁在其上滑行所致，或因盘状软骨松动，被股骨髁压其边缘发生滑跳。在做关节弹拨时，由于宽厚的盘状软骨被股骨髁挤压的原因，屈膝时可用手触知或见到盘状软骨向前方突出，伸膝时软骨缩回，或向腘窝内突出。这一征象系只有盘状软骨独有，可借此与半月板损伤相鉴别。

（2）重力试验阳性：膝关节的侧方重力试验，对盘状软骨也有显著的诊断价值。如病人侧卧，患腿在下，使小腿悬于床边外，做伸屈膝活动，出现明显的弹响，改另一侧侧卧，使膝内侧向床面，再做伸屈膝关节，不出现弹响或弹响变小，为重力试验阳性。

（3）持续性的关节交锁：仅有40%病人有交锁病史，交锁多发生在恒定的方位，且能自行解锁，如果盘状软骨磨损或纵行破裂，损伤的盘状软骨阻止股骨髁的活动，造成交锁，由于盘状软骨厚而宽，不易解除，致膝关节长期的伸展活动受限。

（4）其他表现：盘状软骨的病人，膝关节内疼痛的发生率为100%，关节间隙可有压痛，尤其软骨边缘及前角最为明显，1/3的病人有踩空或关节不稳感，有外伤史者早期有关节肿胀。病程较长的病人常有股四头肌萎缩。约20%的病人伸直受限，20%过伸痛和全屈痛，75%的有关节间隙压痛，90%的研磨试验和侧方挤压试验阳性。

4. 辅助检查

（1）膝关节X线片可见患侧间隙增宽，胫骨平台和股骨髁边缘骨质增生，腓骨小头位置比正常的稍高。

（2）MRI检查发现外侧半月板在所有层面都不出现三角形半月板，并有损伤信号（图7-6）。

（3）膝关节镜检查可以看到盘状软骨，有时也能发现其表面的撕裂。

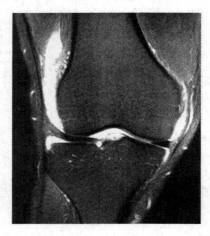

图7-6 右膝外侧盘状软骨（MRI）

5. 诊断 盘状软骨的临床表现典型者，较易确诊，主要应与半月板损伤相鉴别。

6. 治疗 对盘状软骨诊断确定后，唯一可靠的治疗方法是早期手术，施行全切除或部分切除盘状软骨，以解除关节活动障碍，预防和减少创伤性关节炎的发生，手术可通过切开关节或在关节镜监视下进行，手术步骤及术前术后的处理与半月板切除基本相同。

20世纪80年代以来，盘状软骨改形术已渐推广普及，即将盘状软骨修改为近似正常半月板形态，这不仅能消除盘状软骨所产生的症状和体征，更重要的是保存了半月板传导载荷的功能，使膝关节的生物力学状态接近了正常状态，能防止晚期退行性变。

对盘状软骨部分切除者长期疗效，各家报道不一，这可能与盘状软骨的病理改变特点、手术适应证的选择及技术水平有关。对盘状软骨全切除者，术后应加强股四头肌锻炼，以防由于外侧副韧带松弛而影响膝关节的稳定性。

（庞良龙）

第二节 膝内翻与膝外翻

膝内翻和膝外翻系指双下肢自然伸直或站立时，两内踝（膝）相碰，而两膝（内踝）不能靠拢者，为较常见的下肢畸形。好发于儿童和青少年。膝内翻又称弓形腿，俗称"罗圈腿"，双腿内翻者又称"O"形腿，单下肢腿内翻者，称为"D"形腿。膝外翻又称碰膝症，俗称"外八字腿"，双下肢外翻者，又称"X"形腿，单下肢外翻者，称为"K"形腿。发病率地区差异性较大，一般而言，寒冷地区高于温热地区。

膝内外翻致病原因很多，现已知有40多种疾病可继发此种畸形，除最常见的婴幼儿时期的佝偻病、青春期佝偻病外，尚有脊髓灰质炎、骨骺损伤、骨折、平足症及其他导致股骨或胫骨发育异常的疾病，如结核、肿瘤、囊肿等膝内外翻畸形，较轻的早期病人可不产生明显症状，只影响外观，但重度可产生轻重不同的症状，且由于下肢负重力线的改变，日久可继发韧带和关节囊张力改变、胫骨代偿性畸形、退化性骨关节炎、髌骨脱位及髌软骨软化等。

根据症状和体征，进行必要X线检查，对膝内外翻的诊断并不难，但对每个病人，要仔细询问病史，认真查体寻找病因。明显畸形的部位、方向和严重程度，除及时对畸形进行适当的治疗，包括非手术疗法和手术矫形外，特别要注意特殊疾病所致的膝内外翻的原发病的治疗。

（庞良龙）

第三节 膝关节强硬

膝关节强硬是多种原因所致的膝关节功能障碍，由于膝关节可能强硬于屈曲或屈曲外旋和外翻位，或处于完全伸直位，故又分为屈曲性强硬和伸直性强硬。

一、膝关节屈曲性强硬

（一）病因

膝部外伤、炎症、脊髓灰质炎后遗症、截瘫、类风湿关节炎、膝关节结核、伸屈膝肌力不平衡或长期卧床的病人是造成膝屈曲性强硬的常见原因。

（二）病理

膝关节长期处于屈曲位，腘窝内的软组织收缩，腘绳肌向后牵拉胫骨，股二头肌和髂胫束又使胫骨外旋，常并发胫骨在股骨上的半脱位和胫骨外旋畸形。组织学表现为关节内肉芽增生，结缔组织退变坏死，增生性闭塞性脉管炎及巨细胞反应，滑膜结缔组织增生；软骨退行性变、软化、骨化；关节周围钙化新生骨形成，周围腱及韧带支持带退行性变。

（三）临床表现

膝关节屈曲性强硬表现为膝关节屈曲畸形及伸直功能障碍。周围组织硬韧，无弹性，髌骨活动度变小，皮肤挛缩。

（四）治疗

1. 非手术治疗 对膝关节屈曲性畸形较轻和持续时期较短者，通过牵引、矫形夹板或设计的支架逐渐矫正，经过体育功能锻炼及推拿按摩，多效果满意。这些措施也可用于术前准备，使手术范围减少，或术后应用使手术矫正的程度增加。

2. 手术治疗　非手术治疗效果不好或病期长且膝关节屈曲严重的病人，应考虑手术治疗。根据病情选用前交叉韧带切断术、松解膝后的挛缩结构或截骨术。

（1）前交叉韧带切断术：病人仰卧位，作膝前内侧小切口，进入内侧关节腔，用小尖刀或小钩钩住前交叉韧带将其切断，于膝屈曲位90°位，将胫骨向前拉，使之复位。

（2）后关节囊切开术。后关节囊切开术主要方式有两种。

①病人俯卧位，在腘窝内作一长约15cm弧形切口，显露关节囊后面部分的内侧和外侧面，分离进入深层结构，解剖皮下组织和深筋膜之间到腘间隙的外侧面，并纵行切断深筋膜，显露股二头肌腱和腓总神经和腓肠肌外侧头，在正中间向内牵腘血管和神经。在直视下切开腓肠肌外侧头、后关节囊的外侧半和后交叉韧带的附着。在皮下组织和深筋膜之间解剖腘间隙的内侧面，切开深筋膜显露内侧面的半腱肌和半膜肌，并向内牵开，将腘血管和神经向外牵开，切开腓肠肌内侧头和后关节囊的内侧半，此时轻柔手法试行将膝关节伸直，如有股二头肌、半膜肌、半腱肌和髂胫束严重挛缩时，可行"Z"形延长，切开髂胫束和外侧肌间隔。

②在腘窝内、外侧缘各做一纵向切口。在外侧切口中，关节线上方约5cm处切断髂胫束。游离和保护腓总神经。"Z"形切断股二头肌腱，待手术后期延长。显露后关节囊，将其分开。用骨膜剥离器将后关节囊自股骨后面向下剥离。向上延长关节囊切口至股骨外髁，分离腓肠肌外侧头。沿股骨向上作骨膜上剥离，直至关节线上7~8cm，内达股骨后中线。继而作内侧切口，切开关节囊后内缘，按处理外侧的同样方法进行剥离。用纱布条将关节后方的所有结构牵开，膝关节屈至锐角，骨膜下解剖游离髁间切迹区域紧缩的关节囊结构和腓肠肌内侧头。有些挛缩组织必要时可以切断或延长。施加手法使膝关节伸直。此时若腓总神经出现异常张力，可向上及向下游离，特别在腓骨颈部，设法减轻张力，保护神经。

术后处理视具体情况而异。屈曲挛缩程度较轻，足趾检查表明远端血液循环良好者，可用衬垫石膏管型或夹板固定于伸膝位。2周后开始作理疗，要重视股四头肌锻炼。术后5~6周配用带锁膝关节支具，以便走路时膝关节保持伸直，坐时可以屈膝。睡眠时宜用夹板，坚持6个月，以免复发。对挛缩严重的病例，即使术中获得充分矫正，术后仍不宜立即固定于完全伸直位。一般可先固定于30°~45°屈膝位，然后酌情逐步伸展，以避免神经或血管损伤，完全伸直后可按前法以石膏管型固定。

3. 截骨矫形术　股骨髁上截骨可以矫正膝关节屈曲畸形，但不能纠正软组织挛缩，不能增大膝关节的活动幅度，截骨术适用于软组织手术不能充分矫正畸形，膝关节内部无明显病变，并有相当活动功能的病例。按改良的Osgood法作膝关节外侧纵切口，长约10cm。显露股骨外髁，切除一四边形骨块。对好截面，实施内固定，术后用石膏绷带固定于膝伸直位4周。

二、伸直性膝关节强硬

（一）病因

多数伸直性膝关节强硬病人由于股骨骨折后或者股骨前面广泛的软组织损伤，股四头肌的装置部分或全部瘢痕形成或纤维变性所致。Nicoll强调此种畸形是由以下因素单一或综合作用所致：①股中间肌的纤维变性。②髌骨和股骨髁之间的粘连。③股外侧肌扩张部纤维变性和短缩，并与胫骨髁发生粘连，股直肌短缩。

（二）治疗原则

对伸直性膝关节强硬的病人应针对不同病因及功能障碍时间和程度采用不同的措施：①粘连不超过3个月且不严重者，采用理疗及推拿按摩，多能治愈。②粘连3~6个月者在麻醉下轻手法推拿。③病程在半年以上且较严重者可施行手术松解，采取关节镜下松解，切开粘连松解术，股四头肌成形术等。松解后术中膝关节屈曲应达120°以上，术后做屈伸功能练习，以保持较好的活动范围，防止再粘连。

（庞良龙）

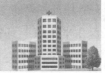

第八章　踝关节损伤

第一节　单纯内、外踝骨折

一、内踝

无移位的内踝骨折一般可采用石膏固定治疗，但对于对踝关节功能要求较高的患者，应行内固定以促进骨折愈合及康复（图8-1）。Herscovici等报道，用非手术方法治疗单纯内踝骨折有高的骨愈合率和好的功能结果。移位的内踝骨折应采取手术治疗，因为持续的移位允许距骨内翻倾斜。仅涉及内踝尖端的撕脱骨折与踝穴部受累者不同，其稳定性较好，除非有明显的移位，一般不需内固定。如果症状明显，可行延迟内固定。常用2枚直径4mm的骨松质拉力螺钉在垂直于骨折的方向固定内踝。一些学者建议使用3.5mm的单皮质拉力螺钉，而不采用4mm的骨松质螺钉，因为生物力学数据表明这样可以增加骨结构的强度（图8-1A）。

较小的骨折块可用1枚拉力螺钉和1枚克氏针固定以防止旋转（图8-1B）；对于骨折块太小或粉碎性骨折不能用螺钉固定者，可用2枚克氏针及张力带钢丝固定（图8-1C）。另外，现在已经研发出适合于微小骨折块固定的螺钉，是固定小骨折块最好的选择方法。内踝的垂直骨折需要水平导向的螺钉或防滑钢板技术（图8-1D、E），Dumigan等证明了用中和钢板固定内踝的垂直骨折具有生物力学优势。

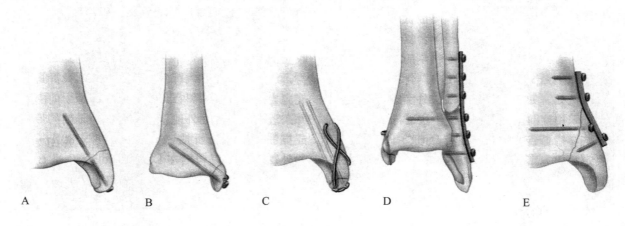

A　　　　　B　　　　　C　　　　　D　　　　　E

图8-1　内踝骨折的固定

A. 单拉力螺钉固定大块骨折；B. 1枚直径4mm拉力螺钉及1枚克氏针联合应用固定小块骨折；C. 张力带钢丝固定低位横行骨折；D. 垂直拧入直径4mm的拉力螺钉固定低位横行骨折；E. 水平拉力螺钉固定加钢板固定

虽然不锈钢置入物最常用于内踝骨折，但对生物可吸收置入物的安全性和疗效已有研究。可吸收置入物主要的理论优点是减少了因螺钉帽周围皮肤软组织的突起或触痛而需后期取出置入物的概率。尽管生物可吸收置入物已经得到成功应用，并且从已经报告的临床结果来看与不锈钢相比没有显著性差异，但是有 5%～10% 的患者后期出现与聚乙交酯降解有关的分泌物从无菌窦道流出。一项包含 2 528 例患者的病例研究报道，4.3% 的患者临床上发生了明显的局部炎症性组织反应。

我们倾向于采用金属内置物，根据骨折的具体形态选用合适的螺钉或者钉板结合进行固定。尽管可吸收内置物在固定累及关节面的骨折块时有其优越性，但在内踝骨折的固定方面，不能完全替代传统的金属内置物。

内踝应力性骨折内踝应力性骨折的常见临床表现为局部疼痛、肿胀、压痛。最初，骨折在 X 线片上可能看不清楚，但是通过骨扫描、CT 或 MRI 检查可以清晰地看到骨折线。在复查的 X 线片中，应力性骨折经常清晰可见。Shelbourne 等建议，对 X 线片上可以看到清晰骨折线的应力性骨折行内固定治疗，而对仅通过骨扫描发现者则采用石膏固定。内踝应力性骨折有很高的发展为完全骨折的风险，会延迟愈合或不愈合。手术等积极的治疗方法是必需的。如果应力性骨折采用手术治疗，需要限制活动 4～5 个月。

二、外踝

虽然不伴有明显踝关节内侧损伤的外踝骨折很常见，但对这些骨折的开放复位指征仍有争议。文献报道，腓骨骨折所能接受的最大移位范围为 0～5mm。对于大多数患者，根据其功能要求，可以接受 2～3mm 的移位。在双踝骨折中已经显示了距骨移位伴随外踝的移位。因此，对于这些损伤，解剖复位外踝是必需的。生物力学研究发现，单纯外踝骨折在轴向负荷时并不干扰关节运动学或引起距骨移位。长期临床随访研究表明，应用闭合复位治疗旋后外旋 II 型骨折，即使腓骨骨折移位 3mm，功能结果优良率仍达 94%～98%。不管是否达到解剖复位，对于旋后外展型的二期损伤，手术治疗的效果与闭合复位的效果相似。如果不能确定外踝骨折的稳定性，应拍摄踝关节旋后外旋位应力 X 线片，检测距骨有无移位，了解内侧损伤情况。Koval 等评估了一个阳性压力试验是否可以预测外踝骨折手术固定的需要性。在他们的研究中，对所有踝关节应力 X 线片显示有骨折的患者都进行了 MRI 的检查以评估其三角韧带复合体的完整性。只对三角韧带复合体完全断裂的患者进行手术固定。在至少 1 年的随访中显示，部位断裂的患者采用非手术方式已经成功治愈。其他研究者提议采用超声评估三角韧带以区分是等价的双踝骨折还是单纯的外踝骨折。另外一些研究者提议，通过术前的 X 线和 CT 检查预测在旋后外旋型踝关节骨折中下胫腓联合是否损伤。Choi 等认为，在 CT 图像上，腓骨骨折高度超过 3mm，同时内踝间隙超过 4.9mm，或者在 X 线片上，腓骨骨折高度超过 7mm，同时内踝间隙超过 4.0mm，是对下胫腓联合损伤不稳定的一个重要提示。然而，目前尚无理想的术前诊断流程评估踝关节内侧结构的损伤程度，进而确定其是否需要手术治疗。

（罗　斌）

第二节　双踝骨折

双踝骨折同时破坏了踝关节的内外侧稳定结构。移位减少了胫距关节接触面积，改变了关节运动学。虽常能够做到闭合复位，但消肿后不能维持正常的解剖位置。据文献报道，闭合复位治疗双踝骨折的不愈合率约为10%，但并不一定都有临床症状。20%的双踝骨折伴有胫骨和距骨关节内损伤，闭合复位时，这些损伤得不到治疗。长期随访的随机前瞻性研究发现双踝或相当于双踝的骨折患者进行手术治疗结果优于非手术治疗者。Bauer等进行了长期随访研究，他们也证实旋后外旋Ⅳ型骨折手术治疗效果较好。Tile和AO组织建议对几乎所有的双踝骨折都应行双踝的切开复位内固定治疗。

对于大多数有移位的双踝骨折，我们也建议行双踝切开复位及内固定治疗。大多数外踝的Weber B型和C型骨折可以用钢板和螺钉固定，而有些患者踝部外侧的内固定物会产生症状。然而，在一项研究中显示，仅有半数患者在取出内固定后疼痛缓解。研究建议对Weber B型外踝骨折采用抗滑技术行后方钢板固定，从而避免了螺钉进入关节的可能性，减少了触摸到内固定物的发生率，并能提供较强的结构。在一组32例患者的前瞻性研究中，没有发生不愈合、畸形愈合、伤口并发症、固定松动或关节内螺钉或可触及的螺钉。4例患者有一过性腓骨肌腱炎，2例患者由于拉力螺钉的位置不佳引起症状需取出钢板。Weber等的研究表明，外踝的后方抗滑钢板的下拉会引起腓骨肌腱的损伤。在他们的研究中，30%的患者在内固定取出时有腓骨肌腱损伤。然而，这些患者中仅有22%在术前有症状。这些学者的结论是肌腱损伤与远端钢板的置入和在钢板最远端孔拧入的螺钉有关，因此，建议避免在远端置入内置物或早期移除内植物。

对有些外踝骨折患者仅用拉力螺钉固定也可能减少内固定的隆起（图8-2）。一些研究者已经报道了只用拉力螺钉固定外踝骨折的成功经验，没有出现骨不愈合、复位丢失或软组织并发症。与钢板固定引起相似损伤相比，他们得出使用拉力螺钉内植物突出和疼痛问题更少。年龄小于50岁的外踝骨折患者，如果属于简单斜行且仅有少量粉碎骨折块，则可以置入2枚相距1cm的拉力螺钉。

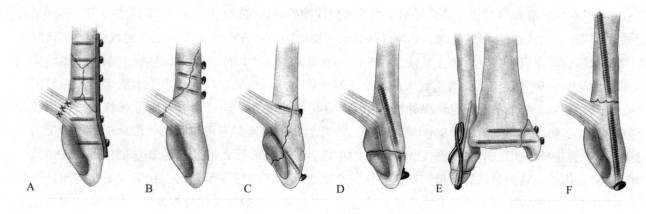

图8-2 外踝骨折的固定

A. 标准腓骨骨折固定，应用3.5mm的1/3管型钢板和螺钉；B. 多个3.5mm拉力螺钉固定；C.2枚拉力螺纹钉固定长斜行骨折；D. 单个3.5mm踝螺钉固定低位横行骨折；E. 张力带钢丝固定及4mm拉力螺钉固定伴随的内踝骨折；F.3.5mm髓内螺钉固定

一项研究表明，对骨萎缩的腓骨骨折用髓内克氏针加强钢板固定，89%的患者有轻微疼痛或无疼痛。在一项生物力学研究中，用克氏针辅助钢板，抗弯性能较单纯应用钢板增加81%，抗扭转增加1倍。

一般的关节周围骨折的手术治疗，特别是踝关节骨折，应限制在2个时期，即早期和晚期。切开复位内固定可在损伤后12小时内进行，否则由于广泛的肿胀，应延迟至损伤后2~3周。术中如果软组织过度肿胀，可能需要延迟关闭切口或植皮。一项研究发现，对Danis-Weber B型双踝或相当于双踝骨折的患者行急诊和延迟切开复位内固定的功能结果优良率相同，在并发症、复位程度、活动范围或手术时间上没有差别，尽管急诊手术住院时间短、疼痛即刻获得缓解。尽管延迟手术在技术上可能较为困难，但适合于那些有严重闭合软组织损伤并存皮肤张力水疱的患者。骨折脱位需延迟切开复位者，必须立即行闭合复位和夹板固定，以防止皮肤坏死。

（罗　斌）

第三节　下胫腓联合损伤

下胫腓联合损伤一直以来都是一个持续争论的焦点。下胫腓联合损伤最常见的损伤机制是旋前外旋、旋前外展，较少见的是旋后外旋（Danis - Weber C 型和 B 型损伤）。这些外力引起距骨在踝穴内外展或外旋，导致下胫腓联合断裂。

恢复下胫腓联合的解剖关系非常必要。如果腓骨在下胫腓联合平面以上骨折，则认为该联合已被撕裂，因此，必须达到解剖复位。以前，对所有的下胫腓联合损伤都必须考虑行内固定，但 Boden 等在尸体解剖研究中证实，如果踝关节内侧未损伤，下胫腓联合的撕裂并不引起踝关节不稳。如果存在踝关节内侧损伤，并且下胫腓联合撕裂向踝关节近侧延伸超过 4.5cm，将改变踝关节的生物力学特性；如果下胫腓联合撕裂向踝关节近侧延伸小于 3cm，则不然；下胫腓联合撕裂在 3 ~ 4.5cm，将产生不同的结果。从这些研究推论，有学者建议，如果下胫腓联合撕裂延伸至胫骨远端关节面以上小于 3cm，或者内、外踝损伤经内踝固定或三角韧带修复后获得稳定，则没有必要进行下胫腓联合固定。

在一项前瞻性研究中，Kennedy 等评估了 Weber C 型踝关节骨折，其外踝骨折在踝关节 5cm 以内，发现如果骨折解剖复位，术后制动 6 周，并不需要联合韧带螺钉固定。然而，这还没有广泛应用于临床。一些学者提议解剖复位下胫腓联合，如三角韧带和胫腓后下方韧带的良好修复可以达到经下胫腓螺钉固定相同的功能疗效，但前提是下胫腓联合必须解剖复位。

在下胫腓联合处做固定的公认指征是：①下胫腓联合损伤伴有不计划做内固定的腓骨近侧骨折和不能进行稳定的内侧损伤。②超过踝穴顶近侧 5cm 的下胫腓联合损伤。对距踝关节 3 ~ 5cm 的外踝骨折，且内侧损伤（三角韧带）不能修复者，是否需要修复联合韧带仍存在争议。如果高位腓骨骨折合并下胫腓联合损伤而未行骨折固定，那么确切地恢复腓骨正常长度是困难的。再者，与固定单纯联合韧带相比，同时固定腓骨中段骨折和联合韧带可以改善生物力学特性。

用外旋应力试验和 Cotton 试验在术中判断下胫腓联合的完整性（Cotton 描述他的实验是用来判定手术中踝关节联合韧带的作用是否有效。用骨钩牵拉腓骨使之与胫骨分开，同时固定胫骨以防止胫骨移位）。如果没有显著的移位，说明胫骨远端和腓骨的联合韧带是完整的。如果向外侧移位超过 3 ~ 4mm，则需固定下胫腓联合。术中 X 线片显示腓骨内侧壁与胫骨后踝外侧壁之间的清晰间隙应小于 5mm。持续增宽说明下胫腓联合没有复位。Xenos 等在尸体解剖研究中证实，通过测量外旋应力侧位 X 线片上腓骨向后的移位，比在应力下踝穴 X 线片所测量的移位更能准确地反映下胫腓联合解剖分离的程度。Stark 等在明确外踝固定后有一个 39% 的联合韧带不稳定的发生率后，推荐在手术中对不稳定 Weber B 型骨折进行外旋应力评估。

下胫腓联合的固定方法有很多，最常用的是螺钉或斜穿钢针经外踝进入胫骨远端。这些钢针或螺钉不仅能维持下胫腓关节的解剖复位，还能稳定和固定踝穴的外侧支持结构。若选择螺钉固定，可选用 1 ~ 2 枚 3.5mm 或 4.5mm 的骨皮质螺钉。这两种固定方法具有同样的生物力学。用 2 枚螺钉比用 1 枚固定更稳妥，而缝合修复的机械强度最小。对高大的或不配合的患者，Vander Griend、Michelson 和 Bone 建议用 2 枚下胫腓联合螺钉。下胫腓联合螺钉应通过腓骨两侧及胫骨一侧或两侧的骨皮质。骨科创伤协会和美国骨科足踝学会的成员们最近做了一项调查，Bava 等力图明确目前的联合韧带损伤管理的方法。51% 采用 3.5mm 的骨皮质螺钉，24% 用 4.5mm 的骨皮质螺钉及 14% 采用常规缝合固定方法。44% 用 1 枚螺钉，另有 44% 用 2 枚螺钉固定，其余的还没有确定。最常用的方法是用 3.5mm 的螺钉固定 4 层皮质，然后 3 个月后常规移除。生物可吸收螺钉也已经用于下胫腓联合的固定，并且与金属内植物相比具有类似的效果。桥接缝合技术越来越普遍，但它们的确切作用仍然未知。推荐的优点是避免了金属内固定物需要二次手术取出和动态固定。回顾性研究结果显示，在短期随访的患者中会出现复位的丢失。内置物的突出和线结激惹仍有发生。

对下胫腓联合螺钉是否需取出及何时取出仍有争议。文献上的建议出入很大，既有允许负重之前（6～8 周）常规取钉者，也有直到骨折完全愈合且因此出现症状时再取钉者。提倡取钉者的理由是下胫腓固定扰乱了踝关节的力学机制，限制了背屈时腓骨正常的外旋运动。过早取钉可引起下胫腓联合再分离。然而，有报道当螺钉取出后允许负重前出现下胫腓联合再次移位的，也有报道带钉负重的少数病例发生了螺钉断裂。如果采用三层骨皮质固定，螺钉一般是松动而不断裂，可能不影响踝关节的正常力学机制。如果采用四层骨皮质固定，发生断钉后可较容易取出两侧断端。一般说来，与断钉相比较，晚期产生的下胫腓联合再分离引发更难处理的临床问题，因此，建议保留螺钉至少 12 周。再者，在另一项研究中显示，在 1 年的随访中保留下胫腓联合螺钉或取出下胫腓联合螺钉在临床结果上没有差别。事实上，一小部分螺钉断裂的患者临床结果有所改善。因此，该作者建议不取出完整或断裂的下胫腓联合螺钉。我们倾向于不常规取出下胫腓联合螺钉，除非踝关节有僵硬症状和背伸受限。

在螺钉固定之前，下胫腓联合必须解剖复位，并暂时用克氏针或复位钳固定。Miller 等注意到，在一群患者中于直视下复位下胫腓联合会显著减少下胫腓联合复位不良。我们也鼓励在直视下切开复位下胫腓联合。螺钉的拧入位置应在胫骨远端关节面以上 2～3cm，与关节面平行，并应向前成 30°，以使其与下胫腓关节垂直。若螺钉的位置太靠上，可能使腓骨畸形并致踝穴增宽；假如螺钉不与踝关节面平行，腓骨可能向近端移位；如果螺钉没有与下胫腓关节垂直，腓骨可能依然向外侧移位；AO 组织主张应用全螺纹螺钉以中立位固定下胫腓联合；然而，其他学者认为拉力螺钉的固定更可靠。传统上，在下胫腓联合固定时踝关节要最大限度背屈以预防术后的活动受限。然而，有数据反驳了这个结果，认为最大背屈无作用，而且可能产生外旋复位不良的风险。在对尸体进行的研究中，他们发现，在踝关节跖屈位用拉力螺钉固定下胫腓联合并不影响踝关节背屈。其他研究阐明了术后采用 X 线片评估下胫腓联合的复位是不可靠的，采用 CT 评估的效果更好。

如果用小钢板固定腓骨骨折，这枚下胫腓联合螺钉可以是将钢板固定于腓骨外侧的螺钉之一（图 8-3）。若要获得满意的功能，腓骨的复位及固定必须达到本节开头所述的三个要求。偶尔，下胫腓联合可以撕脱 1 个小骨折块，在这种情况下，可通过拉力螺钉经此骨折块固定下胫腓联合。

Egol 等对不稳定踝关节骨折后进行下胫腓联合固定的效果进行了评估。他们对患者随访了 1 年，同时固定下胫腓联合的踝关节骨折术后效果比单纯固定踝关节骨折术后的效果差。

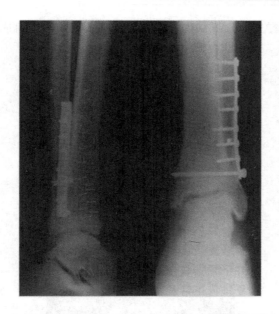

图 8 - 3　腓骨在韧带联合平面以上骨折，下胫腓韧带联合断裂

三角韧带撕裂。三角韧带已经修复。用小节段钢板固定腓骨骨折，将
下胫腓韧带联合复位，并用 1 枚螺钉经钢板远端钉孔予以固定

一、外踝固定

（1）如果腓骨骨折是双踝骨折的一部分，我们通常在固定内踝之前，先将外踝或腓骨骨折复位并固定。有一个例外，那就是双踝或三踝中的腓骨骨折为粉碎性骨折时。有时，如果外踝发生严重粉碎性骨折，可能会出现在冠状位上的过度复位，而造成内踝处损伤的解剖复位困难。此时，则应优先复位固定内踝。

（2）通过前外侧纵向切口显露外踝及腓骨干远端，保护腓肠神经及腓浅神经。另外，也可以选择后外侧切口，采用后侧抗滑动技术置入钢板。后外侧入路放置钢板可以获得远端由后向前的双皮质固定，还有一个理论上的优点就是不需要在外侧直接放置内置物，然而，如果需要暴露下胫腓前联合可能有些困难。骨膜外剥离是目前的主要趋势。

（3）如果骨折线足够倾斜，骨质好，且两骨折端完整无碎骨片，可用 2 枚拉力螺钉由前向后拧入，使骨折块间产生加压作用。螺钉间隔约 1cm（图 8 - 4）。螺钉长度很重要，其必须穿透后侧骨皮质才能保证固定，但又不能向后穿出太多而影响腓骨肌腱鞘。

（4）如为横行骨折，可采用髓内固定。纵行分开跟腓韧带的纤维，暴露外踝尖端。

（5）插入 Rush 针、腓骨交锁针或其他髓内固定器材，经骨折线达骨折近端髓腔。应用髓内固定时，注意勿使外踝向距骨倾斜。髓内固定的进针点往往会位于外踝尖部的外侧面；因为髓内钉为直形，稍不注意可引起外踝向距骨倾斜，造成踝穴狭窄，踝关节活动度减小。将髓内钉塑形可避免这类错误。

（6）如果骨折在胫骨远端关节面以下，远端骨块较小且骨质好，可用 3.5mm 踝螺钉行髓内固定。少数情况下较高大的患者可用 4.5mm 拉力螺钉。踝螺钉也可以轻度倾斜，使其穿透腓骨近侧骨折段的内侧皮质。

（7）对有骨质疏松的患者，可用克氏针由外侧向内侧斜行穿过远近侧骨折块，并用张力带钢丝加固。

此外，还可以通过预塑型关节周围锁定装置来固定骨折，提供更好的稳定性。

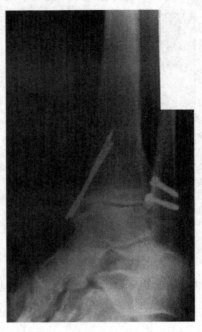

图 8 - 4　双踝骨折，用拉力螺钉技术固定腓骨低位斜行骨折，用克氏针固定内踝

（8）骨折必须解剖复位并维持腓骨的长度。

（9）如果骨折在下胫腓联合平面以上，对已解剖复位的小骨折块，应用 1/3 管型钢板可以提供满意固定。对于较高大的患者，可用 3.5mm 动力加压钢板固定。钢板可增强拉力螺钉的固定作用，或者用于跨过粉碎性骨折段。通常将 3 枚骨皮质螺钉置于骨折近端腓骨干上，将 2～3 枚螺钉置于骨折的远端，经单侧骨皮质的骨松质螺钉放置在胫骨下关节面以下。如果钢板置于后外侧，它将起到抗滑钢板的作用。

二、内踝固定

（1）做前内侧切口，起自骨折线近侧约 2cm，向远端并轻度向后延伸，止于内踝尖端下约 2cm。我们主张这个切口有两个原因：首先，损伤胫后肌腱及其腱鞘的可能性小；其次，术中可看到关节面，尤其是前内侧面，以便准确复位骨折。

（2）仔细保护皮肤，将皮瓣与其皮下组织一起掀起。该部位皮肤血供较差，必须小心操作，以防发生皮肤坏死。保护大隐静脉及其伴行神经。

（3）内踝远端骨折块一般向下、向前移位，且常有小的骨膜皱褶嵌入骨折内。用刮勺或骨膜起子清除嵌入骨折的骨膜，暴露齿状骨折面。

（4）清除小的、松动的骨或软骨碎片，应保留大的骨软骨块并通过移植骨块来支撑。

（5）用持骨器或巾钳将内踝骨折复位至正常位置并予以维持；然后，钻入 2 枚 2mm 的光滑克氏针，穿过骨折部位做临时固定。

（6）摄正、侧位 X 线片检查骨折复位情况。如果复位满意，拔除其中 1 枚克氏针并拧入 1 枚 4mm 拉力螺钉，然后拔除置换另 1 枚克氏针（图 8 - 5）。也可用 2.5mm 和 3.5mm 的钻头为螺钉钻孔；如果采用双皮质的拉力螺钉固定，则需要一个长的骨盆钻头。

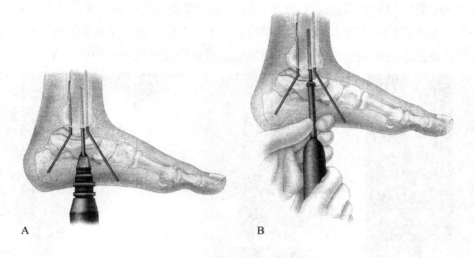

图 8 - 5 内踝骨折内固定的 AO 技术

A. 用 2 根克氏针维持复位，并将其针尾折弯，以利于钻 3.2mm 的骨孔，测量孔
的深度；B. 不需攻丝，拧入踝螺钉，拧紧螺钉后去除克氏针。如果骨折块仍有
旋转倾向，加用 1 枚小螺钉或加压钢丝固定

（7）仔细检查关节内情况，特别是踝关节内上角（内穹窿位置），确保螺钉没有通过关节面，同时治疗踝关节前内侧存在的任何形式的骨质压缩。

（8）摄 X 线片观察螺钉及骨折的位置。

（9）如果内踝骨折块很小或粉碎，可能不适于螺钉固定；在这种情况下，可用几枚克氏针或张力带钢丝固定。内踝大块的垂直形骨折，且其近侧粉碎时，需用支撑钢板固定以防骨折再移位；通常用一块小的 1/3 管型钢板便可。由于该部位皮肤覆盖条件差，在应用体积较大的金属固定物时，应特别小心以免发生伤口并发症。

术后处理：石膏后托固定踝关节于中立位，并抬高患肢。如果骨质条件好且内固定牢固，术后第 1 次复查时可去除石膏后托，改用可卸夹板或石膏靴固定，然后开始关节活动度的练习。6 周内限制负重，如果骨折愈合较好，6 周后开始部分负重，并且逐渐完全负重。

如果皮肤条件、骨质、并发症（如糖尿病）或其他因素影响了固定的牢固程度，必须延长骨折保护时间，通常采用短腿石膏托固定。在骨折良好愈合之前，患者的踝部不能负重（8~12 周）。其后改用可行走的短腿管型，并逐渐开始负重。

（王 宇）

第四节 三角韧带撕裂合并外踝骨折

三角韧带撕裂伴外踝骨折，其受伤机制与造成双踝骨折者相同，即由足部旋后外旋所致。所不同的是内踝未发生骨折，而是三角韧带撕裂，允许距骨向外侧移位（图 8 - 6）。通常，踝关节的前侧关节囊也被撕裂。三角韧带，尤其是它的深束，对于踝关节的稳定性非常重要，因为它可以防止距骨向外侧移位和外旋。当外踝骨折伴有踝关节内侧面压痛、肿胀和血肿时，应怀疑合并三角韧带撕裂。传统观点认为，踝关节内侧压痛会令临床医师怀疑在外踝骨折的同时有一个三角韧带的损伤。然而，已经证明在内踝压痛与深部三角韧带断裂方面没有明显的关联。常规的踝关节前后位 X 线片可能显示距骨没有向外移位，如果摄踝关节旋后和外旋应力位 X 线片，可发现距骨移位及倾斜，并显示踝穴内侧间隙明显增宽（大于 4mm）。进行如上摄片时，应注意将踝关节置于中立位。如若踝关节跖屈，距骨最狭窄的部位进入踝穴，这样，即使没有损伤也可显示踝穴增宽。还可以拍摄负重下的外旋应力 X 线片。

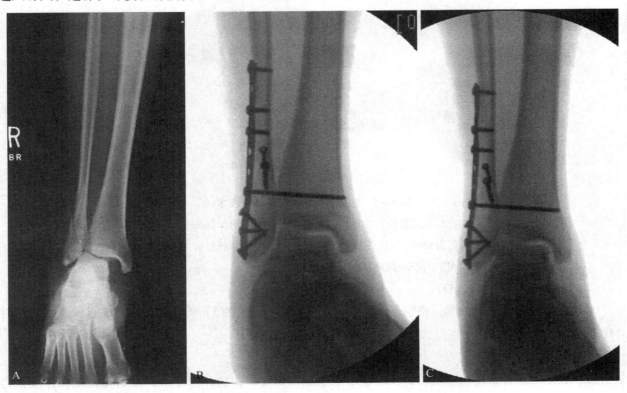

图 8 - 6　外踝骨折并发内侧关节间隙增宽，下胫腓分离

A. 术前 X 线片；B、C. 术后 X 线片，腓骨解剖复位，用 1 枚单纯的四皮质螺钉固定维持下胫腓骨复位

由于距骨在踝穴内的移位，对这类损伤难以行闭合治疗。距骨外移 1mm，胫距关节的有效负重面积将减少 20% ~ 40%；如果外移 5mm 则可减少 80%。如果选择闭合治疗，应密切随访观察距骨移位情况。对这种损伤的最佳治疗是有争议的。在皮肤条件、患者年龄及一般情况允许的情况下，可以行腓骨切开复位内固定，同时进行或不进行三角韧带修复。非手术治疗也是可行的，需要仔细阅读 X 线片以确保维持一个合适的踝穴。如果只修复三角韧带，尽管术后用管型石膏固定，距骨仍可向外移位。如果只固定腓骨，三角韧带断端可能嵌于内踝与距骨之间而影响骨折的准确复位，或者可能造成此韧带愈合后松弛。对于应力性外踝骨折，伤后 1 年随访，尽管非手术治疗与切开复位内固定后的踝关节功能状态相当，但前者具有潜在的并发症，包括内踝间隙增宽、外踝的延迟愈合或者不愈合。

许多外科医师认为，在固定腓骨时，除非复位受阻，不应常规探查踝关节内侧。然而，我们发现即使复位看似满意，三角韧带的一些纤维可能嵌在内踝与距骨之间，仍可导致晚期移位。内侧暴露只需少许手术剥离，医师即能将三角韧带清理出踝穴；如欲修复三角韧带，也可以经此入路进行修复。我们不常规修复三角韧带，只是有选择性地切开探查。

外踝骨折可用几种不同的方法固定，最常用的是 1/3 管型钢板及 3.5mm 骨皮质螺钉固定。长斜行骨折可单独使用拉力螺钉固定。位于胫骨下关节面以远的骨折（Danis - Weber A 型骨折）可用踝拉力螺钉或克氏针张力带钢丝固定。我们也用克氏针通过腓骨远端骨折块斜行穿入胫骨固定。Rush 髓内钉可用于外踝的横行骨折，但不能控制旋转。用于固定腓骨骨折的交锁髓内钉已经研制出。

三角韧带修复及外踝内固定手术技术如下所述。

（1）做前内侧弧形切口，与内踝骨折内固定的切口相似但稍向远端延伸。

（2）然后寻找三角韧带，它由 2 部分组成，浅部呈扇形，深部则短而厚。浅部几乎都在中部横行撕裂或从内踝处撕脱，而呈扇形分开的下附着点处则很少发生撕裂。

（3）必须切开胫后肌腱鞘并将该肌腱移位，以探查和修复更重要的三角韧带深部。深部可从内踝尖部撕裂，或从距骨内侧面撕脱，也可在中部撕裂。

（4）最常见的是从距骨内侧面撕脱。这时，用 2 根 0 号不可吸收缝线穿过韧带，经斜穿距骨体部和颈部的骨孔由距骨窦部位将缝线引出。此缝线在腓骨解剖复位及内固定后再行打结，也可以采用缝合锚钉技术。

（5）如前所述，做一个外侧纵向切口暴露外踝。

（6）解剖复位并固定外踝骨折。

（7）外踝骨折坚强固定后，将从距骨窦部位穿出的缝合三角韧带的缝线收紧结扎。

（8）关闭外侧切口。

（9）再经踝关节内侧切口，将胫后肌腱复位纳入腱鞘，缝合腱鞘。

（10）再用不可吸收缝线间断缝合修复三角韧带浅部。

（11）若整个三角韧带从内踝部撕脱，可在内踝钻 2~3 个小骨孔，将数根缝线间断从骨孔和撕裂的韧带末端穿出，将这些缝线保留在韧带，不要打结，等外踝固定后再收紧打结；因为提前打结，在固定外踝时这些缝线可能因牵拉而松弛。如果在穿入缝线之前固定外踝，韧带的修复将非常困难。

（王　宇）

第五节　难以复位的骨折或骨折脱位

为获得可接受的功能结果，踝部骨折的解剖复位是基本条件。一种看似无害、如不进行治疗将引起跛行的损伤就是踝穴增宽，特别是距骨和腓骨向外侧移位造成在完整的内踝与距骨之间出现间隙而使踝穴增宽者。此种损伤中，三角韧带已经撕脱或撕裂，或者腓骨下端发生了骨折，或者下胫腓韧带已经撕裂。

通过闭合方法减小此间隙可能行不通。撕脱的三角韧带末端可能嵌在内踝与距骨之间（图 8-7）。在个别情况下，三角韧带撕裂或内踝尖端撕脱骨折可导致胫后肌腱松弛，有时还出现胫神经及胫后血管松弛，可使它们嵌入内踝和距骨之间（图 8-8）。需要手术清除这些嵌入物，然后才能修复三角韧带的撕裂或撕脱和外踝的任何骨折。

有时胫后肌腱嵌入三角韧带撕裂的部位，从而妨碍后者的愈合（图 8-9）。在发生更加严重的骨折脱位时，胫后肌腱向外侧移位可更远，而嵌于远端胫腓骨之间。

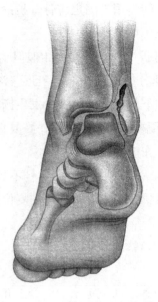

图 8 – 7　从内踝撕脱的三角韧带断端
嵌入内踝与距骨之间

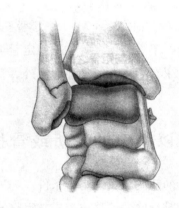

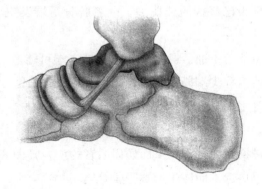

图 8 – 8　胫后肌腱嵌入内踝和距骨之间
注意踝穴增宽及内踝撕脱骨折

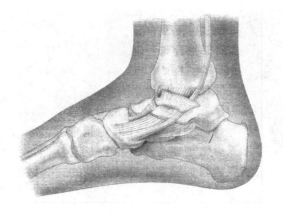

图 8 – 9　三角韧带从远端附着点处撕脱，可向近端翻转，
使胫后肌腱如图示那样嵌入，影响韧带的自然愈合

　　Bosworth 介绍的一种损伤（图 8 – 10），可能是踝关节后部骨折脱位复位失败的原因。腓骨近侧骨折块的远端可移位至胫骨后方，并被胫骨后外侧嵴锁住，由于有完整的骨间膜牵拉，手法不能使腓骨松开。在这种情况下，先暴露腓骨，然后用骨膜起子分开交锁，可能需要相当大的力量，然后用前述方法固定腓骨骨折。

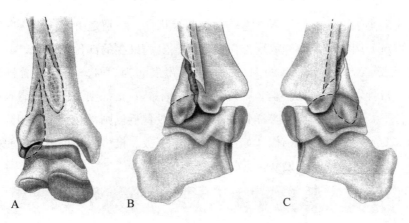

图 8 – 10　Bosworth 骨折，腓骨交锁在胫骨后面
A. 前后位观；B、C. 侧面观

（王　宇）

第九章 骨肿瘤

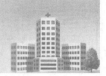

第一节　骨样骨瘤

1935 年 Jaffe 首先采用骨样骨瘤这一病名。本病的特点是病变中心有一血管丰富的骨样组织的核心，周围为一硬化骨带。之后许多作者也报道了骨样骨瘤，并确定本病是一种具有特点的常见良性骨肿瘤。

一、好发部位

骨样骨瘤直径通常小于 1.5cm。骨样骨瘤好发于长管状骨，特别是下肢，50% ~60% 的病例发生在股骨和胫骨。在一组 661 例骨样骨瘤的病变部位分析中，发病最多的部位是股骨，其次是胫骨。两者发病占总数的 57%。而长骨干发病为总数的 71%，手和足部发病为 20%，在手部骨样骨瘤常位于近节指骨及掌骨。而在远节指骨发病者罕见。腕骨中舟状骨发病率高，足部则多位于距骨及跟骨。在长管状骨中，骨样骨瘤位于骨干。骨骺及关节内骨样骨瘤罕见。在股骨近侧则常在颈部及粗隆间区。

脊柱骨样骨瘤常发生在脊柱后部结构，如横突基底、椎板、椎弓根、椎体受侵是罕见的。按发病率依次为腰椎、颈椎、胸椎。骶椎罕有发病。

二、临床表现

骨样骨瘤好发于 7~25 岁，男性与女性之比为 3：1。疼痛为其主要症状。如果没有疼痛，则诊断值得怀疑。疼痛的特点是夜间剧烈，服用阿司匹林等消炎镇痛药物可使疼痛缓解。疼痛的性质常为钝痛或刺痛。开始轻微，且呈间断性，故时有几个月至几年才来就诊。以后疼痛加重，变成持续性。也可能伴有局部软组织肿胀或压痛。疼痛的机制尚不清楚。有人认为是肿瘤组织内产生的前列腺素产物可以造成血管压力改变，刺激了局部神经末梢。这种看法是由于在病变核心的周围纤维带内或是在核心的本身中发现有无髓鞘的神经纤维存在而受到支持。

骨样骨瘤的其他临床表现可与病人发病年龄、所侵犯骨的部位有关。在骨未成熟时，可以出现肌肉萎缩、骨骼畸形。如骨样骨瘤位于脊柱骨则可出现斜颈、脊柱僵硬、脊柱侧弯。而位于关节内的骨样骨瘤则可出现关节局部压痛、滑膜肿胀、活动受限等症状。骨样骨瘤可以有各种临床表现，但实验室检查一般均为正常。

三、辅助检查

1. X 线检查　典型的 X 线表现为：一个直径小于 1cm 的椭圆形或圆形的中心 X 线透明区，周围被一均匀的硬化带所包绕的病变。实际上并非完全如此典型，脊柱、腕骨、足骨部位骨样骨瘤与长管状骨上骨样骨瘤的表现可以不一样。同时病变可发生在骨干、髓腔或骨松质中，或发生在骨膜下，从而造成不同的 X 线征象。

（1）长管状骨：位于长管状骨的骨样骨瘤常发生在骨干上，在骨皮质内有一放射性透明阴影，这一阴影称之为巢穴，巢穴内可以有不同程度钙化灶。巢穴周围是由硬化骨质包绕并伴有骨皮质增厚（图 9 - 1）。这是由于骨膜下及内骨膜新骨形成所致。在极罕见的情况下，同一骨可以有几个骨样骨瘤，每一个骨样骨瘤都有自己的巢穴。骨样骨瘤周围硬化带的反应范围不一，有时可以将巢穴完全充满，其巢穴是否存在以及其形态应借助 X 线断层或 CT 进一步检查，加以确定。在股骨颈部位的骨样骨瘤常发生在股骨颈的内侧面，巢穴位于骨膜下或骨皮质内。在正常情况下股骨颈内侧皮质较厚，因而如果有轻度骨皮质增厚常使诊断困难。另外在骨皮质增厚并有透光区的部位，应注意与应力骨折相鉴别。

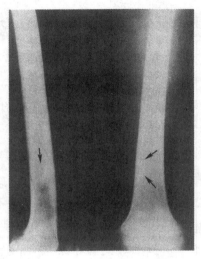

图 9 - 1　股骨干骨样骨瘤
股骨正、侧位 X 线片显示左股骨干内侧质有一圆形透光区，周围骨质硬化

（2）腕、跗骨及骨骺：在腕、跗骨以及长管状骨的骨骺部位的骨样骨瘤，常发生在骨松质中，X线表现为部分或全部钙化的圆形病变。而周围缺少反应性骨硬化，这种表现与骨皮质上骨样骨瘤的表现完全不同，在诊断上较为困难。如发生在儿童骨骼尚未成熟者，骨骺部位骨样骨瘤可以造成骨骼发育畸形。

（3）手、足部的小骨：在掌、跖、指骨内骨样骨瘤，如位于骨皮质中，其表现与长管状骨所见相同。如果位于骨膜下，则可见到周围骨皮质产生"扇贝"样改变。在手、足部小骨的骨样骨瘤常伴有软组织肿胀。

（4）关节内：如骨样骨瘤发生在关节内，可以造成疼痛、软组织肿胀、关节积液及关节活动受限。常易误诊为关节疾患。检查中应特别注意。

（5）脊柱：由于脊柱的解剖结构复杂，在普通 X 线片上骨质常被周围软组织遮挡，临床表现可以有不同症状，因而对脊柱部位骨样骨瘤的诊断十分困难。其临床表现常为剧烈的放射性疼痛，夜间或活动脊柱时加重。大多数病人伴有脊柱侧弯，称之为疼痛性脊柱侧弯。因此，在脊柱侧弯并伴有明显疼痛时，常认为这是脊柱上骨样骨瘤的重要临床表现。当然这一症状并非脊柱骨样骨瘤所特有的。颈椎上的骨样骨瘤则可以呈斜颈。脊柱上的骨样骨瘤很少有神经系统症状。

脊柱上骨样骨瘤特点是位于脊柱侧弯的凹侧面，靠近侧弯的顶点。可在椎弓根、椎板、关节突，偶有在横突上见到一硬化区。在普通 X 线片上发现放射线透明的巢穴非常困难，需借助断层或 CT 检查的帮助。应该强调在脊柱的后部结构上如果发现有一硬化性骨病灶，是骨样骨瘤的诊断重要征象，但是骨转移癌、感染、脊柱炎等也可有这种表现，应注意鉴别诊断。

2. 核素扫描和 γ 闪烁照相　骨样骨瘤病人术前做核素扫描和 γ 闪烁照相，应作为常规检查。对脊柱部位骨样骨瘤，由于 X 线诊断不准确，而核素扫描对病变部位检查敏感、可靠。应用核素扫描可使骨样骨瘤出现双密度征，即在骨样骨瘤的巢穴闪烁活性增强，而在周围硬化区放射性核素集聚得较少。这一征象对骨样骨瘤的诊断有帮助。

3. CT　一般骨样骨瘤采用普通断层检查可明确诊断，在脊柱、骨盆、股骨颈等特殊部位对诊断有较大价值。

四、病理检查

1. 大体检查　在完整的标本中，肿瘤与周围骨组织分界清楚，呈圆形或椭圆形，体积较小，直径一般在 1cm 左右，很少超过 2cm。周围组织发生反应性硬化，肿瘤位于其中心。肿瘤的色泽和坚度，随其构成成分而异。当骨样组织占优势时，核心呈棕红色，间或夹杂有黄色或白色斑点，质地为颗粒状或沙砾状，X 线检查为一透明区。当核心为密集的骨小梁构成时，则呈红白色，质地坚硬而致密，X 线为一密度增深区。肿瘤与周围骨组织有一狭窄的、环状的充血带分隔。周围骨组织一般有反应性骨质硬化现象，尤其是肿瘤发生于骨皮质者最明显。

2. 显微镜检查　骨样骨瘤巢穴中可有不同成熟阶段的骨质，并有丰富的血管结缔组织基质，有不同比例的骨样组织及新生骨小梁。当核心在肉眼检查外表致密而坚实时，镜下则表现为紧密排列的不典型的新生骨小梁，小梁间有扩大的血窦。新形成的骨小梁常有骨母细胞覆衬，并常有少数破骨细胞（图 9 - 2）。

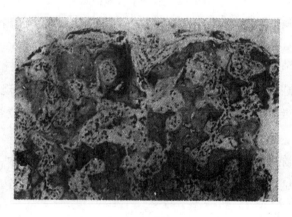

图 9 - 2　骨样骨瘤

显微镜显示：骨样骨瘤巢穴中为丰富的血管基质，有骨样组织及成骨细胞（3.3×10）

值得注意的是，在组织学检查中，骨样骨瘤与骨母细胞瘤是非常相似的，应参照肿瘤的大小、位置及临床表现鉴别诊断。

五、治疗

手术治疗的原则是准确定位，彻底切除，包括骨样骨瘤的巢穴及周围的反应性硬化骨。如果手术中未能完全将骨样骨瘤切净，术后病理检查时没有发现巢穴，在这种情况下临床症状也可以消失，但术后易于复发。

为准确地对骨样骨瘤在手术中定位，并完全切除，可采用放射性核技术。可在手术前2小时给病人注射放射性核素，术中可用灭菌的放射性核素探头探测放射性核素的活跃区域。切除后将标本置于探头处，证实其为放射性核素最高峰值，切除后的周围骨质放射性核素达到正常水平。这样可以保证手术切除彻底。

（欧光林）

第二节　骨母细胞瘤

骨母细胞瘤是一种特殊类型的肿瘤，在组织学上，该肿瘤呈无恶性表现，但常有侵袭性，甚至会出现肺转移或恶变，故将其归入原发性有恶性倾向的肿瘤之列。

一、一般型骨母细胞瘤

（一）好发部位

与骨样骨瘤相反，骨母细胞瘤常发生在扁平骨与脊柱。有6组共298例报道统计：骨母细胞瘤发生在脊柱者达30%，在长管状骨者为34%（下肢多，上肢少），15%发生在颅骨、下颌骨、上颌骨，5%发生在髂骨，10%发生于手及足部，个别病例发生在肩胛、肋骨以及鼻窦。

在长管状骨约有75%骨母细胞瘤位于骨干，其余位于干骺部。骨骺部病变罕见。脊柱胸椎及腰椎是最易受侵部位。脊椎的骨母细胞瘤常位于椎弓根、椎板，其次为横突、棘突，而侵及椎体者不常见。

（二）临床表现

发病年龄多在30岁以下，其中20~30岁约占70%。男性多于女性，其比例约为2∶1。

骨母细胞瘤最常见的症状是疼痛，但不重。疼痛不是骨母细胞瘤一定有的症状。局部可以出现压痛性肿块。病变侵及胸椎时，常主诉背痛，或伴有脊髓或神经根受压的症状，甚至截瘫。如病变侵及腰部，则可出现腰痛及下肢放射性疼痛。

（三）辅助检查

骨母细胞瘤在发展过程中变异较大，因此在X线方面并无固定的征象。病变的表现可以是骨溶解，也可以是骨硬化，或两者皆有，常伴有骨膨胀、骨皮质变薄和软组织肿块。如果X线上发现有一个膨胀性的、边界清楚、部分钙化的病灶，或是一个大的、类似骨样骨瘤的病变，应该考虑骨母细胞瘤的诊断（图9-3）。

在脊柱，特别是在胸椎及腰椎的附件上，如果发现一个边缘清楚、膨胀性、溶骨性的、有部分或广泛的钙化或骨化的病变，应该考虑为骨母细胞瘤。

由于骨母细胞瘤的X线表现无固定的特征，因此诊断中应注意与骨样骨瘤、动脉瘤样骨囊肿，以及恶性肿瘤的鉴别诊断。

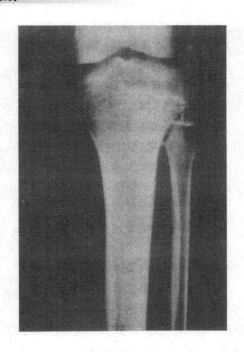

图 9 - 3　骨母细胞瘤 X 线异常

男性，17 岁，左腓骨小头内侧有一膨胀性边缘清楚并有硬化边缘的溶骨区

（四）病理

1. 大体检查　在长管状骨中，骨母细胞瘤的最大直径在 2～13.5cm 之间，肿瘤的侵蚀可使骨皮质膨胀，肿瘤的外缘常常为骨膜及一层薄薄的硬化骨所包绕。在短骨中，病变可呈梭形膨胀。脊柱部位的骨母细胞瘤可向硬膜外腔膨胀。

剖开肿瘤，可见肿瘤的髓腔面有一层很薄的骨性边缘，肿瘤组织多呈砂砾样，灰棕色或棕红色，偶尔可伴有较软的囊性区。

2. 显微镜检查　骨母细胞瘤的基本病变特征与骨样骨瘤相似，有丰富血管的结缔组织基质（图9 - 4），基质中有活跃的骨样组织及原始的网状骨。显微镜下的类型变化较大，在不太成熟的病变中，有大量的结缔组织，基质中有多形核破骨型巨细胞和小的骨样病灶（图 9 - 5）。在成熟的肿瘤中，骨样组织有进行性的盐沉积并转化成排列紊乱的网织样骨小梁。骨小梁边缘是丰富而活跃的骨母细胞。骨母细胞虽然很丰富，但细胞及胞核一般无明显的不典型，核分裂偶尔见到。

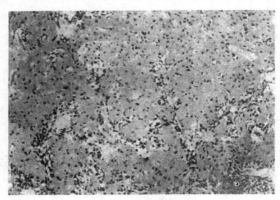

图 9 - 4　骨母细胞瘤

显微镜下示有丰富血管的结缔组织基质及骨样组织（3.3×10）

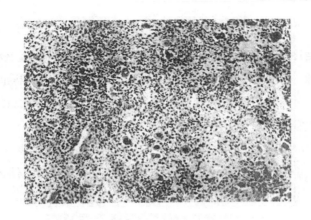

图 9 - 5 骨母细胞瘤

显微镜下可见大量骨母细胞及多形核破骨型巨细胞（3.3×10）

二、侵袭性（恶性）骨母细胞瘤

一般说来，侵袭性（恶性）骨母细胞瘤的解剖部位的分布与一般骨母细胞瘤相同。最常见部位是脊椎、胫骨、股骨及颅骨。在长管状骨、干骺区发病较多。在各个部位中，放射学及肉眼病理特点与一般的骨母细胞瘤相似，但同时存在软组织包块。

侵袭性骨母细胞瘤的组织学特点：一般骨母细胞瘤加上某些恶性所见，包括大量的骨母细胞聚集，并较一般骨母细胞有更多的常常可见到的核分裂；肿瘤细胞呈圆形而不像一般骨母细胞瘤的细胞呈梭形；核染色重，呈非典型性，并有丰富的清楚的嗜酸性细胞质。

三、骨母细胞瘤的治疗

过去认为骨母细胞瘤属良性肿瘤，治疗中如能彻底将病变刮除并植骨，则病变很少复发。但是在肿瘤切除不彻底时有 10% 的复发率。因此，对一般骨母细胞瘤的切除应较彻底，不能过于保守。而对侵袭性骨母细胞瘤，应做大块切除术。对于因解剖部位复杂不能彻底切除者，可以做放射治疗。

（欧光林）

第三节 骨肉瘤

骨肉瘤也称成骨肉瘤，是骨的原发性恶性肿瘤。在原发骨肿瘤中，骨肉瘤的发病率仅次于浆细胞骨髓瘤，居第 2 位。其组织学特点是在多数情况下肿瘤细胞可直接产生骨样组织。

一、一般型骨肉瘤

虽然骨肉瘤在各年龄组中均有报道，但大多数发生在 10～20 岁，男性多于女性。骨肉瘤易于侵及生长迅速的干骺端。最典型的位置是在管状骨（约80%病例）。股骨远端及胫骨、肱骨的近端是最常见发病部位。全部病人的 50%～70% 病变发生在膝关节周围。发生在腓骨、髂骨、下颌骨、上颌骨和脊柱的骨肉瘤较少。在颅骨、肋骨、肩胛骨、锁骨、胸骨、桡骨、尺骨和手、足小骨发生肉瘤者属罕见。骨肉瘤发生于长骨干骺端，可以延伸到骨骺闭合后，但原发在骨骺者罕见。

（一）临床表现

最早出现的临床症状是疼痛，多为隐痛，持续性，在活动后疼痛加重。夜间痛较明显。患部出现包块，包块增长速度常以月计，当肿块明显增大时可出现邻近关节的反应性积液，关节活动受限。

肿瘤体积的大小不一。肿块局部伴有压痛，其硬度根据肿瘤组织内所含的骨组织多少而不同。瘤体较大时则可出现皮肤表面血管怒张现象（图9-6）。

病人自出现症状至就诊时间多在2~4个月内。骨肉瘤细胞分化较好者，就诊时间较晚，可在出现症状半年左右。就诊时病人全身情况良好，疾病发展到后期可出现发热、体重减轻、贫血等中毒现象。出现肺转移的病人最初肺部可无症状，晚期出现咯血、气憋及呼吸困难。

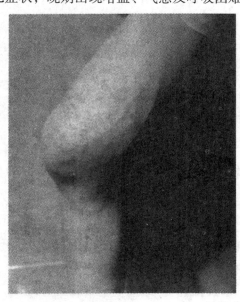

图9-6 右股骨骨肉瘤
男，20岁，右大腿内侧可见皮肤表面静脉怒张

（二）辅助检查

1. 化验检查 骨肉瘤患者入院应做全面化验检查，包括血、尿、粪；肝、肾功能等，以作诊断及治疗的参考。对骨肉瘤病人我们常采用血沉、碱性磷酸酶、微量元素分析铜、锌比作为动态观察指标。

（1）血沉：骨肉瘤早期、硬化型骨肉瘤、分化较好骨肉瘤血沉可在正常范围内。瘤体过大、分化差、有转移者血沉加快。血沉可以作为骨肉瘤发展过程中动态观察指标，但并不十分敏感。

（2）碱性磷酸酶：碱性磷酸酶几乎在于机体各个组织，特别是骨骼与牙齿中。该酶主要由成骨细胞产生，在骨肉瘤中有新骨形成时，血液内血清碱性磷酸酶活力增高。其正常值成人30~130U/L。儿童在生长期可达200~300U/L。骨肉瘤早期、分化较好的骨肉瘤、硬化型骨肉瘤、骨皮质旁肉瘤，碱性磷酸酶可以正常。瘤体较大，出现转移则碱性磷酸酶可以高达2 600U/L。采用大剂量化疗及手术后，大部分病人碱性磷酸酶下降。如果肿瘤复发或转移则碱性磷酸酶可再度升高。

（3）血清铜、锌及铜锌比：血清铜及锌元素是机体生长、发育的重要物质。采用原子吸收光谱测定血清内酮、锌的含量，有助于成骨肉瘤的诊断、疗效观察、预后估计的指标。

①血清铜正常值为男性16.3μmol/L（104μg/100mL）；女性17.7μmol/L（90μg/100mL）；平均为

16. 9μmol/L（108μg/100mL）。对成骨肉瘤患者血清铜含量增高的程度代表了肿瘤在体内活动程度。在原发骨肉瘤且无转移的病人，患肢做截肢术后血清铜可降至正常水平。

②血清锌正常值为男性 16. 6μmol/L（109μg/100mL）；女性 14. 3μmol/L（94μg/100mL）；平均为 15. 6μmol/L（102μg/100mL）。对成骨肉瘤患难与共者或是伴有肺转移者可出现血清锌下降。骨肉瘤伴有转移患者较单纯骨肉瘤患者血清锌低。

③铜/锌比：在单有骨肉瘤无转移患者中，其比值为 0. 94 ± 0. 47；尚在有转移患者中其比值为 2. 28 ± 0. 48。

血清铜、锌及铜/锌比值在骨肉瘤的诊断、疗效判定，判断转移及估计预后是有一定的作用的。

2. 普通 X 线检查　近年来影像学的发展，可采用很多方法对骨肉瘤进行辅助诊断，然而普通 X 线片仍然是诊断骨肉瘤的重要手段。早期骨肉瘤在 X 线片上的表现是隐蔽的，特别是位于骨松质内更难以发现。然而通常病人就诊时 X 线的异常均已明显。由于肿瘤产生的骨组织量的不同，X 线表现可以是多种多样的（图 9 - 7、图 9 - 8、图 9 - 9）。病变内有溶骨及硬化两种病变为典型表现。单纯溶骨或单纯硬化者不多。在长管状骨中骨肉瘤常常表现为一位于干骺端、髓腔内、分界不清楚的病变，病变内既有溶骨破坏，也有骨硬化再现，其溶骨及硬化可交错分布。病变侵及的骨皮质可以变薄，可呈穿凿样改变。病变通过骨皮质可在软组织中产生不同大小的软组织肿块。骨膜反应可呈 Codman 三角或日光放射状表现。在长管状骨干骺端的骨肉瘤也可以呈现为骨硬化病灶，内骨膜变厚而无骨皮质的破坏。

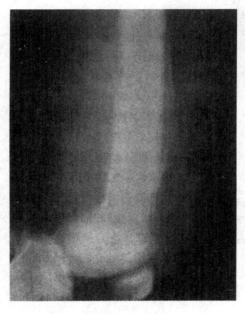

图 9 - 7　右股骨骨肉瘤

男性，20 岁，侧位 X 线显示骨膜反应明显呈 Codman 三角

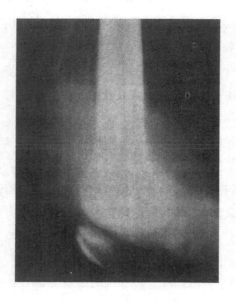

图 9 - 8　右股骨骨肉瘤

男性，20 岁，侧位 X 线显示：股骨下端溶骨及成骨病变同时存在。轻度骨膜反应，软组织包块较大

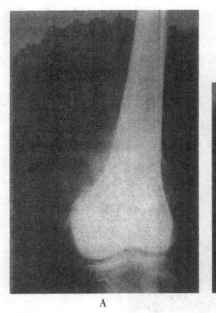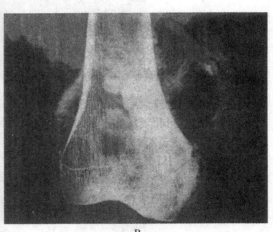

A   B

图 9 - 9　左股骨下端成骨肉瘤（男，18 岁）

A. 正位 X 线显示：股骨下端成骨性病变，中间有溶骨性破坏区，骨膜反应为日光放射
状；B. 截肢后沿股骨冠状面切成 0.5cm 厚骨片摄 X 线片，显示干骺端病变已明显扩展
到骨骺区

在其他骨骼部位骨肉瘤 X 线表现类似于长管状骨的表现，即不同程度骨溶解、骨硬化；骨皮质破坏、骨膜反应及软组织肿块。有 5% ～ 10% 骨肉瘤侵及扁平骨，包括骨盆，但这常常是年龄较大的病人。

3. 放射性核素骨扫描及 γ 闪烁照相　由于全身骨扫描可以明确指出原发骨肉瘤的部位以及骨骼外转移的部位。方法简便，定位确实，很受临床欢迎。但骨扫描中放射性核素聚集部位其范围常较真正骨肉瘤的范围大。这是因为骨髓内充血、髓内反应、骨及骨膜的反应等均可引起核素之聚集。尽管如此，放射性核素骨扫描及 γ 闪烁照相仍为临床所采用的对骨肉瘤检查的重要方法。

4. 血管造影　可以提供骨外的肿瘤部分的轮廓，以及肿瘤周围血管受压情况（图 9 – 10）。选择性血管造影及数字减影等新技术，可以通过导管只选择供应肿瘤的血管造影，并通过数字减影将周围骨组织减去、因而可将肿瘤局部血液供应情况显示清楚。新技术不仅为术前估计术中出血情况提供了分析依据，而且通过导管可用吸收性明胶海绵将供应肿瘤的主要血管堵塞，使肿瘤区之血供大为减少。由于这种临时性堵塞可持续 3 天，故 3 天内如行手术则可大大减少失血。如果肿瘤不能切除，则永久性栓塞对抑制肿瘤发展有一定作用。

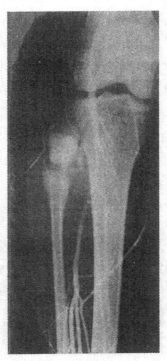

图 9 – 10　腓骨近侧端骨肉瘤

女性，18 岁，动脉造影显示：肿瘤周围软组织包块较大，腘动脉及胫前动脉受压移位，管腔变窄

5. CT　可提供身体横断面的影像，因而对骨肉瘤可以确定髓内及软组织病变的范围。CT 对骨肉瘤的定性多无帮助。如果髓腔内组织的 CT 值增加，一般指示为肿瘤的扩展，或是"跳跃"转移。CT 提供图像有助于医生手术设计，特别是在切除肿瘤而保留肢体的病例中更为有用。

6. MRI　对骨肉瘤来说，磁共振的影像至少和 CT 相同，甚至好一些。MRI 对肿瘤在髓内及周围软组织中的范围所显示的图像更清楚一些。然而在钙化灶中 CT 较 MRI 清楚。

应该强调，对在大多数病例普通 X 线片即能提供骨肉瘤诊断的足够依据，一般在位置较深或拟保留肢体时，CT、磁共振能提供更详细资料。CT、MRI 和 ECT 有可能对骨肉瘤的局部浸润情况做出准确的判断，确定有无卫星病灶和跳跃病灶，从而制订正确的治疗措施。

（三）病理改变

1. 肉眼所见　一般骨肉瘤体积较大，其最大直径为 8 ~ 10cm，由于骨肉瘤内纤维组织、软骨、骨组织所占比例不同，因而其标本的致密程度不一。肿瘤可呈粉色、灰白色，呈"鱼肉样"改变，或是由灰至蓝色的改变。在肿瘤断面上有黄至白色的钙化灶及坏死组织。骨肉瘤一般富有血管，如血管特别丰富或发生出血，则肿瘤组织呈紫红色，生长迅速的肿瘤常发生坏死及囊性变。在大多数骨肉瘤中包括高度强硬化者，肿瘤的软组织部分边缘很容易切开，而这部分正是肿瘤的"发展核心"，术中切取这部分标本做冷冻活体组织检查最适宜。由于大多数骨肉瘤是儿童和青少年，骨骺尚未骨化，骨骺板可以作为一个屏障阻止肿瘤向骨骺部分侵袭，侵入骨骺的骨肉瘤可以扩展到关节软骨，但一般不穿破软骨进入关节。一般说骨肉瘤的原发灶只有一个主体肿瘤，但在 25% 的病例中可以发现肿瘤的"跳跃"存在。这种与主体肿瘤分开的"跳跃"区可以在主体肿瘤同一骨内，也可在其邻近骨中。

2. 显微镜检查　骨肉瘤的组织学诊断关系到治疗方针及预后的估计，然而常常由于瘤体较大，不同部分取得标本其结果可能有差异。另外由于其细胞的多形性常需与其他肿瘤以及骨髓炎鉴别诊断，故肿瘤的主要诊断应全面观察并结合临床及放射学检查资料全面考虑，以免误诊。骨肉瘤的主要诊断依据是要有肉瘤性的基质组织，以及由它直接转变而形成的骨样组织及骨小梁。

骨肉瘤都含有多形性基质成分，如梭形成纤维细胞、大量的圆形的或卵圆形的带有不规则的、深染的细胞核的骨母细胞，以及奇特形状的多核肿瘤细胞。总之，多形性是主要的。由于基质细胞的多形性，有些细胞可以有上皮样表现或是在异常核分裂基础上有坏死病灶、出血、含铁血黄素少及囊状血管间隙等可以造成误诊（图 9－11、图 9－12）。

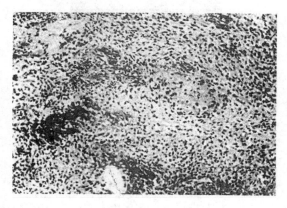

图 9 － 11　骨肉瘤显微镜下异常

短梭形之肿瘤细胞，并有骨样组织（3.3×10）

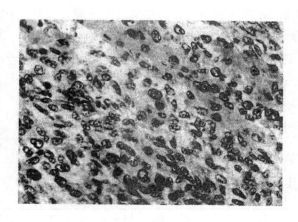

图 9 － 12　骨肉瘤显微镜下异常

高倍镜下见瘤细胞间变明显，伴有多个核分裂现象（3.3×40）

肿瘤性骨样组织及骨小梁在骨肉瘤中产生恶性骨样组织的类型也有很大差异。典型的表现是在恶性基质细胞中产生嗜酸性透明状物质，成为一薄带状。这种骨样组织是难以与胶原纤维相鉴别诊断。在不脱钙的切片中，在所见的透明薄带中如有钙化存在，则表明这种组织是骨样组织。

肿瘤性软骨：在某些骨肉瘤，尤其是生长很快的肿瘤可有多寡不等的软骨形成。当软骨形成特别多而成骨较少时，可误诊为软骨肉瘤。其鉴别诊断要点是骨肉瘤可直接自肿瘤的基质组织产生肿瘤性骨样组织或骨小梁，这在软骨肉瘤并不存在。

（四）预后及转归

传统的治疗方法（截肢、放疗）骨肉瘤的预后差，5 年存活率不超过 20%。典型的骨肉瘤可有三个阶段：①原发在干骺端的病变常侵及周围软组织，偶尔可发现在同一骨或邻近骨的"跳跃"现象。②血源性肺转移：骨肉瘤的肺转移常出现在诊断后及治疗的 8~10 个月。③由肺性转移、全身弥漫性转移至死亡，通常在诊断后 2 年内。然而近年来由于新的化疗兴起，使成骨肉瘤 5 年以上成活率大为提高。

二、其他类型骨肉瘤

（一）毛细血管扩张型骨肉瘤

在一些骨肉瘤中，由于显微镜下见有新鲜或凝血块充满在大的囊腔中，其临床及病理过程不同于一般骨肉瘤，因而被命名为毛细血管扩张型骨肉瘤或出血性骨肉瘤。有的学者诊断这种类型肿瘤约占全部骨肉瘤的 11%，但大多数学者认为此类肿瘤并不经常见到。对其预后也有不同看法，有人认为进展迅速，有人认为其预后与一般骨肉瘤相似。

1. 临床表现　毛细血管扩张型骨肉瘤是长管状骨的原发性肿瘤，常在股骨发病，其次为胫骨、肱骨。此骨中好发在干骺端，骨骺闭合后可侵及骨骺和软骨下区。在股骨干发病者约占 10%。

毛细血管扩张型骨肉瘤的 X 线特点是一溶骨性过程，在病变内很少有硬化性病灶。常常呈一大的多房性扩张性病变，而骨膜反应不明显。在一些病例中有一个相对的分界清楚的边缘。常合并有病理性骨折（25%~30%）及软组织包块。

2. 病理　当切开肿瘤后，含有血填充的囊性间隙以及带有钙化灶的坏死的实性组织，没有典型的致密的硬化的肿瘤骨。

显微镜下，毛细血管扩张型骨肉瘤具有类似于侵袭性动脉瘤样骨囊肿特点。其主要组织学表现为由一薄的纤维间隔隔成一海绵状的血管间隙。这些间隙可大小不一，一般较大并相互交通。间隙内不是衬以内皮细胞，而是良性多形核破骨样巨细胞和单核恶性瘤细胞。在这些骨肉瘤中骨样组织的量是不足的，应仔细检查。电镜检查支持这种肿瘤应该是成骨肉瘤。

由于毛细血管扩张型骨肉瘤在 X 线及组织学上与动脉瘤样骨囊肿、巨细胞瘤、血管肉瘤相类似，故仅依靠影像学诊断难以确诊，应做仔细的病理学检查。

（二）小细胞型骨肉瘤

1979 年，Sim 报道了 24 例骨肉瘤，其成分细胞是小的类似于 Ewing 瘤细胞，故命名为小细胞型骨肉瘤。按照作者及其他一些报道，这种肿瘤常见于 10~20 岁男性和女性。

1. 临床表现　在短期内出现疼痛或肿胀。发病部位依次为股骨、肱骨、胫骨、髂骨。在长管状骨中病变常在骨骺或干骺端。小细胞型骨肉瘤的预后较一般骨肉瘤差，一般在诊断后 1 年内死亡。

X 线上可见位于髓腔或骨皮质上的一个大的溶骨性病变，有半数以上病人有骨膜反应及软组织包块。显微镜检查，小细胞型骨肉瘤由排列成层或由致密的纤维间隔分隔成小叶状的小细胞所组成。这些细胞可以是圆形、梭形，带有卵圆形核。染色质通常是细的，具有一定的排列，核仁很小突出，细胞质少，细胞边缘可以清楚也可不清楚，并可见核分裂。所有小细胞骨肉瘤均含有不同量的灶状骨样组织。然而也可有宽阔的骨小梁类似于硬化型骨肉瘤的表现。

2. 病理　小细胞骨肉瘤的组织学特点必须与其他骨的原发性小细胞肿瘤相鉴别，特别是 Ewing 瘤。典型的 Ewing 瘤肿瘤细胞核仁比小细胞骨肉瘤更显一致。在肿瘤细胞中明确地发现有骨样组织形成，则有力地支持小细胞型骨肉瘤的诊断。

（三）骨皮质旁骨肉瘤

骨皮质旁骨肉瘤常见于 20～50 岁的成年人，发病年龄与一般骨肉瘤有明显区别。

1. 临床表现　临床症状与体征为逐渐长大的肿块，持续性疼痛、肿胀，就诊时常有可触及的较大肿块。

骨皮质旁骨肉瘤几乎无例外地都发生在长管状骨。股骨是最好发部位（约占全部病例的 65%），其次依次为肱骨、胫骨、腓骨、桡骨和尺骨。中枢骨发病极为罕见。骨皮质旁骨肉瘤经常位于股骨远端、胫骨近侧端、腓骨及肱骨的近侧端的后侧面。主要侵及干骺端。

2. 辅助检查　骨皮质旁肉瘤的 X 线表现特点明显，一个大的放射线密度高的卵圆形或球状肿块，具有光滑的分叶或不规则边缘。肿瘤与骨干之间无蒂附着在外骨皮质上。病变处骨皮质可以增厚，并常有一较细的透光线。肿瘤的进行性增大围绕在骨表面生长。肿瘤内骨化的特点是从其底向其周围发展，骨化可以是均匀的，也可以含有透光区、囊性区。这种骨化的类型与创伤后的异位骨（骨化性肌炎）不同，后者的骨化骨先是从病变的周缘开始。骨皮质旁肉瘤一般不侵及髓腔。CT 检查可以进一步提供肿瘤内的 X 线透光区的精确位置，位于表面的透光阴影常由低度恶性软骨或纤维组织组成，而位于深部者则常为高度未分化的组织。

3. 病理

（1）大体检查：骨皮质旁骨肉瘤大体病理与放射学表现是一致的。这些肿瘤来源于骨旁软组织，形成一分叶的宽基底的肿块，从骨皮质向外突出。骨皮质增厚而无骨膜反应。一般不侵及髓内，如果向骨髓内侵入，表明肿瘤已存在较长时间，也可能是原来手术不适当引起的复发。骨皮质旁肉瘤通常与周围组织界限清楚，但周围软组织如肌肉、脂肪也可以进入神经的边缘生长带。肿瘤的坚硬度可有不同，这是由于肿瘤内纤维组织、骨组织及软骨组织存在的比例不一所致。病理检查中应注意肿瘤中的软的鱼肉样组织的区域，这里可能有较其他区域含有更多的高度恶性细胞。

（2）显微镜检查：骨皮质旁骨肉瘤是一种低度恶性骨肉瘤。在早期由于缺少恶性组织学异常可导致诊断为良性肿瘤，如骨旁骨瘤、骨皮质旁肉瘤的基本细胞是由纤维基质所组成，其中有不规则的骨样组织及骨小梁。这些基质可能有丰富胶原而细胞较少，或是在其边缘有较多的细胞。细胞呈梭形，核仁丰富、不典型，不常有核分裂。骨皮质旁肉瘤的骨小梁常由一层丰富的但表现温和的骨母细胞所包绕。肿瘤的边缘有正常的肌肉、脂肪组织嵌入，在 50%～80% 病例中可见有大小不同的软骨岛。

除上述几种类型骨肉瘤外，还有骨内低度恶性骨肉瘤、表面高度恶性骨肉瘤。因其发病率低，故不再赘述。

三、骨肉瘤的治疗

过去骨肉瘤的治疗原则是，对有条件手术切除的病例，一旦活体组织检查明确为骨肉瘤后，应尽早做根治性手术。位于四肢长骨干的骨肉瘤，选择截肢的平面原则是要超过患骨近侧关节。而统计资料表明：股骨下端骨肉瘤做髋关节离断术的效果并不比股骨近端截肢术更好。文献统计，骨肉瘤经手术治疗的5年存活率一直在5%～20%。

近年来，骨肉瘤的治疗主要有两方面的进展：一是以大剂量化疗为主的综合治疗的应用；二是保肢手术的开展，使肢体的截肢率明显降低。

1972年Jaffe报道了大剂量氨甲蝶呤（MTX）及亚叶酸钙解救（CFR）治疗骨肉瘤的方案以来，使骨肉瘤的治疗有了很大进展，它不仅能使骨肉瘤的无瘤生存率显著提高，并能控制转移病灶的发展。

骨肉瘤治疗所取得的成绩很大程度上归功于化疗的进步。在有效的化疗控制下，对骨肉瘤的治疗不是单一地采用截肢术或关节离断术，而是在有条件的病例中可选用人工关节置换、肿瘤段截、体外灭活回植、局部原位热疗等多种手段保留肢体。下面就以上几个有关问题作简要介绍。

（一）大剂量化疗

1. 化疗与细胞周期的关系 肿瘤细胞与正常细胞一样，通过不断地细胞分裂进行增殖，细胞从一次分裂结束到下一次分裂结束之间所间隔的时间，称为细胞增殖周期。这种细胞增殖的过程是非常复杂的，但也是有规律、有秩序地进行着。一个细胞周期在增殖时可分为四期：M期（有丝分裂期）；G_1期（DNA合成前期）；S期（DNA合成期）；G_2期（DNA合成后期或称分裂前期）。细胞在增殖周期中发生一系列的生物、化学和形态结构上的变化。在增殖周期中，各时相所需时间并不相同，这种有增殖能力或已在增殖周期细胞群，与肿瘤增殖有直接关系，这些细胞对化疗敏感。另一部分细胞有增殖能力，但暂不增殖的细胞称为G_0期细胞。G_0期细胞犹如处于冬眠状态，对化疗不敏感。当环境改变或受到刺激G_0期又可活跃起来加入细胞增殖行列。因此，为根治肿瘤不仅要消灭增殖期细胞，同时也应消灭G_0期细胞。按照增殖期的不同时相和各增殖周期代谢上不同特点，有针对性地选用不同化疗药物，以达到使肿瘤细胞最大限度消灭，这就是临床上根据肿瘤细胞动力学制定的序贯治疗的理论基础。

根据药物敏感性，有两大类抗癌药物：一为细胞周期非特异性药物，又分为低选择性抗癌药及有一定选择性药物，前者主要为氮芥类药物，对增殖期细胞及G_0期细胞均有杀伤作用，后者如环磷酰胺、亚硝脲类，这类抗癌药物除G_0期细胞以外，对增殖周期中各期均有作用。二为细胞周期特异性药物：常用于骨肉瘤治疗的有MTX主要作用于S期；而长春新碱、长春碱、秋水仙碱，主要作用于M期。细胞周期非特异性药物对增殖比率小、生长缓慢的肿瘤有效；而细胞周期特异性药物，对增殖比率大、生长迅速的肿瘤有效。

非特异性药物对癌细胞的作用较快而强，能迅速杀死癌细胞。药物剂量反应曲线接近直线，在机体能耐受的毒性限度内，其杀伤能力随剂量的增加而增加，剂量增加一倍，杀灭癌细胞的能力增加数倍至数十倍。在浓度（C）和时限（T）的关系中，浓度（C）是主要因素。特异性药物的作用较慢而弱，需要一定时间才能发挥其杀伤作用，其剂量反应曲线是一条渐近线，在影响疗效的C与T的关系中，T是主要因素。

2. 间歇大剂量化疗的优点

（1）抗肿瘤药物对癌细胞的作用是按一级动力学原理进行的，即药物的杀死细胞只与药物的浓度有关，与细胞多少无关，例如环磷酰胺、氨甲蝶呤增加 1 倍，可以增加 1 ~ 2 个对数杀灭，即杀灭肿瘤细胞大 10 ~ 100 倍，大剂量化疗可以杀死大量肿瘤细胞，体内可动员 G_0 期细胞进入增殖期，修复创伤，使原来对化疗不敏感的 G_0 期细胞，成为对化疗敏感的增殖周期细胞，这样可有利于根治。

（2）间歇大剂量化疗有利于保存干细胞，使造血系统得以恢复，应用大剂量化疗后，骨髓可受到抑制，一般在用药后 9 天达到最低限度，而在 17 ~ 21 天恢复正常。肿瘤细胞被杀伤后 17 ~ 21 天不能增殖到原来水平，故重复给药可杀灭肿瘤细胞。

（3）有利于保护免疫力。化疗对免疫抑制作用，据统计，连续化疗免疫抑制约为 66%，而间歇大剂量化疗为 10%。

（4）大剂量化疗由于浓度高通过物理作用，可使药物由细胞外进入细胞内。

（5）能扩散到血供差的实体瘤中。

（6）能透过生理屏障。

3. 化疗药物及配伍

（1）氨甲蝶呤（MTX）及亚叶酸钙解救：MTX 与叶酸在化学结构上极相似，而叶酸是体内代谢过程中的重要辅酶，起携带、转移碳原子的作用，为嘌呤、嘧啶类化合物合成时提供必要的原料。叶酸必须以四氢叶酸形式起辅酶作用，若叶酸还原酶和二氢叶酸还原酶受到抑制，叶酸就不能形成四氢叶酸。从而也不能使叶酸起到在合成嘌呤类和嘧啶类化合物时所起到的辅酶作用，这样就影响 DNA 和 RNA 的合成。MTX 是细胞周期的特异性药物，主要作用于 S 期。MTX 进入机体后，就与还原酶紧密结合，而 MTX 对还原酶的亲和力远远大于叶酸，产生竞争性拮抗作用。常用剂量为 $3 ~ 15g/m^2$，溶于 5% 葡萄糖注射液 1 000mL，静脉滴注 4 小时，2 ~ 6 小时后开始应用亚叶酸钙（CF），剂量为 $6 ~ 15mg/m^2$ 肌内注射，每 6 小时 1 次，连用 12 次。为保证药物能迅速从体内排出，应在用药前 1 天及用药后 1 ~ 2 天水化及碱化，使每日尿量在 3 000mL 以上，并对肝、肾功能、血象及血浆 MTX 的血药浓度进行监测。

应用大剂量 MTX 后可以产生骨髓抑制；消化道黏膜溃疡，出血；肝肾功能障碍。应用 MTX 后应用亚叶酸钙（CF），它能解除 MTX 破坏核酸合成作用，减除毒性反应，补充四氢叶酸钙后，使正常细胞复原，而肿瘤细胞则因 RNA 不能合成而被杀死。

1967 年，Djerassi 首先应用大剂量氨甲蝶呤合并应用亚叶酸钙解救方法治疗恶性肿瘤。1968 年 Jaffe 采用此法治疗转移性成骨肉瘤获得成功，被称为 MTX 治疗恶性肿瘤史上一次剂量革命。疗效明显提高。所有剂量 MTX 单次使用为 3g 以上，多则 10 ~ 20g 甚至 100g。相当于 MTX 的常规剂量 300 ~ 3 000 倍。1972 年 Jaffe 报道采用 MTX 及 CF 治疗的结果：与以前传统方法治疗成骨肉瘤相比较，传统治疗方法在诊断后 12 个月中，有 78% 的病人出现肺转移，MTX + CF 组，则仅有 10% 的病人出现肺转移。传统治疗组病人 2 年生存率为 25%，而 MTX + CF 组为 92%，这一治疗的结果，使骨肉瘤的疗效大大提高。

（2）阿霉素：是一种细胞毒性抗肿瘤抗生素，对多种肉瘤及癌均有缓解作用。它是细胞周期非特异性药物，对 G_1 及 S 期最不敏感，对 S 早期和 M 期最敏感。一般主张间断给药，$40 ~ 60mg/m^2$，每 3 周 1 次。目前认为总用药量不宜超过 550mg，以免发生心脏毒性。Cortes（1972）报道了用阿霉素治疗骨肉瘤广泛转移的经验，在 13 例截技术后出现广泛转移骨肉瘤病人中，应用阿霉素，结果 5 例缓解，3 例病人瘤体积缩小 50% 以上，肺部转移完全消失 1 例。

（3）顺氯氨铂：是无机铂化合物，能阻止细胞的丝状分裂，被认为是一种新的治疗骨肉瘤有效药物。常规用量成人 $20mg/m^2$ 溶于生理盐水 100mL 滴注，连用 5 天，每 3 ~ 4 周重复给药。高剂量为 $80 ~ 120mg/m^2$ 静脉滴注，每 3 ~ 4 周重复给药，需配合水化，使尿量保持在 2 000 ~ 3 000mL 或以上。Ochs

报道8例骨肉瘤，1例完全有效，4例部分有效，3例无效。

（4）异环磷酰胺：为磷酰胺类衍生物，是一种潜伏化药物，需要进入体内经肝脏活化才有作用。异环磷酰胺为双功能烷化基团，是周期非特异性药物，主要作用于DNA鸟氨酸N17位置。连续5天给药可使异环磷酰胺很快清除，因而毒性降低而作用不减，必须有尿路保护剂美司钠保护及适当水化，常用剂量为1.5～2.5g/mL，每日静脉滴注，连续5天，每3～4周重复1次。美司钠剂量相当于异环磷酰胺20%的剂量，于异环磷酰胺输注的0、4、8小时分3次输注。

大剂量化疗中常采用联合用药，常用的药物：环磷酰胺、异环磷酰胺、长春新碱、阿霉素、博来霉素等。

1977年以来作者采用大剂量化疗作为成骨肉瘤的术前、术后辅助治疗，在病人的5年生存率、延迟肺转移、延长病人生命方面取得了较好的效果。大剂量化疗方案见图9-13。

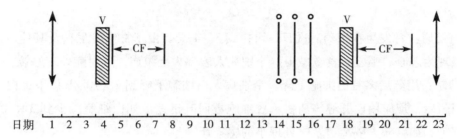

图9-13　大剂量化疗方案

图例：V. 长春新碱2mg，动脉注射，30分钟后给氨甲蝶呤； ● . 氨甲蝶呤2 000 mg，动脉内4小时滴注，滴完后6小时开始给亚叶酸钙（CF）；CF. 亚叶酸钙9mg肌内注射，每6小时1次，连续3天，共12次； ↕ . 环磷酰胺1 500～2 000mg静脉内推入； ┊ . 阿霉素20～30mg静脉内注射

该方案首次用药为环磷酰胺1 500～2 000mg从静脉推入。环磷酰胺是周期非特异性药物，注射后可消灭大量增殖细胞，这样可以促使30期细胞进入增殖期，为以后用周期特异性药物杀灭增殖的肿瘤细胞创造条件。疗程第4天，从动脉插管处（见下文）注入长春新碱2mg，30分钟后再经动脉插管滴入氨甲蝶呤2 000mg。这两种药物前者为植物药（M期敏感），后者为抗代谢药（S期敏感）。由于M期时相一般较短，故两者配伍有同步化作用。氨甲蝶呤滴入需准确记录时司，并应溶在500mL 5%葡萄糖注射液中，4小时输完，输入后6小时。开始肌内注射亚叶酸钙1mg，以后每间隔6小时注射1次，共12次，以达解毒目的。在疗程的14天，静脉注射阿霉素20～30mg，连续3天，疗程第18天重复给长春新碱、氨甲蝶呤及亚叶酸钙1次，方法同前，疗程第23天，重复环磷酰胺1次。

4. 新辅助化疗　新辅助化疗是指在充分且正规的术前化疗后手术，确定手术所切除肿瘤的坏死率，决定术后化疗方案。必须重视术前化疗，至少应进行2个疗程以上的化疗。肿瘤生长药物动力学实验结果表明，一定剂量药物的化疗效果与体内肿瘤细胞的数量成反比，微小的转移灶对化疗更敏感。术前化疗的作用是使原发肿瘤充分缩小和坏死，缩小或消灭肿瘤周围反应区，消灭卫星病灶或跳跃病灶，有助于完整切除局部肿瘤，争取保肢；尽可能消灭可能存在的肺内微小的转移病灶，理论上还能减少肿瘤的耐药性；根据初步的化疗反应，在体内测试化疗药的敏感性，调整和完善术后辅助化疗的方案；尽早开始药物治疗能更有效地消灭转移灶，缩小原发灶，推迟手术时间，有足够的时间做手术方面的准备。术后继续化疗以防肿瘤的复发和转移。

文献报道，用多种药物进行新辅助化疗，已使肿瘤 5 年无复发存活率上升至 82%。目前，很多新辅助化疗包括多种药物，化疗 8 周以上，接着切除肿瘤，术后补充 3~8 个月化疗。常用药物有阿霉素和顺铂，加大氨甲蝶呤剂量。最新的研究表明，化疗方案中加入异环磷酰胺能明显提高肿瘤的坏死率和患者的存活率。

1999 年以来，作者在新辅助化疗方案中，联合应用异环磷酰胺（$2g/m^2 \times 5$ 天/疗程）、氨甲蝶呤（$8g/m^2 \times 1$ 天/疗程）和阿霉素（$50mg/m^2 \times 1$ 天/疗程），术前化疗 3 个疗程，术后化疗 6 个疗程。骨肉瘤患者的临床症状、体征、化验结果、影像学表现和肿瘤坏死率非常理想。部分缓解率（PR）达 100%，完全缓解率（CR）大于 80%。本方案采用连续 5 天集中给药，辅以重组人粒细胞集落刺激因子（thG–CSF sμg/kg，皮下注射，支持疗法），间隔 3~4 周的方法，使患者骨髓造血功能充分恢复，保证每个疗程用药的标准剂量强度。

5. 药物反应

（1）胃肠道反应：常发生在用药后次日，可持续 3~4 天。由于常给泼尼松及其他对症药物，故反应多不严重，表现为恶心、呕吐、食欲减退，个别病人表现为上腹痛，经对症处理好转。

（2）骨髓抑制：用药后多有白细胞下降，个别病人白细胞下降到 $2 \times 10^9/L$ 以下，白细胞减少多出现 6~14 天。用药后常规应用鲨肝醇等药物，故细胞数回升迅速。如白细胞减少到 $3 \times 10^9/L$ 以下，应特别注意预防感染，如将病人隔离，及时处理小的感染灶等。

（3）肝功能受损：在接受大剂量化疗的病人中约有 1/3 病人可有转氨酶升高，持续时间在 1 周至 4 个月不等，大部分在 3 周内恢复。对症处理及输入高渗葡萄糖，可有利肝功能恢复。

（4）心肌受损：阿霉素对心肌有损害，应予注意，常见有心悸、期前收缩、T 波低平或倒置。

（5）感染：可出现多发疖肿、败血症。应及时发现，积极治疗。

（6）溃疡：表现为口腔、阴道黏膜溃疡。

6. 注意事项

（1）大剂量化疗的治疗会对病人引起全身反应，治疗中应密切观察病人变化，及时调整治疗措施。治疗前应该对病人做全面检查，包括心、肺、肝、肾、血液等方面。治疗中应给予适当的支持疗法，补给维生素 B、维生素 C。必要时少量输血，配合中药扶正，以减轻病人反应。

（2）应用大剂量化疗应注意病人的水化及碱化。常规在使用前 1 天静脉输入 3 000mL 液体，用药当日及次日，应保证尿量在 3 000mL 以上，液体不足应适当补充，并及时检查肾功能，以了解肾脏廓清能力。同时应服用或静脉滴入碳酸氢钠，务使尿液保持碱性，一般每日用 5% 碳酸氢钠 250mL 即可。

（3）使用大剂量氨甲蝶呤时，应特别注意亚叶酸钙的使用，因其可解救 MTX 的毒性作用。MTX 滴入后 6 小时开始肌内注射亚叶酸钙，每间隔 6 小时注射 1 次，共 12 次，执行过程中，应做好交接班工作，切勿将亚叶酸钙少注射或延迟注射。

（4）由于阿霉素对心肌有一定损害，故使用阿霉素前应该做心电图检查，使用后应嘱患者平卧休息。阿霉素的毒性作用可在体内蓄积，故其总剂量不得超过 550mg。有报道骨肉瘤 1 例，因阿霉素总用量达 900mg 而死亡。

（5）大剂量化疗治疗中还需注意：诊断不明确者；体质衰弱、恶病质者，严重的心、肝、肾疾患者；血象不正常，包括白细胞在 $4 \times 10^9/L$（4 000/mm³）以下，血红蛋白浓度 80g/L（8g/dL）以下，血小板在 $100 \times 10^9/L$（10 万/mm³）以下，不能使用大剂量化疗。

7. 经动脉内途径给药　由于骨肉瘤的生存率与应用化疗后组织学反应有关，临床发现不同的给药途径，肿瘤的组织学反应不一。1974年日本Haskell及1977年Jaffe均报道了他们经动脉给药的经验。他们认为经动脉途径给药肿瘤组织反应率高，肿瘤内药物浓度高，动脉途径给药的药物毒性反应不比静脉途径给药大。经动脉途径给药的具体方法不相同，作者采用经动脉插管长期保留的方法，实践证明其安全、方便，无严重并发症。传统的经动脉内途径给药技术如下：

（1）动脉插管前准备：选一50～60cm长、直径2mm的医用塑料管一段，在塑料管一端插入一平针头，针头与塑料管应密合，并将针头与一三通相连接。三通应开关操作灵活、通畅、密封性能好，测量塑料管的准确长度及管内的内容积。

（2）插管部位选择：依据肿瘤的不同部位，选择一合适的小动脉插管。例如，位于骨盆及股骨上端肿瘤选用对侧会阴内动脉；股骨下端肿瘤也可选用对侧会阴内动脉，将动脉导管插至股动脉。膝关节以下部位肿瘤可在内收肌管之股动脉内收肌支，将动脉导管插入腘动脉水平。上肢部位肿瘤，可经肘内上动脉，将导管插入肱动脉的远或近侧端。上述选用动脉管径很小，将导管插入后，应将该小动脉切断，并将其与导管做双重结扎。缝合切口后，应将导管在皮肤内固定，动脉插管内应充入与管的内容积等量的1：1 250U肝素溶液，并关闭三通，使动脉插管内充满肝素溶液后呈封闭状态。

（3）动脉插管后的处理：动脉插管可用胶布固定在肢体上，并保持切口及三通接口的无菌状态。不使用时，可准许病人带动脉插管下地行走。动脉插管每日用无菌生理盐水冲洗一次，并重新用1：1 250U肝素溶液充注导管，以防止插管内凝血。如需经动脉输药，应将滴注器悬挂在2m高处，以克服动脉压力，保证输液通畅（图9-14）。如护理得当，该动脉插管可供几个疗程化疗使用。化疗结束后，在无菌条件下，可将动脉插管徐徐拔出，在插管处按压5分钟即可。作者使用中没发现严重并发症及感染，最长使用时间为3个多月。

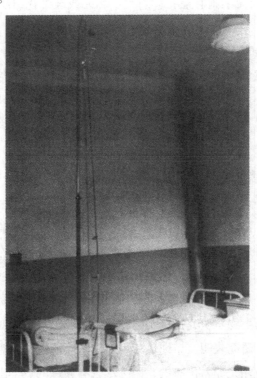

图9-14 经动脉途径给药
滴器高悬在2m高处，以保证输液通畅

目前动脉内化疗已采用输液泵给药，从而简化了输液程序，保证了给药的安全性和准确性。

最初，动脉内化疗用阿霉素，并发症有皮肤坏死、溃疡和大量正常组织坏死，因此，骨肉瘤化疗时已不主张动脉内给阿霉素。顺铂动脉内给药的化疗反应率比较高，明显优于氨甲蝶呤，是动脉内化疗的首选药物。

8. 化疗反应的评定　作者治疗骨肉瘤的程序是先做肿瘤活检，等病理结果回报后，即开始化疗。骨肉瘤对术前化疗的反应可根据临床表现、化验结果、影像学检查和组织学检查进行评价。

（1）临床反应：骨肉瘤对化疗反应的突出表现是疼痛减轻，病人接受化疗后疼痛可以很快减轻，并能安然入睡。其次是肿块缩小，发热和水肿减轻。位于肢体表浅部位肿瘤，可通过测量患肢周径了解肿瘤大小的变化。

（2）影像学反应：如化疗反应良好，X 线片和 CT 上软组织包块缩小或完全消失，肌束之间重新出现脂肪界面，病理性骨折愈合，肿瘤骨出现钙化和成熟，血管造影显示肿瘤血供明显减少甚至消失，MRI 和 ECT 显示肿瘤范围明显缩小，边界非常清楚。

（3）组织学检查：将术前活检标本与化疗后手术切除肿瘤标本做组织学对比分析，可对骨肉瘤对所施化疗反应有一明确判断，并对其预后估计有一定参考价值。原发骨肉瘤术前化疗效果的组织学分级可分为 4 级。

Ⅰ级：无效或微效。

Ⅱ级：表现为一些区域为无细胞的肿瘤骨样组织、坏死或纤维化组织。而另一些区域在组织学上可见活的肿瘤细胞。

Ⅲ级：标本的大部分区域为无细胞肿瘤骨样组织、坏死或纤维化组织。仅可见散在的组织学上活的肿瘤细胞。

Ⅳ级：标本内无活的肿瘤细胞。

Rosen 在报道中指出：原发骨肉瘤包括已有肺转移者，化疗的组织学反应直接与长期存活有关。他报道的 69 例骨肉瘤病人中，有 58% 对化疗反应好，在平均数为 16 个月的随诊中，均为无瘤生存。相反，对化疗反应差者，平均为 13 个月发生转移。作者临床所见情况与其结论相似。

（二）骨肉瘤的热疗

热疗治疗肿瘤可以追溯到希波克拉底（Hip—pocrates）时代。19 世纪末至 20 世纪初，Coley 提倡热疗，采用丹毒及灵杆菌的混合毒素来治疗恶性肿瘤，有些不能手术的癌瘤经治疗后部分痊愈。这一结果令人鼓舞，然而人们认为采用这种方法治疗肿瘤，发热的作用大于毒素作用。这种治疗肿瘤的方法难以推广，因为造成发热及肿瘤的反应变化很大，许多医生难以重复到他的结果，加上当时放射治疗的应用妨碍了这一方法的使用。

进入 20 世纪 60 年代以来，热疗治疗恶性肿瘤又活跃起来。这一方面是由于现有的治疗方法不能有效地治疗某些恶性肿瘤；另一方面生物学研究指出恶性肿瘤细胞较正常细胞对热更加敏感，并提出了癌瘤热疗的理论基础。动物实验及临床研究表明，单纯热疗可以使肿瘤消失，而对周围正常组织不造成损伤。

热疗的应用，特别是局部应用是非常困难的，因为尽管有先进的热学工艺，如使每一个治疗、每一个肿瘤都能达到同一个均匀一致的温度，这几乎是不可能的，因此，应该说热疗治疗肿瘤目前仍在发展中。

1. 热疗的理论

（1）细胞的存活：组织培养中的细胞可易于保持在一恒定的温度，并可观察到，当温度升高到正常时，可使细胞的生物学功能广泛地受到影响，包括 DNA、RNA 和蛋白合成、呼吸、糖分解。对癌瘤的治疗来说，这些细胞最重要的特点是它们的增殖能力的完整性，这可以通过细胞形成克隆的能力来测定。所得数据可以直接反映肿瘤细胞的生长能力。不同类型的细胞对热疗的实验结果如图 9 – 15 所示。

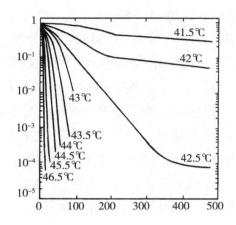

图 9 – 15 不同温度条件下，加热不同时间对细胞存活的影响

这些曲线表现了热疗的重要特点：①当温度超过 41℃ 时，出现明显的细胞毒性作用，温度和作用时间均很重要。②温度较低时细胞成活数的曲线缓慢减少，当温度升高后细胞成活呈幂数下降。③时间或温度稍有变化，可造成细胞成活的大幅度改变。

上述的第③点对肿瘤的热疗有很大意义。

（2）热对细胞成活的影响因素：①不同类型细胞对热的敏感度不一，肿瘤细胞较正常细胞更为敏感。②细胞处于增殖期的不同时相对热的敏感不一。细胞处于合成期（S 期）及有丝分裂期（M 期）对热敏感。③细胞在酸性环境或营养不足的环境中，对热更为敏感。细胞的这种特点表现在慢性的环境中，如果是急性暴露在这种环境中则不影响其对热的敏感作用。肿瘤细胞由于发展迅速其常有营养不足，在缺氧情况下，葡萄糖水解则可造成 pH 为酸性。

2. 加热技术及测量　热疗有两种加热方法，即全身加热和局部加热。

（1）全身加热：应用细菌毒素可使体温达 40 ~ 40.8℃。这种加热方法可使全身温度，包括肿瘤，均匀一致，但有危险，不易控制。后来有人采用在身体大部分做热蜡浴，体温可达 42℃。而这么高的温度是脑、肝所不能耐受的。

（2）局部加热：理想的局部加热是在肿瘤部位产生均匀的所期望的温度，而周围组织温度较低。但做到这一点在实际中非常困难。目前局部加温多采用射频及微波系统。作者在手术中采用射频局部加温治疗成骨肉瘤。采用此方法有如下理由：①手术中采用射频加温简便，可行。②采用射频加温及点状半导体测温剂，可控制加热温度 43 ~ 45℃，并能测定手术区深表部位温度。例如：经测定采用射频加温邻近照射头处的同侧骨皮质温度为 43℃，骨中心则只有 39℃，对侧骨皮质为 38℃；当骨皮质温度达 58 ~ 68℃ 骨中心才能达到 43 ~ 45℃；采用 2 个以上方向照射，才能保证骨中心区组织达 43℃ 以上。这样可以有效地杀死成骨肉瘤细胞。③高温灭活，即将肿瘤骨截除煮沸，再重新植入人体，已取得较好效果。煮沸后正常骨细胞均已致死。术后有骨愈合及骨坏死问题存在。作者所用方法，因未破坏骨的连续性，又能加温，具有一定优越性。

3. 手术方法　以股骨下端成骨肉瘤为例：做膝前内侧切口，显露股骨下端肿瘤及肿瘤上 10cm 股干以及膝关节。切开关节囊，切断两侧副韧带及十字韧带，切断后关节囊，沿股骨后侧分离软组织，将肉眼所见肿瘤切除或刮除，保留一部分周围骨质。屈曲膝关节，使股骨中下段显露于创面之外，将腘窝后血管神经游离开，加以保护。用消毒铜网将周围软组织全部遮盖。用 2 450MHz 射频机，射头距离股骨 6～10cm 处进行照射。每一照射野直径约 10cm，按肿瘤范围及股骨方向作多点照射。以便使骨组织受热均匀。照射范围应包括肿瘤近侧端 10cm 的骨干。每野照射 20 分钟。为测定不同深度骨质受热情况，可在股骨下端钻孔，用探针式点状半导体测温计测量温度。当骨质温度超过 50℃时，骨皮质表面出血点即凝固成黑色血凝块。由于骨表面及骨中心所测得温度不一，而目前所用温度计又难以反映整个骨质温度是否均匀，所以作者在射频加温过程中，坚持加温至 60℃左右以确保杀灭肿瘤细胞。照射后冲洗伤口，将两侧副韧带缝合固定，放置负压吸引，缝合伤口。石膏托固定。

4. 热疗治疗成骨肉瘤的临床应用及疗效　股骨下端是骨肉瘤的好发部位，在手术中股骨下端充分显露，使骨肿瘤与周围肌肉、关节囊、皮肤隔开，易于加热。因而治疗多为股骨下端的骨肉瘤。胫骨上端亦是好发部位，但其前后方解剖部位不易使骨充分显露而又不伤及周围软组织，故该法目前适于股骨下端骨肉瘤。

在治疗骨肉瘤中，有 3 例股骨下端骨肉瘤，经 1～8 年（平均 6 年）随诊，全部为无瘤存活，无一例肺转移。膝关节为僵硬或强直，X 线表现为股骨下端有轻度压缩骨折，并表现为骨已愈合。病人能正常行走与生活。1 例为胫骨上端骨肉瘤，术后半年复发并出现肺转移，做了截肢治疗。

（三）手术治疗

1. 截肢术　成骨肉瘤一旦诊断成立，即有截肢的指征。截肢平面，原则上应超过患骨的近侧关节。股骨下端肿瘤可做股骨中上段截肢术。目前的看法是对成骨肉瘤是否单纯做截肢术还是进行综合治疗。作者认为术前应用化疗有以下几个理由：①成骨肉瘤在确诊时，尚未发现转移病灶的病人，可能在身体部位存在有亚临床病灶。这些病灶可能是将来导致病人致死的原因。②化疗对较小肿瘤比较大的肿瘤作用更明显。③术前化疗可以帮助判定选用合适的化疗种类及剂量，以便手术后应用。

Rosen 在一组 31 例成骨肉瘤病人中，术前应用 MTX + CFR，阿霉素治疗 3 个月，术后应用 Endoxan 约 5 个月。在术后 30～50 个月随诊中，有 23 例（75%）存活。其中 21 例是无瘤存活。因此，截肢术前、术后化疗对延长存活会有帮助。

2. 改良截肢术　在彻底切除肿瘤的基础上，保留部分肢体功能，以减少截肢所带来的痛苦和残废，常采用改良截肢术。

（1）Tikhoff - Linberg 肢体段截术：适用于肩部成骨肉瘤，但腋部未受浸润，主要血管神经可以保留。手术中仔细解剖腋部神经血管，使之游离，其余肩部的骨骼、肌肉和皮肤一并切除，而后将前臂上移固定于胸壁，保留手的大部分功能。术后患肢虽明显短缩，但手大部分功能保留，因而减轻因"肩胛带截肢"所带来严重残废。

（2）Salzer 手术：下肢旋转成形术是 Borggreve 为膝关节结核做关节固定而设计的手术。Van Nes 将这种手术应用于治疗先天性肢体短缩。1974 年 Salzer 应用于治疗膝关节周围肿瘤。

这种手术适用于股骨下端及胫骨上端骨肉瘤，但必须是膝关节周围的主要血管及神经没有与肿瘤粘连。如果只侵及主要血管，则手术中应将血管切除，并将远近端血管吻合。

这种手术的优点在于足之远端通过跟骨可以持重；被提升起来的踝关节可以较好地代替膝关节的功能；避免了截肢术后的神经瘤的疼痛。

手术的基本方法：在大腿及小腿上端做一菱形切口，显露坐骨神经、胫神经及腓总神经，显露股动脉，如其被肿瘤所包绕，则应将血管钳夹、切除，并在骨固定后再予以修复。环断大腿中部到膝关节，然后将小腿旋转180°，使跟骨位于前面，并将踝关节置于对侧肢体膝关节水平。将提升上移的胫骨上端与股骨截骨面固定，并缝合皮肤。

Kotz报道了31例病人做了下肢旋转成形术，术后有28例作了步态记录。步态完全正常者2例，17例有些跛行，2例步态差。

3. 半关节移植　骨肉瘤多位于近关节部位，手术中常将邻近骨端，包括关节软骨面一并切除。造成半关节缺损。为重建骨缺损，可用自体骨移植或异体骨移植。由于自体骨难以供应足够的骨量，实际应用中多有困难。异体骨有排斥反应。术后引起感染或骨折而失败的病例为1/3～1/4，冷冻方法保存异体骨可以减少免疫反应，但失败率仍在1/4左右。

为解决大块自体骨并带有关节面移植问题，北京积水潭医院采用瘤壳骨经灭活后置于原位的方法，创出了一条新路。该法为先将肿瘤截除。然后在体外先除去肉眼所见的肿瘤组织，把残壳置入90%乙醇中灭活半小时，然后再植于原位。骨腔内充填骨块或骨粘固剂。植回原位时，可用钢板螺丝钉加压固定，并修复韧带。

4. 假体置入　采用假体置入治疗骨肉瘤是切除肿瘤保留肢体的一种方法，又是一种修复骨缺损的方法。采用这一方法治疗骨肉瘤，应注意以下几个问题。

（1）骨肉瘤应该较小，大部分病灶位于骨内，而周围软组织中肿瘤较小，且周围重要神经、血管没有浸润。

（2）术前应用化疗，肿瘤应该对化疗反应好。

（3）所用人工假体应该根据肿瘤侵及范围而特别设计和订做，而不是用市售的标准型人工关节。

作者曾为2例股骨下端成骨肉瘤病人做了铰链式人工假体置换。在应用假体置换过程中，其设计除了一般人工关节的材料、生物力学、固定方法等原则外，应特别注意使假体能够调整其修复骨皮质缺损的长短；插入髓腔的柄部直径应合适髓腔大小、方向应符合生物力学要求，否则手术台上会遇到困难。

5. 骨肉瘤肺部转移病灶的治疗　骨肉瘤的肺转移常是病人致死原因，过去常采用预防性肺部放疗预防肺转移。Rab Ivins和Childs认为，预防性双肺野照射对成活率无影响。故此后对成骨肉瘤的肺转移采用更积极的治疗，即开胸切除转移病灶。其适应证：原发局部病灶无复发；无肺外的远处转移；肺内转移病灶较孤立而不是全肺播散；病变局限在一侧肺中。

治疗结果是令人鼓舞的，如Spanos等报道，开胸病灶切除而不用辅助化疗的成骨肉瘤，5年生存率达28%。Schaller报道，5年生存率达41%，这组病人中有2/3病人接受过多次开胸病灶切除。Rosen等（1978）报道，建议全部切除肺内病灶，并术后辅以化疗。此疗效达到5年无瘤生存率达70%。

骨肉瘤肺转移病灶的治疗关键在于早期发现早期治疗。随着医学的发展，与以前相比，骨肉瘤在分期上也有了改进，例如以前通过普通X线片检查无肺转移者，通过CT检查可能发现肺部病灶，这样病人就可以得到早期治疗。为监视骨肉瘤的发展，国外采取在手术后每6周摄胸部X线片和肺断层片一次，每3个月做肺部CT检查1次，坚持至术后3年。

在本院骨肉瘤肺转移的开胸病灶切除术，由胸科医生完成，因术前在胸片上不能区别转移病灶或是肺内钙化的骨样组织，故应建议术中对可触及的肺内结节均予以切除。

总之，手术在治疗骨肉瘤肺转移中，有着重要作用，如果能结合化疗，则有可能获得根治的机会。

（欧光林）

第十章

人工髋关节置换术

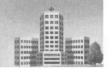

第一节 人工全髋关节置换术

一、适应证

因以下任何一种疾病，导致疼痛、功能障碍而明显影响生活质量者：

（1）原发与继发性骨关节炎晚期。

（2）股骨头缺血性坏死 Ficat 3、4 期。

（3）髋臼发育不良或先天性髋脱位。

（4）强直性脊柱炎或类风湿关节炎。

（5）有移位的老年股骨颈头下型或 Garden 4 型骨折，或患者在内固定术后不能合作保持不负重活动或部分负重活动者。

（6）股骨颈骨折骨不连。

（7）股骨近段肿瘤或髋臼肿瘤。

（8）化脓性或结核性髋关节炎静止期。

（9）髋关节强直，特别是强直于非功能位时，或髋融合术失败者。

虽有以上疾病，但疼痛与功能障碍较轻、对生活与工作能力影响尚不严重，特别是年龄较轻的患者，一般均不属人工髋关节置换指征。

二、禁忌证

（1）全身状况差或有严重伴发病，难以耐受较大手术者。

（2）髋关节或其他部位存在活动性感染。

（3）全身或局部严重骨质疏松或进行性骨量丢失疾病。

（4）神经营养性关节病（Charcot 关节病）。

（5）髋外展肌肌力不足或丧失。

（6）年龄小于 65 岁应慎用。

（7）曾有髋关节化脓性感染或结核病史，没有足够的随访依据证实病变已静止一年以上。

（8）无法配合术后功能康复，如 Parkinson 病、脑瘫、智力障碍等。

（9）股骨上段严重畸形、髓腔硬化性疾病，以至假体柄难以插入股骨髓腔者，可考虑表面置换或定制型人工关节置换。

以上（1）（2）为绝对禁忌证，其他为相对禁忌证。

三、手术入路

全髋置换术所采用的入路很多（图10-1），习惯上按该入路的原始设计人或改良者命名。

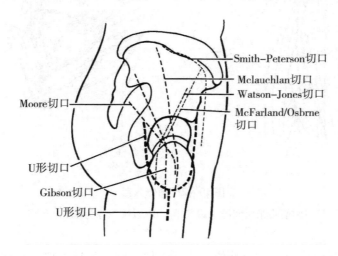

图10-1 髋关节各种切口示意图

1. 前侧入路　经缝匠肌与阔筋膜张肌间隙显露髋关节，以 Smith - Peterson 入路为代表。优点：切口通过肌间隙，不切断肌肉或其支配神经，出血少且显露范围广，可根据需要充分显露髂骨翼、髋关节和股骨上段，并能通过起止点剥离松解髋关节屈曲挛缩。缺点：可能损伤股外侧皮神经、术后较易形成异位骨化、完成暴露时间长。此入路特别适用于伴有髋关节屈曲挛缩的患者。步骤：患者仰卧位，术侧臀部以沙垫垫高20°，铺巾后应能允许术侧下肢作各个方向活动。切口起自髂嵴中点，经髂前上棘向下沿股骨干纵轴延伸10cm，外旋下肢，牵张缝匠肌，暴露缝匠肌与阔筋膜张肌间隙（图10-2A），找出股外侧皮神经并向内牵开，自肌间隙劈开阔筋膜，结扎间隙内血管，用骨膜剥离器自髂嵴掀开阔筋膜张肌的髂骨止点，暴露股直肌及其间隙，结扎并切断股外侧动脉的升支，有时需切断缝匠肌的髂前上棘止点以改善暴露，自髂前上棘、髋臼上部及髋关节囊游离股直肌，分离股直肌和臀中肌，注意保护股动脉。暴露关节囊，用 Hohmann 拉钩牵开股直肌及髂腰肌，内收内旋髋关节，以髋臼缘为基底，T形切开关节囊（图10-2B），继续外旋髋关节，切断圆韧带，下肢内收、外旋、伸直使髋关节向前脱位。如需扩大暴露或松解髋关节屈曲挛缩，可自髂骨剥离臀中、小肌和阔筋膜张肌的起点，必要时部分或大部横断阔筋膜。分离股外侧肌和股直肌间隙，也可行大转子截骨或在大转子上方切断臀中小肌前部（必须在术毕时认真修补）。

2. 前外侧入路　体位采用仰卧位或健侧卧位。经阔筋膜张肌与臀中肌间隙显露髋关节，有时需将臀中肌前部止点剥离或行大转子截骨。优点：显露快、操作简捷。缺点：髋臼显露不充分。此入路较适合于人工股骨头置换术。

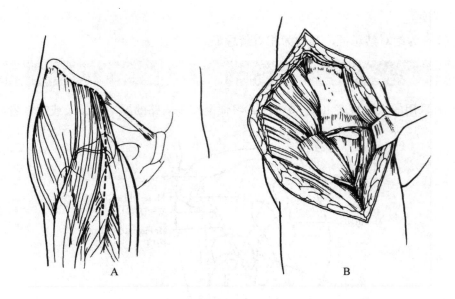

图 10 - 2　前侧入路

A. 经缝匠肌与阔筋膜张肌间隙暴露关节；B. 以髋臼缘为基底，T 形切开关节囊

以 Watson - Jones 入路为代表：取仰卧位，臀下垫枕。做一弧形切口，自髂前上棘之外侧下 2.5cm 处开始，向下后经过股骨大转子之外侧面，直至股骨大转子基底部下 5cm 处止（图 10 - 3A），分离臀中肌与阔筋膜张肌间的间隙，将臀中肌向后牵开，阔筋膜张肌向前牵开，外旋髋关节（图 10 - 3B），在切口的下段将股外侧肌起端向下翻转，或将股外侧肌纵行分开，以显露股骨大转子基底及股骨干的上端，切断臀中肌大转子止点的前部或行大转子截骨，于髋臼上缘及前缘各置一拉钩，顺股骨颈的前上面将关节囊作纵行切开，外展外旋髋关节使股骨头向前脱出。

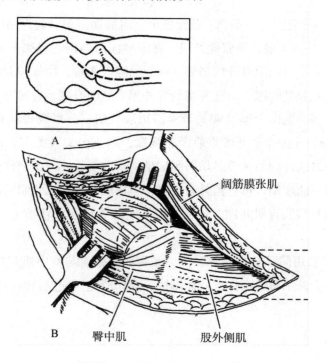

阔筋膜张肌

臀中肌　　股外侧肌

图 10 - 3　Watson - Jones 入路

A. 皮肤切口；B. 牵开臀中肌，暴露关节囊

3. 直接外侧入路 通过牵开外展肌而暴露关节。优点：手术显露较广泛，可用于各种较复杂的人工髋关节置换术。缺点：大转子截骨或臀中肌剥离后需可靠修复，增加了手术时间和相应的并发症，术后可能并发外展无力或跛行。一般用于髋关节显露困难病例或翻修手术。双杯置换术由于不切除股骨头，髋臼显露与操作较困难，也常采用大转子截骨暴露。

以 Hardinge 入路为例：仰卧位，患侧大转子靠手术台边缘。切口通过大转子中点，近端向后上方延长，远段沿股骨干前缘延长（图 10 - 4A）。沿皮肤切口切开髂胫束后，纵向切开臀中肌肌腱，使其在大转子近端向前翻转，向下延伸切开股外侧肌，将股外侧肌和臀中肌前部一并向前牵开（图 10 - 4B、C）。剥离臀小肌止点，暴露并切开关节囊，外旋内收患肢使髋关节前脱位。术毕需重建臀中小肌。

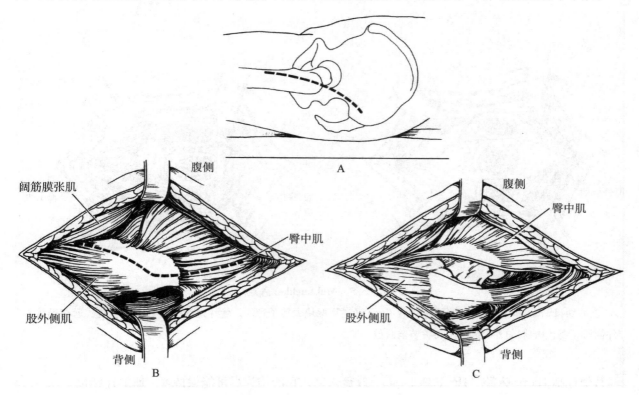

图 10 - 4 Hardinge 入路
A. 皮肤切口；B. 臀中肌保持连续；C. 关节囊暴露

McLauchlan 入路：取仰卧位，以大转子中点为中心行外侧直切口（图 10 - 5A），外旋髋关节，顺皮肤切口方向切开深筋膜和阔筋膜张肌，将这些结构向前牵开，暴露臀中肌和股外侧肌，顺纤维方向劈开臀中肌（图 10 - 5B），以骨凿凿下两块相互垂直的大转子骨片，骨片近端仍与臀中肌相连，远端仍与股外侧肌相连，牵开骨块暴露臀小肌（图 10 - 5C），分离臀小肌在大转子上的附着点，外旋髋关节，切开关节囊，紧贴髋臼和股骨颈前后缘插入两把 Hohmann 拉钩，屈曲外旋髋关节即可将关节前脱位（图 10 - 5D）。此入路可较好暴露髋臼和股骨颈，适用于常规置换术和翻修术。

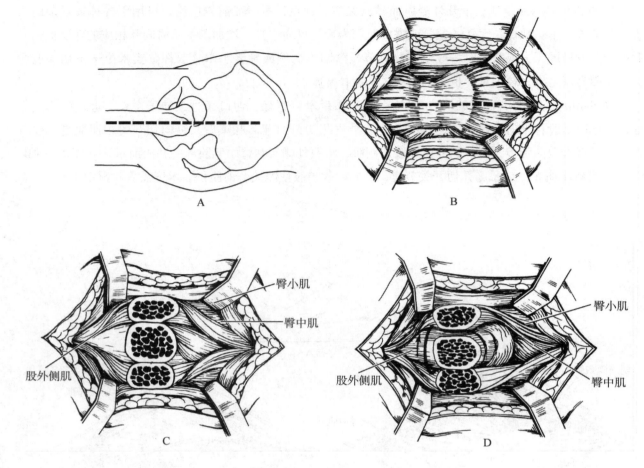

图 10 - 5　McLauchlan 入路

A. 皮肤切口；B. 顺纤维方向劈开臀中肌；C. 骨凿凿下两块大转子骨片，骨片近端仍与臀中肌相连，远端仍与股外侧肌相连；D. 屈曲外旋髋关节将关节前脱位

其他包括 Harris 入路、Hey、Osborne 等改良入路，目的均为尽可能保持臀中肌的连续性。

4. 后侧入路　在不同水平顺臀大肌肌纤维方向分离进入关节。主要优点：不涉及臀中肌，不影响外展功能，且对髋关节后方暴露良好，髋臼显露满意，并可探查、保护坐骨神经。缺点：髋臼前缘暴露和对前方软组织作松解较为困难。有报道认为术后假体后脱位发生率较高。

改良 Gibson 入路：取侧卧位，在骶骨与耻骨联合处安放透 X 线的固定托以严格保持骨盆垂直于手术台，以利于术中定位。手术台与侧胸壁之间垫以软枕，使腋窝不受压迫。于髂后上棘前方 6～7cm 近髂嵴处切开，向远侧经大转子前缘，沿股骨轴线向下 6～18cm（图 10 - 6A）。作切口时如髋关节处于伸直位，则切口为弧形。如将术侧髋关节屈曲 45°，则皮肤切口为经过大转子、与臀大肌纤维方向平行的直切口。沿髂胫束纤维走向自远向近切开髂胫束到大转子，外展大腿，将手指伸入髂胫束下，触及臀大肌前缘，顺前缘向近侧延伸切开（图 10 - 6B）。内收内旋髋关节，显露大转子及附着其上的臀中小肌。再将髋关节内旋，保持短外旋肌张力，切断大转子下方的股方肌，结扎旋股内侧动脉，紧贴大转子切断梨状肌、闭孔内肌及上下孖肌（图 10 - 6C），连同坐骨神经一起向后内牵开，暴露并广泛切开关节囊（图 10 - 6D），如关节囊增厚或瘢痕化，应予切除，以利于安放假体和复位。屈髋屈膝、内收内旋下肢即可使髋关节后脱位（图 10 - 6E）。术毕时应修复短外旋肌群，以减少术后脱位。

Moore 入路：也称为南方入路。取侧卧位。从髂后上棘远侧 10cm 处，沿臀大肌纤维方向，经大转子后方，再沿股骨干纵轴向远端 10cm 切开（图 10 - 7A），切开深筋膜，下段切开髂胫束，上段切开臀大肌筋膜，钝性分离臀大肌，牵开后暴露大转子及附着的肌肉（图 10 - 7B），切断短外旋肌群，暴露、切开关节囊（图 10 - 7C），屈髋屈膝 90°、内旋下肢，向后脱出股骨头（图 10 - 7D）。Moore 入路的近端切口较偏内下，显露坐骨神经和安放假体更为方便。

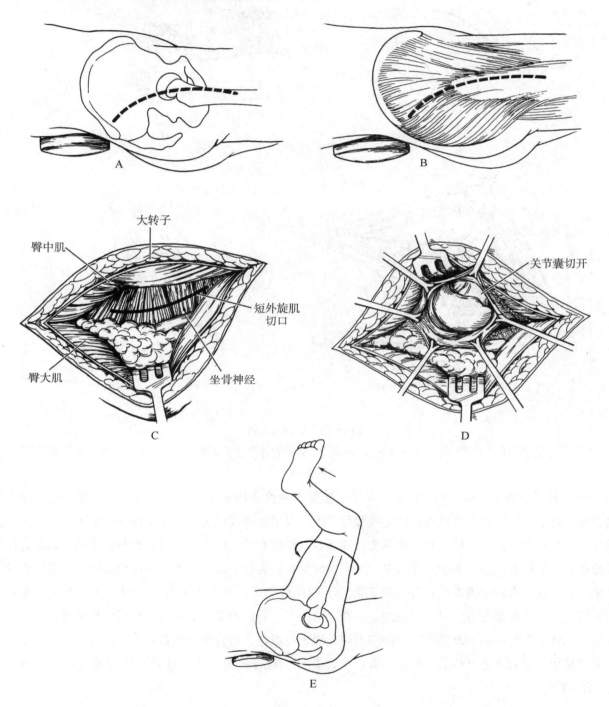

图 10 - 6 改良 Gibson 入路（Marcy 入路）

A. 皮肤切口；B. 沿髂胫束纤维走向自远向近切开髂胫束到大转子，顺臀大肌前缘向近侧延伸切开；C. 短外旋肌的暴露和切断；D. 广泛切开关节囊；E. 屈髋屈膝、内收内旋下肢使髋关节后脱位

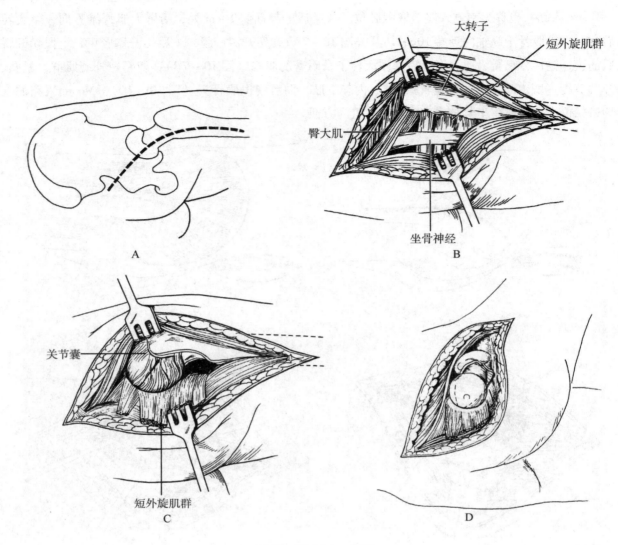

图 10 - 7　Moore 入路

A. 皮肤切口；B. 暴露短外旋肌和坐骨神经；C. 切断短外旋肌，暴露关节囊；D. 广泛切开关节囊

5. 大转子截骨术　最初的 Charnley 人工全髋关节置换术均采用大转子截骨术。其优点在于：术毕缝合时大转子可向远侧及外侧移位固定在股骨干上，以增加外展肌力臂；术中比较容易脱出股骨头；髋臼显露较好；股骨髓腔扩髓时较少出现皮质穿通；股骨髓腔骨水泥充填方便；股骨假体植入容易且位置较易控制。但缺点也多：术中出血较多；手术时间延长；大转子固定困难；易形成血肿；可发生大转子移位或骨不连；大转子滑囊炎；外展肌无力等。因此近年来，在初次髋置换术时，这一方法已基本不用。但在一些特殊情况下仍可考虑应用，如髋关节强直、髋臼内陷、股骨近端畸形、严重髋关节发育不良等，大转子截骨有利于改善暴露、髋臼重建及股骨头脱位，股骨需短缩截骨或假体植入后外展肌松弛时也可采用，截骨方法可分为：标准截骨、滑动截骨、斜行截骨、水平截骨、垂直截骨以及扩展截骨（图 10 - 8）。

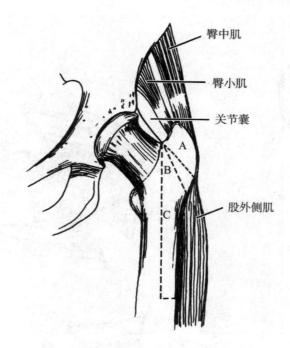

臀中肌

臀小肌

关节囊

股外侧肌

图 10 – 8　常用三种截骨平面示意图
A 线为标准截骨线；B 线为滑动截骨线；C 线为扩展截骨线

（1）标准截骨：髋关节暴露后，从前向后于臀小肌和关节囊之间插入一把骨膜剥离器（图 10 – 9A），截骨面位于股骨颈与大转子基部转折处，骨刀横过臀中小肌止点与骨外侧肌起点交界的沟，至股外侧肌结节以远 1cm 处。截骨时先剥离股外侧肌腱在大转子上的附着点，即可显示股外侧肌起点与臀中、小肌止点之间的沟状界限，骨刀可沿该界限完成截骨。将截下的大转子向近端牵引，切断短外旋肌的附着后即可连同臀中、小肌一起上翻（图 10 – 9B、C）。复位时以巾钳钳夹，四道 16 ~ 18 号钢丝作横向与纵向相互垂直环扎固定（图 10 – 10），也有采用两道钢丝固定（图 10 – 12），或附加螺钉、Dall Miles 大转子抓持器固定（图 10 – 11）。

（2）滑动截骨：由 Glassman 等首先报道，目前已替代标准截骨，其优点在于保持臀中肌 – 大转子 – 股外侧肌联合体的完整性，从而保证大转子原位复位，而且在一旦发生大转子骨不连，仍能保证外展肌的一定功能，大转子的血运也得到较好保护，使术后大转子上移、外展肌无力、跛行等并发症减少。截骨操作前，将拟安置骨刀或线锯处的股外侧肌从股骨干前外侧作骨膜下剥离，但保护该肌近端在大转子的腱性附着（图 10 – 13A），在此附着点远侧凿断大转子，切断短外旋肌及臀小肌的附着，将臀中肌 – 大转子 – 股外侧肌一起向前移（图 10 – 13B），这种方法大转子骨块较小，固定通常采用两道钢丝，先在股骨内侧小转子近侧钻两骨孔，再在股骨近端及大转子骨块上钻四个孔（图 10 – 13C），钢丝穿好后，将臀小肌缝合于臀中肌深面，钢丝抽紧打结于大转子外侧（图 10 – 13D）。由于保留臀中肌与股外侧肌的连续性，大转子不可能发生上下移位，本节一般只使用 7 号丝线缝合，亦可满足固定要求。

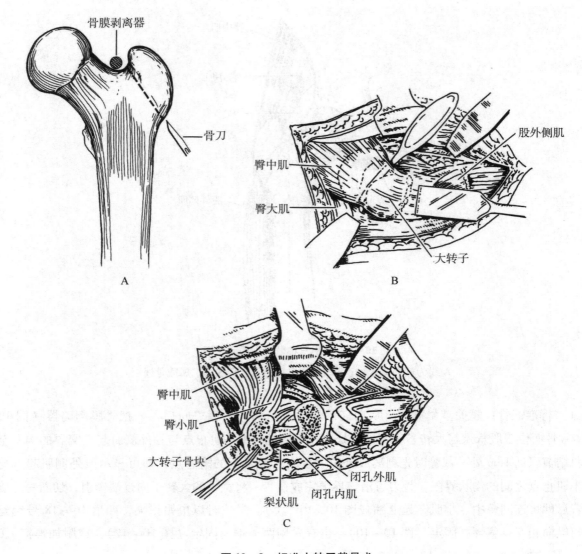

图 10 – 9　标准大转子截骨术

A、B. 骨膜剥离器械与骨刀的放置部位；C. 截下的大转子向上翻转

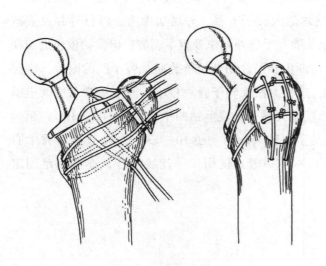

图 10 – 10　标准截骨后四道钢丝固定

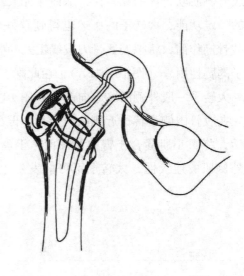

图 10 – 11　Dall Miles 大转子抓持器固定

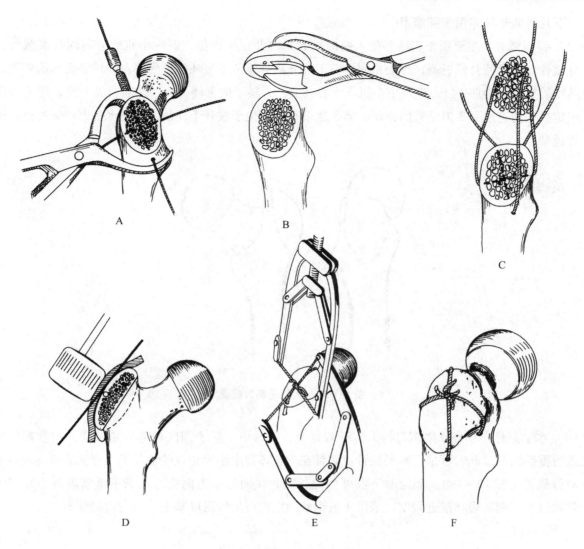

图 10 – 12 两道钢丝固定

A. 截骨端钻孔穿钢丝；B. 大转子骨块打孔；C. 穿好钢丝；D、E、F. 钢丝打结固定

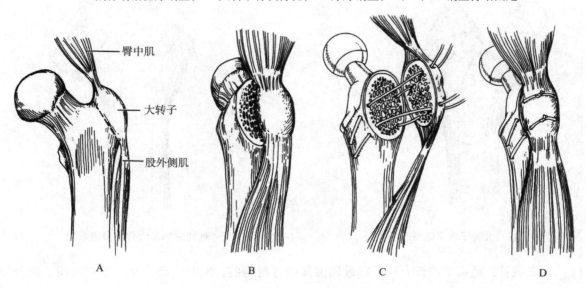

图 10 – 13 大转子滑动截骨和固定

以下几种截骨较多用于翻修术。

（3）斜行截骨：主要用于直接外侧入路时扩大暴露并预防脱位，臀中小肌的分离同标准截骨。前半部分截骨较标准截骨偏近侧，方向相同，后半部分截骨线位于短外旋肌附着点和转子间棘的外侧，截骨块前宽后窄（图10-14），但臀中小肌均附着其上，大转子向近侧翻转，切除前关节囊，使关节前脱位。固定采用两道水平3道垂直的钢丝，第3道垂直钢丝位于股骨干外侧，两道水平钢丝通过小转子包绕股骨近端。

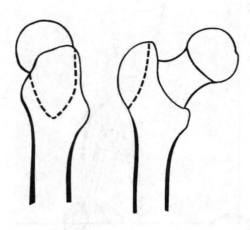

图10-14 大转子斜行截骨

（4）水平截骨：在翻修病例需行大转子截骨时，有时由于转子间区局部骨量过少，按常规截骨后无法进行重新固定，此时可采用水平截骨。截骨在不破坏臀中小肌止点的情况下尽可能靠近端进行水平或短斜行截骨（图10-15），固定时下肢外展位，截骨块向骨干方向推移以利于重新附着于较好骨床上，骨块过大可明显影响推进幅度，采用4道钢丝固定或可加钛网以利于应力的均匀分布。

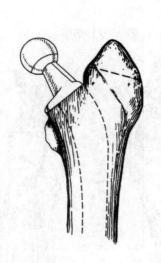

图10-15 大转子水平截骨

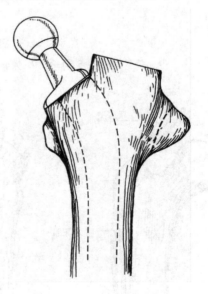

图10-16 大转子垂直截骨

（5）垂直截骨：适用于曾行大转子向远侧推移截骨的病例，术时应充分显露股中间肌、股外侧肌在股骨上的附着直到大转子远侧，截骨必须在股骨外侧皮质外2~3mm，即在转位的大转子上截骨，以保证截下的大转子复位后可重新附着在松质骨床上（图 10-16），3 道水平钢丝加钛网是比较常用的固定方法。

（6）扩展截骨：适用于翻修术，以利于取出固定的假体和水泥鞘。术前必须根据 X 线及模板设计好截骨大小，一般使用前外侧骨膜及软组织为合页，形成包括臀中肌、大转子、前外侧股骨干和股外侧肌的完整骨、肌肉袖。在预计截骨平面的远侧预先捆扎一道钢丝以防劈裂，钢丝可在截骨片复位及固定后去除。截骨片不超过骨干周径的 1/3～1/4，纵向截骨线位于股外侧棘的前方，另一条与之平行，截骨面必须倾斜以保证复位时接触紧密，转子区截骨方向应向内斜以保证包括整个大转子（图 10-17 A～D）。固定可采用多股钢丝或扎带环扎。对于重新骨水泥固定的假体，可先在截骨面铺上一层吸收性明胶海绵作为衬垫，以防止骨水泥渗漏到截骨间隙，影响截骨愈合（图 10-17E～G）。在需要将大转子向远端推移时，可在截骨块的远侧和近内侧分别截除部分骨质以利于推移（图 10-17H、I）。

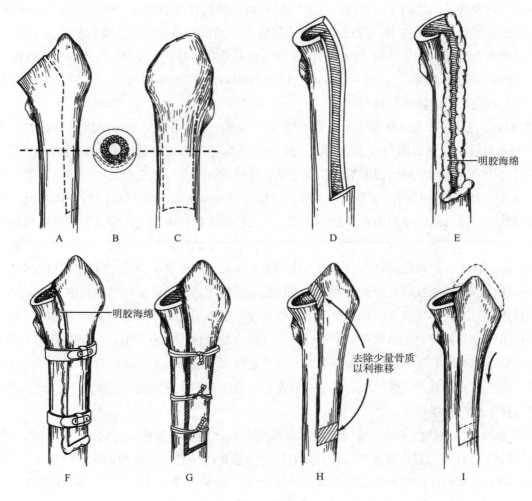

图 10-17 大转子扩展截骨

A、B、C、D. 纵向截骨线位于股外侧棘的前方，截骨面必须倾斜以保证复位时接触紧密，转子区截骨方向应向内斜以保证包括整个大转子；E、F、G. 如采用骨水泥固定，先在截骨面铺上一层吸收性明胶海绵作为衬垫，以防止骨水泥渗漏到截骨间隙；H、I. 必要时截骨块的远侧和近内侧分别截除部分骨质，以利于将大转子向远端推移

下文以后方入路为例，介绍人工髋关节置换术。

四、麻醉

全身麻醉，也可采用持续硬膜外麻醉。

五、体位

健侧卧位，在骶骨与耻骨联合处安放透 X 线的固定托，以严格保持在手术全程中骨盆和躯干垂直于手术台，手术台平行于地面，以利于术中定位。

六、操作步骤

1. 股骨头脱位及股骨颈截骨　经后方入路显露髋关节后，切开或切除后关节囊，将患肢置于最大内收内旋位，在髋关节内旋同时用骨钩向外牵拉股骨颈，使股骨头后脱位。使用骨钩（或 Hohmann 拉钩）有利于减少股骨干扭转应力，防止股骨骨折和膝关节损伤。将患肢进一步内旋至胫骨垂直于手术台面，以试模确定股骨颈截骨平面，用电刀或骨刀标记截骨线。截骨线一般应位于转子间线的近侧，截骨面内侧一般在小转子上缘以上 0.5~1.0cm，而股骨颈的外侧部分不应有任何残留。大转子的内面亦应截除一层，以免妨碍髓腔钻与锉的插入。

2. 髋臼显露与准备　股骨颈截骨后，去除股骨头与颈，需要时进一步切除髋关节前方关节囊。用一钝头 Hohmann 拉钩从残留股骨颈下方插入，拉钩顶端越过髋臼前缘进入骨盆，将拉钩柄撬向前方，股骨近端即被推向前方而显露髋臼前缘。拉钩应紧贴髋臼缘骨皮质，以免损伤股神经、血管。在髋臼横韧带深面放置一 Hohmann 拉钩，暴露髋臼下缘。用另一 Hohmann 拉钩牵开髋臼后方软组织，适度旋转股骨以获得髋臼最佳暴露。如向前牵开股骨困难，首先应彻底松解关节囊，如仍不满意可切断臀大肌的股骨止点。清理髋臼盂唇、臼窝内的软组织及骨赘等，暴露出髋臼的骨性边缘。彻底切除臼窝内软组织有助于显露窝底骨板，后者是估计髋臼内壁厚度的重要标志，髋臼锉扩大髋臼时应深达臼窝底，以清除所有马蹄形软骨，但不超过窝底骨板。磨锉时应从最小号髋臼锉开始，先磨出臼窝中心与深度，再逐步增加髋臼锉直径，按假体植入方向扩大髋臼。如横韧带肥厚影响髋臼锉的进入，需予切除，切除时应避免损伤闭孔血管分支，此处止血困难。磨锉时，股骨颈残端应向前充分牵开，保证髋臼锉插入髋臼时，不会受到股骨颈残端的限制和挤压而偏向后方，以致过多磨锉髋臼后上方的软骨下骨。磨锉过程应反复检查，保持固定的磨锉方向，保证所有软骨均被去除，直达有细小点状出血的软骨下骨板。磨锉后的臼窝最高点应高于髋臼外缘水平。

3. 非骨水泥髋臼假体植入法　术前以假体试模测量假体的型号及植入方向。一般假体的直径较所用的对应髋臼锉大 1mm，这样可保证假体有较好的初始稳定性。髋臼假体的正确定位为外展 40°±10°、前倾角 15°±10°，直柄假体前倾角宜稍大些。植入假体前将手术床位置归零，并检查患者体位是否仍牢靠地固定于 90°侧卧位，以获得准确定位。植入过程中，如假体已接触髋臼底，敲击时会有明显的音调变化，此时可经假体底部小孔检查假体与臼底骨面的贴合情况。如有必要可加用螺钉固定。在螺钉固定时需避免伤及周围血管神经。目前一般采用 Wasielewski 的四象限法，即以髂前上棘和髋臼中点连线及与它垂直的线将髋臼分成前上、前下、后上、后下四象限。前上象限和前下象限应尽量避免安放螺钉，因可能伤及髂外动静脉和闭孔血管神经。后上象限最安全，如在后下象限钻孔及拧入螺钉，术者以示指插入坐骨大切迹附近，以防伤及坐骨神经和臀上血管。一般采用直径 6.5mm 的自攻螺钉，长度应使用测深器确定，一般安放 2~3 枚螺钉。螺钉头部应完全埋入假体上的螺钉孔，否则可导致聚乙烯内衬安放困难。冲洗后安装聚乙烯内衬。

4. 骨水泥型髋臼植入法 骨水泥固定的髋臼假体分两大类：带金属外壳的聚乙烯假体和全聚乙烯假体。目前认为带金属外壳的假体没有必要，也无任何优越性。植入骨水泥前，在髋臼顶的髂骨、坐骨、耻骨上钻数个直径6mm的骨孔，以利于骨水泥的填充。擦干骨面，将湿砂期骨水泥用骨水泥枪注入骨孔，再将面团期骨水泥充填髋臼骨面，可用加压器保持骨水泥均匀，用定位器将髋臼假体植入，假体边缘应正好与髋臼骨缘吻合，不能过分加压，以免髋臼假体过度陷入造成骨水泥分布不均，维持压力至水泥完全固化。固定后假体周围与骨面间应有 2～3mm 厚的均匀骨水泥。最好能预置 2～3mm 厚的骨水泥钉或采用带突起的假体，以保证水泥充填厚度的均匀一致。清除周围溢出的骨水泥。

5. 非骨水泥型股骨假体植入法 在近段股骨下面放置一骨撬，将其撬起，牵开臀中小肌，用矩形开口器切除近端松质骨，矩形骨刀放置时应偏向大转子侧，即需凿除部分大转子内壁，使假体入口与髓腔保持同一轴线。直柄假体需在大转子内侧多切除一些骨质，以利于假体的中位植入。如股骨近端皮质很薄，可在小转子近侧预先绑扎一圈钢丝，以防扩髓和假体植入时造成劈裂骨折。非骨水泥型股骨假体有直柄与解剖柄等不同种类，前者用直的髓腔钻扩大髓腔，后者用软钻以适应股骨干的生理弧度。用柱形髓腔钻进行髓腔扩大，必须按从小到大逐级进行到接近术前模板测量结果。使用软锉扩大髓腔，应使扩出的髓腔较假体大 0.5～2mm，以保证轻度弯曲的解剖柄能顺利植入髓腔。再用锥形髓腔锉扩大修整近端髓腔，从小号到大号逐级替换，髓腔锉击入时应遵循"锉进再击，锉停停击"的原则，不可用暴力。锉的方向应使拟安装的假体颈与股骨后髁切面一致或前倾 15°～20°，避免颈后倾或柄内翻。各型髓腔锉应完全打入髓腔内。最后打入的髓腔锉的上缘标记线应与股骨颈截骨线平齐（图 10 – 18A、B）。

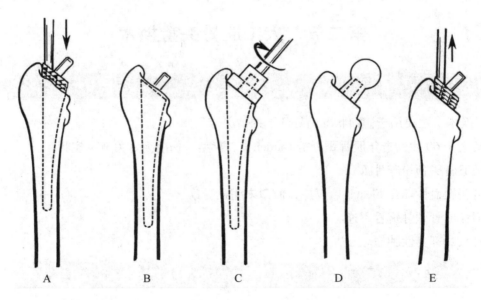

图 10 – 18 试模的安放和调整

A. 插入试模；B. 试模必须完全进入髓腔，上端与截骨平面平齐；C. 将多余的股骨颈磨平；D. 安装股骨头，调节颈长；E. 取出试模

检查髓腔锉是否稳定，透视验证髓腔锉的位置、大小和深度，必要时应作调整。安放股骨头试模，调整试模的颈长，如股骨近段无明显解剖变异，球头的中心应与大转子顶端平齐（图 10 – 18C～E）。轻度屈髋，牵引下复位，牵引时应保持膝关节于屈曲位以减少坐骨神经张力。检查关节稳定性、活动度、下肢长度及极限活动时是否出现撞击。屈曲内旋脱出关节，取出髓腔锉，修整股骨颈截骨面，植入

股骨假体及股骨头。如假体柄未能完全植入或假体陷入髓腔数毫米，则应重新调整股骨头高度。检查假体稳定性，反复冲洗伤口，牵引内旋复位，再次检查关节稳定性及活动度，在关节深处及皮下放置负压引流管，逐层缝合短外旋肌、深筋膜、皮下及皮肤。

6. 骨水泥型股骨假体的植入法　扩髓步骤同前，其配套髓腔锉较假体略大，以利于在假体柄周围留出 2mm 的骨水泥充填空间。髓腔准备好后，首先冲刷髓腔，清除骨屑、血凝块及脂肪组织，用聚乙烯髓腔栓填塞髓腔，髓腔栓的位置应在假体末端远侧 1～2cm 处，直径应略大于此处髓腔宽度。用纱条填塞止血并吸干髓腔，将骨水泥枪伸入髓腔，至枪头接近髓腔栓后注入骨水泥，边注边退，骨水泥注入时可将枪头自然顶出，插入假体柄，保持 15°前倾角。清理溢出的骨水泥，在假体近端持续加压至骨水泥干固。采用手工充填骨水泥时，骨水泥需在面团期置入，应先放置减压管以利于排出气体和血液等髓腔内容物，待骨水泥充满髓腔后拔除排气管。使用带领假体时领部应完全坐于股骨颈内侧残端上。

七、术后处理

负压引流管于术后 48～72 小时拔除。非骨水泥型全髋置换术术后 3 天内卧床，患肢置于外展、旋转中立位，可通过摇床调整躯干位置而被动活动髋关节。应在半卧位放置便盆以防髋过伸。3～7 天后靠助行器或双拐在床边锻炼不负重站立和活动，逐渐增加活动范围，2 周后逐渐过渡到部分负重，6～12 周使用单拐，12 周后可逐步弃拐。骨水泥型全髋置换术可较早下地和负重，术后 2～7 天即可下地练习站立和行走，术后 2～6 周由双拐渐改为单拐行走，以后逐渐弃拐。

（欧光林）

第二节　人工股骨头置换术

一、适应证

股骨头置换术，主要用于髋臼状况尚好的下列情况：

（1）年龄大于 60 岁的老年股骨颈骨折 Garden Ⅲ、Ⅳ型，伤前无骨关节炎症状。

（2）单纯股骨头颈粉碎骨折。

（3）股骨头缺血性坏死 Ficat Ⅲ、Ⅳ期，髋臼未明显受累。

（4）陈旧性股骨颈骨折骨不连。

（5）股骨头颈部良性肿瘤。

二、禁忌证

（1）同人工全髋关节置换术。

（2）髋臼有破坏或退变明显者应采用全髋置换术。

三、麻醉

全身麻醉或持续硬膜外麻醉。

四、手术步骤

（1）可采用前外侧入路或后外侧入路。由于不需充分暴露髋臼，切口近端较短。

（2）常规显露髋关节后，切开关节囊，股骨颈骨折病例取出股骨头，非骨折病例将关节脱位，行股骨颈截骨。由于显露较小，有时关节脱位困难，可先行股骨颈截骨，用取头器取出股骨头。股骨颈截骨线内侧一般在小转子上缘0.5~1cm，股骨颈外侧部分应全部截除。取出股骨头后，测量股骨头直径大小，用股骨头试件置入髋臼，再次确认假体尺寸，切除髋臼窝内的圆韧带和盂唇。

（3）股骨髓腔准备、假体的定位和安装，与全髋关节置换术相同。

（4）人工股骨头安装完毕后，牵引复位，于关节深部放置负压引流管，修复关节囊，重建短外旋肌群，关闭切口。

五、术后处理

与人工全髋关节置换术相同。

（欧光林）

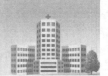

第十一章 人工膝关节置换术

人工膝关节技术与人工髋关节一样，也是从原始关节成形术基础上发展起来的。但人工膝关节技术发展较晚，所以借鉴了许多人工髋关节的技术。

第一节 单髁膝关节置换术

一、手术适应证与禁忌证

对于仅有单髁病变的骨关节炎患者来说，选择单髁置换术（UKA）比胫骨近端高位截骨（HTO）和全膝置换术（TKA）更好。其成功率高于 HTO，而且并发症少。双侧病变时，可在同一麻醉下同时进行双侧手术。术后完全康复的时间平均约为 3 个月。与 TKA 相比，UKA 优点是保留了交叉韧带、对侧髁骨质以及髌股关节的完整。理论上，UKA 失败后的翻修手术要比 TKA 失败后的翻修手术更容易。

在决定采用 HTO 还是关节置换术时，需要考虑的因素包括年龄、体重、职业、膝关节活动范围（ROM）、畸形以及是否存在半脱位等。对于年轻、体重大、活动量大而关节活动度好的患者，通常选择 HTO；而对年龄大、体重较轻或中年妇女则更适宜 UKA。一般而言，HTO 更适合男性，因为过度矫正时可能会引起难以接受的外观改变。对于存在严重畸形或严重半脱位的患者，最好选择 TKA，以便更好地恢复下肢对线和膝关节平衡。

一旦决定采用关节置换术时，需要根据术中情况选择 UKA 或是 TKA。仔细检查膝关节，一般受累的髁会出现骨质硬化，而对侧髁的关节面应当完整，没有软骨软化灶，更不应当有裸露的软骨下骨质。膝内翻畸形加重时，会出现早期的半脱位，在股骨外侧髁的内缘会出现继发改变，包括软骨局部受损以及骨赘形成等。小的病灶行清理后，可进行单髁置换；较大的病灶表明胫骨外侧半脱位严重，通常伴有前交叉韧带受损。

髌股关节的受累机会和程度常比对侧髁多而严重，但通常不影响单髁置换。髌骨的病灶比股骨滑车病灶更容易接受。但是，大多数学者把髌骨出现软骨下骨质硬化作为单髁置换的禁忌证。

另一个要注意的问题是滑膜的受累情况。长期随访结果表明下列病变行单髁置换时，常会因对侧髁室病变加重而导致手术失败，如炎症性关节炎、痛风、假性痛风等。因此，对这些类型的关节炎不应当采用单髁置换术。关节渗出严重的病例常提示炎症病变的存在，其对侧髁室较易受损。

屈曲受限不是单髁置换的禁忌证，但被动伸直受限，而且手术不能完全纠正时，则不宜行单髁置换术。

外侧髁室受累的膝外翻畸形并发内侧副韧带松弛时不宜行单髁置换。韧带松弛超过 2mm，在被动矫正畸形时会被进一步拉长，因而容易导致关节后期失败。

决定是否行单髁置换需要考虑的最后一个问题是术中对下肢力线、关节稳定性以及假体对合情况的评估。如果术中不能获得满意的下肢对线、关节不稳定或者假体对合不满意，则不宜行单髁置换术。

单髁置换手术时，如果不满足上述标准，则应放弃单髁手术。

拍摄标准的膝关节前后位和侧位以及双下肢全长相，这对于术前计划非常重要。如果 X 线显示胫骨向外侧半脱位，则单髁置换难以获得膝关节的稳定性；下肢力线异常超过 15°时，不宜行单髁置换。下面以内翻膝为例说明如何在 X 线片上进行术前计划。

在外侧髁关节线远侧 10mm 处垂直于胫骨长轴画一条胫骨截骨线，这与双髁置换时胫骨截骨线相近，后者的胫骨假体厚度通常为 10mm。膝关节内翻时，这条线可与内侧皮质相交，这提示胫骨内侧截骨最少要 0～2mm，后者与胫骨边缘测量结果相同。术中可参照术前计划进行合理截骨。

不管是内髁或外髁置换均可通过前内侧切口进行暴露，外翻膝可采用外侧入路，内翻膝可通过股直肌下或股四头肌肌间入路。内侧髁置换手术要注意保留中线外侧的冠状韧带以及外侧半月板前角；外侧髁手术要保留内侧冠状韧带和内侧半月板前角。

外翻髌骨、屈曲膝关节，彻底检查以证实单髁置换是否适宜。完整的韧带表面通常表示仅存在单髁病变。前交叉韧带应当完整。对侧髁大体上应当正常或没有明显的软骨软化表现。内翻膝可能会存在胫骨向外侧半脱位的早期征象，这通常是股骨外侧髁的内侧部分软骨面受损的表现，常伴有髁间骨赘形成。如果软骨面损害范围不大（不超过 2～3mm），可连同骨赘一同清理后进行单髁置换；如果损害范围大而深，外侧半脱位严重，则不适宜行单髁置换。

只要手术侧的股骨滑车面及其对应的髌骨关节面没有较大的骨质硬化灶，一般的髌骨软化表现是可以接受的。内翻膝的髌骨内侧的小关节面周缘会有轻度磨损，或伴有周缘的骨赘形成，同髁间的磨损一样，也可在手术时进行清理。

对于滑膜病变应当排除全身疾病，否则，就不能进行单髁置换术。

最后，术中安装试模后，如果下肢对线、膝关节稳定性或者假体对合不够满意，则应当放弃单髁置换，改行双髁置换。上述各种原因导致最终放弃单髁置换的概率可高达 50%。

膝关节暴露并彻底检查后，术者可将一湿巾缝至关节囊上以保持软组织湿润，另将一湿巾覆盖对侧髁和髌骨以保护软骨并防止截骨时的碎屑进入。清理髁间的受损软骨面以及增生骨赘，股骨与胫骨周边的骨赘也一并清理以缓解对内侧副韧带和内侧关节囊的膨隆效应，与纠正膝内翻进行的内侧松解一样，后者也可起到松解的作用。

1. 股骨截骨　大多数单髁假体的设计要求股骨远端的截骨量很少或不截骨，以使股骨假体能固定于坚硬的软骨下骨上，从而防止假体下沉或松动；不需要股骨远端截骨的单髁假体通常需要增加胫骨近端的截骨量以便容纳合适厚度的胫骨假体。最恰当的办法是股骨远端截骨 4mm，为将来可能需要的翻修手术预留 4～6mm 的截骨量；而且，股骨远端截骨 4mm，代之以 6mm 的金属假体（假定软骨厚度为 2mm），可很好的保持股骨关节线高度。

股骨假体大小需根据"潮标"（股骨远端髁裸露的骨质与正常的滑车软骨面的交接）与股骨后髁之间的距离来确定。股骨假体要求恢复膝关节的前后径，因此其前侧缘的位置应保证膝关节在完全伸直时金属－塑料的良好接触。

髓内定位系统是保证股骨远端正确截骨最精确的方法。当然，许多器械也有相应的髓外定位系统。髓腔入点位于后交叉韧带止点前侧几毫米处，缓慢插入髓内定位杆至股骨峡部。股骨远端外翻截骨角度的选择通常是外翻膝为7°，内翻膝设定5°。截骨角度选择的原则是宁肯矫正不足，不可矫正过度，以使假体能多分担一些负荷，从而减少非置换侧的磨损。安装股骨远端截骨模具并设定4mm的截骨量，固定好截骨模块后即可进行截骨。

2. 胫骨截骨 胫骨截骨的高度和角度与股骨截骨相关。为保证胫骨不过度截骨，可在术前AP位X线片上估计截骨线位置，截骨线应在正常侧关节线下8~10mm处，并与胫骨长轴垂直。这通常也是双髁置换时截骨线的位置，选择这样的截骨线有利于术中或以后向双髁置换转化。内髁边缘的去除量可根据内侧髁关节线相对于胫骨长轴的倾斜度确定，一般在内侧髁边缘内侧0~3mm。屈曲膝关节90°，安装胫骨截骨模具，设定0°~3°后倾，调整截骨模具使之轻微内翻或外翻并与已确定的胫骨假体的长轴垂直。胫骨截骨的内外侧方向的参考位置是：位于内侧髁间棘的内侧斜坡上但不要超过，并与平台磨损的软骨—骨面的位置相对应。胫骨假体旋转位置可在安装试模测试时进行调整。

3. 屈伸间隙的评估 将膝关节伸直并轻度外翻，即可测试伸直间隙，要容纳6mm厚的股骨假体和8mm厚的胫骨假体，伸直间隙至少应为14mm，如果小于14mm，可增加股骨远端或胫骨近端的截骨量，但要注意保持关节线高度。

最终的韧带平衡需要使屈曲间隙等于或稍大于伸直间隙。单髁置换时，应避免屈曲过紧，而屈曲稍松弛是可以接受的，因为交叉韧带和对侧髁是完整的。因此，在确定股骨假体的大小及其最终的前后位置前，需要先将膝关节屈曲90°确定屈曲间隙。将一比伸直间隙薄6mm的测试模块插入胫骨截骨面与未截骨的股骨后髁之间，如果按照解剖位置进行股骨后髁截骨并测试股骨假体的大小，那么测试模块插入上述间隙的容易程度就反映了屈曲紧张度。如果屈曲间隙过小，可适当增加股骨后髁的截骨量，此时股骨假体将前移与截骨量相同的距离，这样可选择性地增加屈曲间隙。一般情况下，不需要减小事先已确定的股骨假体型号。

屈伸间隙平衡后，即可进行股骨后髁以及斜面截骨。股骨截骨完成后，用同一个测试模块测试屈伸间隙应能够获得同样的稳定性。

4. 胫骨假体大小测量以及试模的安装 合适的胫骨假体应能够最大限度地覆盖胫骨截骨面。将一大小和厚度合适的胫骨假体试模和股骨假体试模分别安装于相应截骨端。最大限度地屈伸膝关节使髌骨能通过滑车并测试假体的稳定性和对合情况。膝关节完全伸直时，假体应当有良好的旋转以及内外侧对合，必要时，可在内侧髁间棘上适当垂直截骨。如果存在矫正过度或怀疑存在髌股关节半脱位，而且难以通过进一步截骨或更换假体矫正时，可术中拍片以明确原因。如果对力线、韧带平衡以及假体的对合情况不满意，则应放弃单髁置换，改行双髁置换。

5. 骨水泥固定假体 冲洗截骨面并拭干，调和骨水泥。先固定胫骨假体，注意平台后侧的骨水泥不要过多，以免骨水泥向后方溢出后去除困难。股骨后髁不要涂抹骨水泥，而应涂抹在股骨假体的骨水泥槽内，以免假体安装后残余骨水泥去除困难。假体安装后，清理边缘溢出的骨水泥，伸直膝关节以便在骨水泥凝固时保持一定压力。骨水泥凝固后，可活动膝关节观察假体的吻合情况，尤其注意髁间棘处是否存在假体撞击。观察髌骨的活动情况，髌骨与股骨假体的边缘不应有撞击。检查并去除残余的骨水泥碎屑。

放松止血带，彻底止血，常规放置引流并关闭切口。术后即可开始 CPM 锻炼。

四、术后处理

如果病情允许，手术当天晚上即可开始持续 CPM 锻炼。常规给予抗生素和抗凝剂。观察伤口引流量。双侧手术者可一侧使用 CPM，另一侧暂时制动，每隔 12 小时交替。

术后第一天，一般可拔除引流。CPM 每隔数小时间断使用，其间，患者开始股四头肌锻炼，晚上可用一支具将患膝固定于伸直位。酌情使用镇痛药。

术后第二天，更换伤口敷料；拔除尿管。患者开始在辅助下进行主动锻炼，仍可继续使用 CPM，并增加关节活动范围。

术后第三天，拍摄膝关节正侧位 X 线片。患者可扶助行器行走，并逐渐过渡到扶双拐行走。教会患者如何进行日常活动练习。

术后 4 ~ 6 周患者第一次随访，此时，患者可在家里自由行走，但户外活动时最好扶手杖。之后的随访时间为术后第 3、6、12 个月以及每隔一年。随访内容包括正侧位 X 线片评价骨－骨水泥界面，以及膝关节功能评分。

五、并发症

1. 早期并发症　单髁置换术后第一年内很少出现并发症。主要可能出现的并发症包括：

（1）疼痛缓解不明显，发生率约为 1% ~ 2%。

（2）深静脉血栓形成，静脉超声的检出率为 1% ~ 5%；但临床肺栓塞的发生率不到 0.5%。

（3）早期感染的发生率约 0.1% ~ 0.3%。

（4）鹅足滑囊炎，这是单髁置换术后最常见的有明显临床表现的并发症，其发生率在早期的病例中约为 10%，但最近报道的发生率明显下降。患者主要表现为膝关节线下内侧疼痛，肿胀，压痛明显。疼痛呈烧灼样，休息和负重时均可出现。口服消炎镇痛药或局部封闭通常可缓解，适当休息也可逐渐缓解。

2. 晚期并发症　单髁置换术后头 10 年内由于各种并发症而需行翻修手术的发生率平均每年约为 1%。第二个 10 年内，对于早期设计的假体和手术技术而言，晚期并发症的发生率明显上升。翻修常见的原因包括假体的松动或下沉、对侧髁的继发退变、聚乙烯磨损以及继发于其他部位的关节感染等。这些并发症的发生率（感染除外）因患者选择、手术技术以及假体选择的不同而异。例如，假体松动和下沉常发生于体重大、活动多而畸形矫正不够和假体型号偏小的患者。对侧髁继发退变常发生于体重大、活动多但畸形矫枉过正或患未能明确诊断的炎症性疾病（如软骨钙化症或风湿病等）的患者。聚乙烯磨损最常见于带有金属底座但聚乙烯厚度不足 6mm 以及假体对合不佳的患者。

（李晓玲）

第二节　初次全膝关节置换术

全膝关节置换术（TKA）的适应证是由于类风湿性关节炎（RA）、骨关节炎（OA）或其他类型的关节炎导致的膝关节疼痛、畸形和活动受限并严重影响生活的病例。但只有在正规保守治疗（包括理疗、药物治疗以及改变日常生活方式）无效时，才可考虑手术。另外，膝关节疼痛和畸形应同时存在。如果仅有疼痛，应考虑其他可能的原因和治疗方法。单独的结构性畸形也不应当作为手术指征，因为只有畸形而没有严重的疼痛或对生活无较大妨碍的情况，可见于许多种情况，尤其是老年患者。患者的期望也应考虑，因为，无论多么成功的 TKA 也不会具有正常膝关节那样的功能和感觉；对较年轻的患者，应告诫他们不要过度使用膝关节以及不要进行不适当的活动，以免损害膝关节。对老年患者，应让他们认识到膝关节置换可能不会明显改善全身的功能情况。

如果膝关节仅存在单个髁室的病变，应考虑其他的手术方式，胫骨高位截骨或单髁置换术可获得良好的效果，而且骨量的丢失和致残率要比 TKA 低。对于只有单髁病变而活动量又大的年轻患者，这些手术方式尤其合适。

对于双膝关节病变的病例，TKA 可一期或分期进行。对于年轻、一般情况较好的患者，可一期进行置换，因为这些患者不仅脂肪栓塞综合征的发生率较低，而且同时进行双膝关节的康复也较容易。而对于老年患者，一般应分期进行手术，同时应严密观察患者，以防发生脂肪栓塞综合征或大量的体液丢失，这在一期双膝置换的患者较常见。

TKA 的绝对禁忌证相对较少，包括活动性或潜在的感染；屈肌功能障碍，无症状的膝关节僵直。相对禁忌证包括夏柯关节，皮肤条件差，有过高的生理或职业要求，一般情况差，严重骨质疏松或过度肥胖等。

在确认患者是否具备 TKA 的适应证时首先需要详细地询问病史和认真地体格检查，这听起来简单，但仍是最有效的方法。适应证确立后，就需要考虑手术的具体细节。

站立前后位 X 线片通常是评估膝关节病变的最重要的术前检查，但侧位和髌骨轴位片也很重要。一些医生把下肢全长相作为常规，但另有一些学者则持不同意见。如果患者有髋或下肢的外伤或手术史，则应拍摄相应部位的 X 线片以排除没有发现的病变。通过站立前后位 X 线片可了解病变膝关节是否存在严重的骨质缺损以及手术中是否需要植骨或进行其他处理。以胫骨平台相对正常侧为标准，画一条垂直于胫骨长轴的水平截骨线。一般而言，如果骨质缺损高度相对于正常胫骨平台不超过 15mm，通常不需要特殊处理。通过站立位 X 线片还可了解膝关节是否存在半脱位或韧带松弛及其程度，另外，还可了解术中需要去除的骨赘的大小和位置。

侧位和髌骨轴位 X 线片对术前准备也很重要。通过髌骨轴位可了解髌骨的厚度以及存在的病变，膝外翻时髌骨通常变薄并可能有腐蚀改变。侧位片对于评估是否存在由于截骨手术或关节镜手术等原因造成的低位髌骨非常重要，更重要的是了解膝关节后髁是否存在较大的骨赘，以便术中去除。

术前检查应了解皮肤的情况以及以往的瘢痕的部位。牛皮癣不是手术禁忌证，但术前应改善皮肤情况。既往的手术切口和瘢痕非常重要，在计划手术切口时应尽可能利用原切口，一般而言，应选择最长的瘢痕，必要时将其延长。应尽可能避免平行瘢痕切口。

三、麻醉

一般采用连续硬膜外麻醉。近年来，随着麻醉学科的进步，也可采用区域神经阻滞麻醉。

四、体位

一般采用平卧位。

五、操作步骤

大腿最近端绑止血带，细心准备、消毒。膝前正中皮肤切口，起自髌骨上极近侧约5cm，止于髌骨下极远端约3cm，切开皮肤、皮下和深筋膜，辨认股四头肌腱，沿其内侧缘并顺着纤维方向，离开肌纤维约1cm，切开关节囊，向远端沿髌骨和髌韧带内侧缘切开，暴露关节后，沿胫骨干骺端近侧分离软组织袖，有些学者喜欢通过鹅足滑囊内而不沿骨膜下进行分离。一般应分离至后内侧角。分离内侧软组织袖时应小心以保持其完整性。通过髌后脂肪垫下滑囊切开外侧关节囊，外翻髌骨，屈曲膝关节，检查软组织紧张度，尤其是髌韧带附着处是否存在较大张力，必要时延长切口。在外侧半月板外侧缘置一把Homan拉钩，切开髌股韧带，去除部分髌下脂肪垫有助于暴露，并可避免术后撞击。同时切除外侧半月板，辨认位于胫骨后内侧角、外侧半月板外侧缘的血管并电凝，切断前交叉韧带以及半月板后角，外旋并前抽屉将膝关节半脱位，此时可充分暴露胫骨平台和股骨髁。

TKA手术包括5个截骨步骤。不管采用骨水泥固定还是非骨水泥固定，这5个步骤是相同的（图11-1A～F）。而且，不管采用后交叉韧带保留型还是后交叉韧带替代型假体，TKA的基本步骤也是相同的，所不同的只是后交叉韧带替代型假体需要进行髁间截骨。在进行这些基本的截骨操作时不必考虑骨质的缺损量、韧带的不平衡以及关节边缘的骨赘。对于常规的TKA，可使用"可测量的截骨技术"，即截骨并去除骨赘后，评估韧带的平衡情况并根据需要决定进一步的处理。一般而言，在去除骨赘并进行了正确的截骨之后，不必再进行特殊的软组织松解。但是，如果存在严重畸形，或者存在严重的韧带不平衡时，应特殊对待。

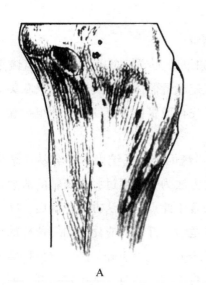

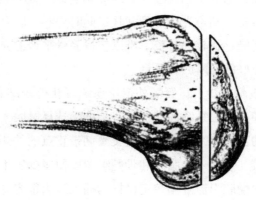

A

B

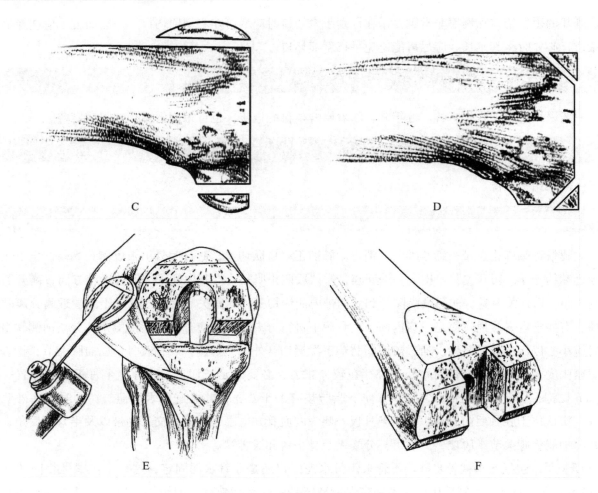

图 11 - 1 全膝关节置换截骨示意图

A. 胫骨近端截骨；B. 股骨远端截骨；C. 股骨远端前后面截骨；D. 股骨髁前后斜面截骨；E. 髌骨关节
面截骨；F. 股骨髁间截骨

TKA 的 5 个基本截骨步骤包括：①胫骨近端的水平截骨。②股骨远端呈 4°～6°的外翻截骨。③根据假体的合适尺寸进行股骨前后髁截骨。④股骨远端的前后斜面截骨，以适应假体内面的形状。⑤髌骨截骨。

对于后交叉韧带替代型假体，需进行髁间截骨并去除后交叉韧带。

股骨与胫骨的截骨相互独立，因此两者之一均可先行截骨。如果膝关节相对比较松弛而且畸形轻微，前抽屉容易，则可先行胫骨截骨，此时可参考胫骨的截骨面确定股骨假体的外旋度。如果膝关节紧张或膝关节后侧存在较大骨赘，难以获得胫骨平台的充分暴露时，先行股骨截骨可使部分软组织获得松解，因而可更好的暴露胫骨平台。

1. 胫骨近端截骨　尽管髓外定位系统可获得较满意的效果，但髓内定位系统操作更容易、结果可重复性高。髓内定位系统的关键之一是准确选择髓腔入点，其确定方法为一条通过胫骨长轴的假想直线与胫骨平台的交点。入点通常在前交叉韧带止点的外侧缘。将钻头置于此点，确认方向正确后，即可钻孔开髓。接着，去除一些脂肪和骨髓组织以便减少发生脂肪栓塞的危险。开髓口应比髓内定位杆的尺寸略大，以利于髓腔引流。髓腔定位杆的插入应当很容易，否则应检查入点是否正确。髓腔定位杆插至合适位置时，即可固定截骨模块，后者应与胫骨长轴垂直并位于髌韧带下方。此时，取出定位杆，但保留截骨模块。胫骨截骨的厚度应与胫骨假体的厚度相等。一般情况下，对于大多数患者，胫骨垫片的厚度可选择 10mm，因此，截骨的位置约在正常胫骨平台下 10mm，这可通过标尺粗略测出，由于胫骨平台自身的马鞍形状以及可能存在的畸形，因此非常精确的截骨厚度通常难以做到，但一般可作出可靠的估计。存在骨质缺损时，一般不应为了消除缺损而任意加大截骨的厚度，残余的缺损应作相应处理。如果残留的缺损仅有 1～2mm 厚时，可增加截骨厚度以消除缺损；但对较大的缺损，应先按 10mm 厚度截骨，然后根据残留缺损情况决定进一步处理方法。

截骨通常采用动力摆锯完成，内侧副韧带下置一 Z 形拉钩，外侧副韧带下置一弯的 Homan 拉钩，摆锯由前向后，当剩下最后几毫米时停住，以宽骨刀翘起将其折断。再置一拉钩将胫骨平台推向前，去除剩余的外侧半月板后角等残余的软组织以及关节边缘的骨赘等，需要保留后交叉韧带时应注意保留其完整性。接着，可进行下一步的截骨。

当然进行胫骨近端截骨时，也可采用髓外定位法，其截骨定位参照点通常以踝关节中央及胫骨结节为标志，固定截骨定位模块后，截骨方法同上。

2. 股骨远端截骨　股骨截骨一般选用髓内定位系统，也可选用髓外定位，但不如髓内定位准确：髓腔入点位于股骨髁间切迹中点、后交叉韧带止点前缘约 10mm 处。将手指放在股骨干前方有助于估计钻孔的方向。安装髓内导向器并固定于外翻 4°～6°。一般情况下，对于内翻或中立位膝关节，可选择5°外翻截骨。将股骨远端截骨模块固定于股骨前表面，去除髓内导向器。以外侧髁为基准，远端截骨的厚度应等于假体的厚度，通常约为 8～12mm，一般而言，截骨水平位于髁间切迹最低点，与髓内入孔处平齐时即可获得合适的截骨厚度，截骨合适时，截骨面一般呈 8 字形。两个卵圆形截骨面表明截骨偏远端；完全连续的截骨面表明截骨偏近端。后两者均可导致屈伸间隙不平衡。截骨模块的作用是保证截骨时锯的方向正确，但在骨质硬化时应注意锯容易偏离正确方向，因为骨质硬化时锯片有折弯而偏离硬化骨面的趋势，并因此会导致对线不良。这一点对于保证精确截骨非常重要。

3. 股骨前后髁截骨　股骨前后髁截骨对于保证假体良好的功能非常重要，因为他们决定了假体的型号和旋转度。股骨前髁的截骨应当与股骨前侧皮质平齐，前髁截骨面过高会增加髌骨支持带张力、阻碍膝关节屈曲或导致髌骨半脱位；截骨面过低会引起股骨前侧假体切割，造成局部应力增加导致骨折的发生。股骨后髁截骨应使用股骨假体旋转导向器，要准确设定旋转度，避免假体内旋放置，后者可导致髌骨位置偏外并增加脱位的危险。

对股骨假体旋转及其对髌骨轨迹影响的重要性的认识大大改善了 TKA 的效果，并降低了髌骨的并发症。目前有 4 种评价股骨假体外旋的方法，但每一种都存在一定的局限性，因此熟悉所有的方法非常重要。这 4 种方法为：①3° 外旋测定法。②张力下获得四方形屈曲间隙技术。③经股骨内外髁上连线。④垂直于滑车切迹线的 Whiteside 线。以股骨内外髁上连线为参照，正常膝关节股骨后内髁要低于后外髁，因此，股骨后髁截骨时后内髁的截骨量要多于外髁。但由于股骨内、外后髁的大小可能存在变异，因此，每个髁的截骨量通常难于作出精确的测量。一般而言，后内髁截骨量可比后外髁多 2～3mm。因此，股骨前后髁截骨时，截骨导向器应设定在外旋 2°～3° 位置，此时，内后髁的截骨量要多于外髁，当其中一髁存在异常时应进行相应调整，这在外髁存在异常改变时尤其重要，因为此时内后髁的截骨量可能会过大。

股骨远端截骨模块按预计的外旋角度固定后，张力下检查屈曲间隙。屈膝 90° 时分离股骨和胫骨，如果屈曲间隙呈长方形，即可进行下一步的截骨；否则，检查股骨髁上连线。如果膝关节存在畸形或软组织受到过度牵拉或游离，则上述的外旋参考标准会出现不一致。因此，必须确定最佳的参考标准。所幸的是，这些情况不常出现，多数情况下，3°外旋测定法与张力下获得四方形屈曲间隙技术这两种方法的结果比较一致。

股骨远端截骨完成后即可确定股骨假体的大小。将一测量器置于股骨远端截骨面，测量并选择最佳的假体，与截骨后的股骨远端相匹配的假体即为最佳的假体，但这种情况并不总是出现，多数情况下假体型号与实际大小差别仅有 2～3mm，通常选择小号以避免髌骨轨道过高或屈膝过紧。

如果需要保留后交叉韧带，增加后髁截骨量会使后交叉韧带松弛；相反，后髁截骨量过少会使后交叉韧带过紧，需行进一步的平衡处理。但对于后交叉韧带替代型假体，则不存在此类问题。

在确定了股骨假体的型号以及股骨前侧皮质平面（即截骨平面）之后，固定相应的截骨模块，先固定一侧髁，然后确定其合适的外旋位置。当截骨模块与股骨前侧皮质截骨平面平齐，而且后髁截骨后的屈曲间隙呈长方形时，即为截骨模块的最佳位置和外旋度，此时，后外侧髁的截骨量约为 8mm。

截骨时用一 Z 形牵开器牵开内侧副韧带以避免损伤。

4. 股骨前后斜面截骨　要使股骨假体与远端匹配，这两个截骨是必须步骤。安装截骨模块，其型号应与前后髁截骨模块相同。截骨的角度因不同类型的假体可能会有差别。

5. 髌骨截骨　翻转髌骨，去除其边缘的滑膜和脂肪组织以确定其边界，去除髌骨上极的滑膜和脂肪组织尤其重要，否则容易出现"弹响综合征"——即残余的滑膜增生卡在假体的髁间切迹。必须注意要使置换后髌骨的厚度接近于其自身厚度。大多数髌骨的厚度约为 25mm，一般常用的髌骨假体的厚度约为 10mm。因此，截骨后的髌骨厚度应保留 15mm。当然，后者会因髌骨的大小、形状以及厚度等不同而有差异。截骨前以及安装假体后可用一卡尺进行测量比较，髌骨过厚会使支持带紧张，增加外侧半脱位的危险；髌骨过薄则会增加其骨折的风险。技术娴熟者可用徒手髌骨截骨方法：它分两部进行，第一步截除中央嵴，然后调整髌骨厚度，第二步截骨面应与髌骨前面以及股四头肌腱止点处平行，同时应检查股四头肌肌腱止点与髌骨上极的关系，截骨面应在股四头肌肌腱止点上 1mm 并与之平行。修整髌骨边缘骨赘，钻孔，如果髌骨厚度允许，髌骨位置应略偏内放置。

6. 后交叉韧带——切除还是保留　上述截骨步骤完成时，后交叉韧带尚得以保留。如果需要保留后交叉韧带，则可进一步清理股骨后髁以匹配假体并平衡后交叉韧带张力。一些学者发现，后交叉韧带替代型假体的术后膝关节活动度要优于后交叉韧带保留型假体，而且前者的临床效果的一致性较高。

7. 软组织清理与平衡　TKA 手术的最困难之处在于如何获得恰当的软组织平衡。这可在截骨完成后进行。第一步是去除骨赘，获得正常的解剖轮廓。截骨后骨赘很容易去除，正常的解剖轮廓可通过皮质骨边缘的滑膜边界确定。用一弧形骨凿很容易去除髌骨、胫骨以及股骨远端的骨赘，最困难的部位是股骨后髁，可用一椎板撑开器帮助暴露，但存在骨质疏松时应小心不要将松质骨压陷。将椎板撑开器撑开暴露股骨后髁，用骨凿修整小骨赘，以骨刀去除大骨赘，同时去除膝关节后方残余的半月板和增生滑膜。同样方法处理膝关节内侧，将椎板撑开器置于膝关节外侧间隙，暴露内侧，夹住内侧半月板前角拉向前，暴露内侧髁，修整内侧半月板内侧，保留其边缘以保留内侧副韧带。去除骨赘后，即可插入假体试模以确定软组织平衡。

8. 试模安装　在完成截骨并清理了膝关节周围的骨赘和软组织后，即可进行试模的安装测试。从理论上讲，股骨远端的截骨量应等于股骨远端假体的厚度，胫骨近端的截骨量应等于胫骨平台假体的厚度；而且理论上，不需要过多的平衡：股骨假体安置于股骨远端，不必使用任何螺栓等即应获得牢靠固定。在安装不保留后交叉韧带的股骨假体时，假体髁间部分的尺寸要足够，而且方向要垂直，以防止髁间劈裂。如果安装时阻力太大，应当增加假体髁部的尺寸同时插入胫骨假体。屈伸膝关节时胫骨平台应当稳定，既不要张开亦不能有超过几度的旋转。通过内外翻应力试验，可确定膝关节的稳定性以及垫片的合适厚度。如果术前存在严重的膝内翻，则膝关节外侧副韧带可能会有一定程度的拉长，此时，需要确定外侧副韧带是否过松。一般而言，只要下肢力线正常、内侧副韧带完整、膝关节活动轨迹满意并且伸直时没有明显不稳定，外侧副韧带可允许有几个毫米的松弛。

如果术前存在严重的膝外翻，而且内侧副韧带有一定拉长，则需要沿着外侧关节囊松解外侧紧张的软组织，并获得内侧副韧带的正常张力，因为内侧结构不允许有任何的松弛。

检查胫骨假体的旋转度，如果胫骨假体内旋而且胫骨结节位于胫骨假体中部的外侧，则髌骨存在半脱位或脱位的趋势，因此必须保证胫骨假体外旋放置并使其中部正对髌韧带。一般情况下，应使胫骨金属托的中部对准胫骨结节的内 1/3。胫骨假体的外旋不够的最常见的原因是膝关节的后外侧角暴露不充分，因为此时股骨髁会推挤胫骨假体，使其内旋。因此，充分的暴露，尤其是胫骨后外侧角的充分暴露对于保证胫骨假体足够的外旋非常重要。胫骨金属托安装合适后，依次插入中心钻和髓腔锉在胫骨假体中心开槽以便插入胫骨假体柄。

检查髌骨的稳定性时需要将膝关节屈曲并确认髌骨轨迹位于中央。如果股骨假体外旋合适，髌骨应位于髁间窝正中。另一方面，如果外侧支持带过紧，则髌骨会出现倾斜或脱位，此时需行外侧支持带松解。也可在膝关节过伸位，将髌骨拉向前，感觉外侧支持带的紧张度。外侧支持带松解可分次进行，首先，去除滑膜紧张增厚的部分，然后是外侧支持带的远端部分，必要时在向近端延长。

9. 假体的固定　假体的固定可通过压配方式（具有骨长入表面）或骨水泥固定。采用骨水泥固定时，首先要加压彻底冲洗骨面并拭干，调和骨水泥至面团样时，用手指用力将骨水泥涂在胫骨表面，安装固定胫骨金属托，修整溢出假体边缘的骨水泥。接着将胫骨推至股骨端下方并在股骨远端表面涂抹骨水泥，安装固定股骨假体并修整溢出假体边缘的骨水泥。插入胫骨假体临时垫片，分次伸直膝关节同时用刮勺和刀子去除假体周缘溢出的骨水泥，膝关节伸直时，股骨和胫骨端的骨水泥将受到很大的压力。在膝关节伸直时，涂抹髌骨表面骨水泥并以一夹子固定髌骨假体。仔细修整所有假体周缘多余的骨水泥后，安装真正的胫骨垫片。屈伸膝关节并检查其稳定性和髌骨滑行轨道，准备关闭切口。

10. 关闭切口　彻底冲洗术野并确认没有骨或骨水泥碎屑残留后，关闭切口。用 1 号可吸收线或 7 号丝线间断缝合股四头肌和内侧支持带。皮下缝合要非常仔细，尽量准确对合，而且缝线不要过紧，否则可能导致脂肪组织坏死影响伤口愈合。伤口近端的深筋膜要分 2～3 层进行缝合。如果患者不很胖，皮下组织一般作一层缝合。采用缝合钉缝合皮肤可节省手术时间。多数学者主张应在屈曲 45°～60° 位闭合切口，有利于术后膝关节屈曲功能。

六、术后处理

手术当天晚上即开始 CPM 锻炼，设定屈曲范围 70°～100°，这对术后头几天获得良好的活动功能特别有效，但对膝关节最终的屈曲功能没有影响。如果没有 CPM，术后第二天即开始屈曲 90° 锻炼。不管采用上述哪一种方法，术后第二天上午要更换渗湿的敷料并鼓励患者活动。当然，术后第一天，患者不会有太多的活动，但术后第三天或第四天，患者即可进行锻炼。一般情况下，在患者出院前要拆除伤口缝线或缝钉，然后用特殊的绷带再保护 7～10 天。这样，患者不必再为拆线而复诊，而且伤口不会遗留明显的缝线痕迹。

建议患者扶拐或使用步行器至少 4～6 周，逐渐增加活动量，这样有助于假体部位的骨组织适应新的应力变化或者有助于骨长入。6 周后，患者可换用手杖，酌情继续增加活动量。一般建议术后 10～12

周逐步恢复正常活动。但是，必须注意置换膝关节的完全康复至少要在术后 9~12 个月。

TKA 术后膝关节的功能不可能达到正常膝关节的功能，其平均的活动范围约为 115°，低于正常膝关节的屈曲度，而且，长时间活动后，患者会感到膝关节发紧或疼痛，因此，应当限制一些剧烈的活动；但是，TKA 的主要目的是缓解疼痛，大多数患者可达到此目标。多数 60~65 岁的患者可进行正常同龄人的所有活动，后者包括跳舞、游泳、打高尔夫球、长距离散步以及乒乓球等。但应当避免需要下蹲或下跪动作的活动。如果能遵循这些要求，90% 以上的患者的膝关节可望获得 20 年以上生存率。

七、康复

TKA 术后的康复计划存在一些争议。一般可采用自由的方式，即鼓励患者锻炼置换膝关节的活动，在可耐受的情况下，逐渐增加活动量。但要避免术后早期进行剧烈的或特意增加肌肉强度的锻炼。过度锻炼后会出现膝关节肿胀和僵硬并因此会导致较多的问题；而肌肉无张力活动后则很少出现问题。

理疗师对于指导监督 TKA 术后康复非常重要，但是，应避免过度的活动和应力。与稍年轻的患者相比，平均年龄近 70 岁的老年人接受 TKA 手术的目的有所不同。后者只需在日常生活的活动中没有症状即可，因此，应鼓励他们尽早作日常生活锻炼。

（李晓玲）

第三节 初次全膝关节置换并发症及治疗

TKA 手术复杂，可能出现的并发症很多。以下为 TKA 常见并发症：

1. 对线不良 由于对下肢对线的重要性的普遍认识以及手术器械的改进，目前，对线不良的发生率较以前减少。很明显，严重的对线不良会导致假体磨损增加和松动，因此，对所用手术器械要特别熟悉，力求获得最佳的下肢对线。当然，对线不良出现的机会很多，即使使用很精良的手术器械也可能难以避免。因此，手术时必须获得充分的暴露，并能够确认截骨确实按照截骨模具的方向进行；必须保证最后假体的位置与试模的位置相同；避免对肥胖患者等骨性标志的错误判断。不断积累经验并留心手术细节能够防止对线不良及其相关并发症的发生。

2. 假体旋转不良及髌骨半脱位 TKA 术后由于髌骨问题需要再手术的病例高达 50% 以上。在过去的 10 年中，对股骨假体旋转问题的认识大大减少了髌骨的并发症。获得良好的髌骨轨迹的一个最重要的原因就是对股骨远端后髁正确外旋截骨重要性的认识。与后外髁相比，后内髁更低于股骨髁上连线，因此，后内髁的截骨量应多于后外髁才能使股骨假体置于正确的外旋位置并防止髌骨半脱位；另外，股骨前髁的截骨线与股骨前侧皮质平齐可避免髌骨支持带过大的张力，从而减少脱位的趋势；如果能注意上述两方面的细节，真正需要髌骨支持带松解的病例可能不到 15%。

3. 髌韧带撕脱 髌韧带撕脱对 TKA 手术是一个灾难性的并发症。因此，在整个治疗及康复过程中均要注意保护髌韧带，避免从胫骨结节撕脱。在获得充分的暴露前很容易出现将膝关节过屈的倾向，这很可能会导致髌韧带撕脱。而且，在没有充分暴露之前，置于胫骨平台外侧的 Homan 拉钩也容易使髌韧带撕脱。充分的暴露有助于防止此并发症的发生。胫骨外旋可使胫骨结节外旋，因而可降低髌韧带的张力并减少其撕脱的危险。必要时，可采用胫骨结节截骨。

4. 下肢深静脉血栓 与 THA 术后容易发生下肢深静脉血栓（DVT）一样，TKA 术后也容易出现 DVT。国外文献报道 TKA 术后 DVT 发生率可高达 70%~80%，而国内多中心临床研究结果，THA 或

TKA术后DVT发生率约为30%。但绝大多数是无症状性DVT。如果TKA术后发生DVT，轻者可影响手术效果，导致术后功能差，严重时可引起肺栓塞，甚至可造成死亡。因此对TKA术后DVT必须予以足够的重视。目前常规给予低分子肝素，如速碧林0.3~0.6mL或克赛20~40mg皮下注射，每日一次，一般术后当日晚给药，约持续7~10天，此外可使用足底静脉泵或下肢脉冲加压装置以促进静脉血回流，以减少DVT的发生。术后尽早鼓励患者活动下肢也可有效预防DVT的发生。

5. 感染 文献报告TKA术后感染发生率约为2%~4%，一旦发生感染，将给患者带来灾难性的后果。因此必须高度重视。一般TKA手术应在层流手术间进行，术前、术中及术后早期需注意无菌操作。患者其他部位的感染，如牙周炎、脚气等均需处理。抗生素的使用应在麻醉起效后，静脉输注广谱抗生素，以便手术时血液中药物浓度达到峰值。术后抗生素应用5~7天。术前几天即开始应用抗生素不可取。此外，伤口引流应充分，一般引流管需保留48~72小时。总之，TKA术后积极预防感染是非常重要的环节。

6. 伤口愈合 伤口愈合问题与手术技术直接相关。许多患者是肥胖或老年人，或存在营养不良或免疫抑制。因此，留心手术细节以及仔细关闭切口特别重要。一般而言，应注意：避免伤口缝合过紧，缝合材料要适合相应的组织，切口边缘要整齐以便于对并发尽量恢复组织的解剖层次。很显然，良好的手术技术可明显减少术后伤口问题。

7. 假体松动与磨损 假体的松动与磨损是一个长期的并发症，并与手术技术直接相关。如果使用多孔骨长入假体，截骨面需要力求完美。如果骨-假体界面不能获得极好的匹配，就要考虑使用骨水泥固定，而后者要求采用脉冲冲洗装置对截骨面进行充分准备。当然，正确的截骨角度有助于防止松动与磨损。相反，如果截骨不当或软组织平衡不好，必定会导致对线不良，增加松动与磨损。

（李晓玲）

参考文献

[1] 王坤正，王岩. 关节外科教程［M］. 北京：人民卫生出版社，2014.

[2] 张光武. 骨折、脱位、扭伤的救治［M］. 郑州：河南科学技术出版社，2018.

[3] 王兴义，王伟，王公奇. 感染性骨不连［M］. 北京：人民军医出版社，2016.

[4] 马信龙. 骨科临床X线检查手册［M］. 北京：人民卫生出版社，2016.

[5] 雒永生. 现代实用临床骨科疾病学［M］. 西安：西安交通大学出版社，2014.

[6] 汤亭亭，卢旭华，王成才，等. 现代骨科学［M］. 北京：科学出版社，2014.

[7] 唐佩福，王岩，张伯勋，等. 创伤骨科手术学［M］. 北京：人民军医出版社，2014.

[8] 黄振元. 骨科手术［M］. 北京：人民卫生出版社，2014.

[9] 霍存举，吴国华，江海波. 骨科疾病临床诊疗技术［M］. 北京：中国医药科技出版社，2016.

[10] 胥少汀，葛宝丰，徐印坎. 实用骨科学［M］. 北京：人民军医出版社，2015.

[11] 邱贵兴，戴魁戎. 骨科手术学［M］. 北京：人民卫生出版社，2016.

[12] 胡永成，马信龙，马英. 骨科疾病的分类与分型标准［M］. 北京：人民卫生出版社，2014.

[13] 裴福兴，陈安民. 骨科学［M］. 北京：人民卫生出版社，2016.

[14] 史建刚，袁文. 脊柱外科手术解剖图解［M］. 上海：上海科学技术出版社，2015.

[15] 郝定均. 简明临床骨科学［M］. 北京：人民卫生出版社，2014.

[16] 邱贵兴. 骨科学高级教程［M］. 北京：人民军医出版社，2014.

[17] 裴国献. 显微骨科学［M］. 北京：人民卫生出版社，2016.

[18] 任高宏. 临床骨科诊断与治疗［M］. 北京：化学工业出版社，2016.

[19] 赵定麟，陈德玉，赵杰. 现代骨科学［M］. 北京：科学出版社，2014.

[20] 陈仲强，刘忠军，党耕町. 脊柱外科学［M］. 北京：人民卫生出版社，2013.